COURS

SUR

L'ŒIL ET LA VISION.

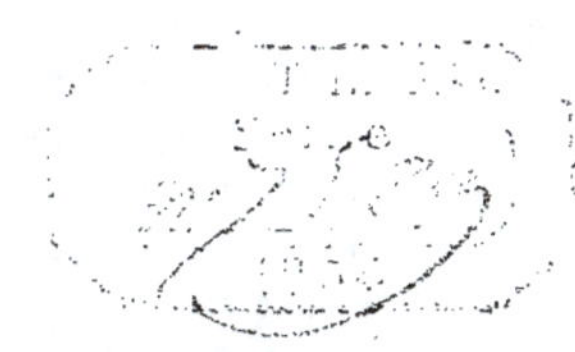

OUVRAGES DE L'AUTEUR.

TRAITÉ DE LA GÉOMÉTRIE DESCRIPTIVE; 1 vol. in-4, avec atlas de 67 planches, aussi in-4; 2e édition.

TRAITÉ DE LA SCIENCE DU DESSIN; 1 vol. in-4, avec atlas de 56 planches, aussi in-4; 2e édition.

SPÉCIMEN DE COUPE DES PIERRES; 1 vol. in-4, avec 16 pl.

EXPOSÉ GÉNÉRAL DES ÉTUDES faites pour le tracé des chemins de fer de Paris en Belgique et en Angleterre et d'Angleterre en Belgique; 1 vol. in-4, avec 4 planches.

N° 1. **AMÉLIORATIONS** à introduire dans les Ponts et Chaussées (1829).

N° 2. **DE L'ALIÉNATION DES CANAUX** (1829).

N° 3. **DES VOIES DE COMMUNICATION**, considérées sous le point de vue de l'intérêt public (1836)

N° 4. **CONCESSION** des chemins de fer de Paris en Belgique (1837).

N° 5. **DE TROIS LOIS A FAIRE** sur les travaux publics (1838).

CHANGEMENTS D'ORGANISATION des Ponts et Chaussées et de l'École Polytechnique; 1 vol. in-8 (1848-1851).

MÉMOIRE sur les réservoirs d'alimentation des canaux, extrait revu et corrigé des *Annales des Ponts et Chaussées* (1833).

NOTE sur l'emploi du lac de Genève comme réservoir d'alimentation du Rhône (*Comptes rendus de l'Académie des Sciences*, année 1841, 1er février).

DU RHONE ET DU LAC DE GENÈVE; 1 vol. in-8, avec 1 planche (1843).

NOTE sur le jaugeage des eaux qui alimentent le lac de Genève, par le fond et par la surface (*Comptes rendus*, année 1844, 28 octobre).

NOTE sur les ladières du lac de Genève, sur les seiches et sur les raz de marée (*Comptes rendus*, 1851, 19 mai).

THÉORIE DE L'ŒIL; 1 vol. in-8, avec 6 planches, contenant les Mémoires I, II, III, IV, présentés à l'Académie des Sciences.

— Mémoires V et VI, extraits du *Recueil des Savants étrangers*, tome XII.

— Mémoires VII et VIII, prêts pour l'insertion dans le *Recueil des Savants étrangers*, selon la décision de l'Académie.

— Mémoires IX, X, ..., XVII et XVIII, présentés à l'Académie, du 1er mars 1852 au 2 mai 1853. Ils sont soumis à l'examen de la Commission qui a fait les derniers Rapports.

NOTE sur plusieurs théorèmes relatifs aux systèmes de droites situées dans l'espace, et sur les deux Mémoires d'optique de Malus (*Comptes rendus*, 1854, 2 janvier).

PRÉCIS sur l'œil et la vision, brochure in-8 (1854).

PARIS. — IMPRIMERIE DE MALLET-BACHELIER, RUE DU JARDINET, 12.

COURS

ÉLÉMENTAIRE COMPLET

SUR

L'ŒIL ET LA VISION

DE

L'HOMME ET DES ANIMAUX VERTÉBRÉS

QUI VIVENT DANS L'AIR,

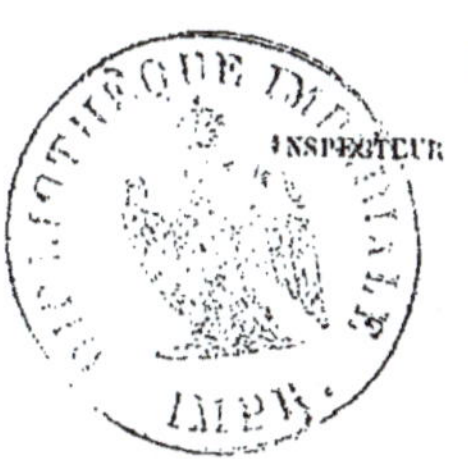

Par L.-L. VALLÉE,

INSPECTEUR GÉNÉRAL DES PONTS ET CHAUSSÉES, EN RETRAITE,
OFFICIER DE LA LÉGION D'HONNEUR.

PARIS,

MALLET-BACHELIER, Imprimeur-Libraire, quai des Augustins, 55 ;

CARILIAN-GŒURY et V. DALMONT, Libraires, quai des Augustins, 49 ;

J.-B. BAILLIÈRE, Libraire, rue Hautefeuille, 19.

1854

INTRODUCTION.

Ce livre est tiré, en majeure partie, des Mémoires que nous avons présentés *sur l'œil* à l'Académie des Sciences. La théorie qu'il expose n'est pas un système ; suivant nous, c'est une théorie positivement établie dans ses parties essentielles.

La Géométrie nous a principalement guidé dans nos recherches. Elle a été plus pénétrante que le scalpel, plus instructive que le microscope, plus démonstrative que l'observation. Mais les expériences ont eu leur grande part d'utilité dans notre travail ; elles ont confirmé les idées que la théorie avait indiquées, et elles ont donné à ces idées la sanction pratique nécessaire pour les faire admettre comme doctrines.

Notre but, dans cet écrit, a été de rendre ces doctrines élémentaires. Nous avons dû, en conséquence, nous borner quelquefois à ne donner qu'une analyse succincte des considérations mathématiques exposées dans nos Mémoires : nous renvoyons les lecteurs qui voudront entrer dans de plus grands détails à ces Mémoires.

Les quatre premiers forment le volume que nous avons publié sous ce titre : *Théorie de l'œil ;* les Ve et VIe sont insérés dans le tome XII du *Recueil des Savants étrangers*, sous le titre de *Mémoires I et II sur la vision ;* lés VIIe et VIIIe sont prêts pour l'impression ordonnée par l'Académie dans le même recueil. Quant aux dix derniers, la Commission n'a pas encore terminé son examen.

Cet examen sera facilité par la publication de ce Cours.

M. Faye, Rapporteur, s'est déjà beaucoup occupé de notre travail; il en a suivi les progrès avec un grand intérêt, et l'on peut voir, par les deux Rapports ci-après, que ses vues larges, appuyées sur une connaissance approfondie de la matière, ont souvent éclairé et redressé la route que nous suivions. Dans le premier de ces Rapports, M. Faye nous approuve d'abandonner peu à peu ce qu'il y avait de trop absolu dans nos idées premières et de nous rapprocher de celles qui ont été émises par un des savants géomètres de l'Académie. M. Faye semblait prévoir ce qui est arrivé; car l'admirable perfection de l'œil nous paraît maintenant s'expliquer autrement que nous ne l'avions supposé d'après les idées reçues. Nous sommes revenu sur ces idées, et nos recherches nous ayant conduit à établir avec rigueur les bases du système de M. Sturm, ce système, avec des modifications qui nous semblent bien justifiées, s'identifie avec notre théorie.

Nous n'avons cependant pas pu suivre M. Faye dans toutes les voies indiquées par ses deux Rapports. Nous n'avions aucun cabinet de physique à notre disposition; notre vue malade nous permettait à peine de faire, par nous-même, quelques expériences grossières; la fréquentation des bibliothèques publiques était pour nous pénible et peu fructueuse à cause de notre ignorance en fait de langues; nous ne pouvions donc guère disposer que du calcul, du raisonnement et de la géométrie, ce qui nous exposait à beaucoup de faux pas. M. Faye a été pour notre travail un censeur extrêmement utile, rigoureux dans l'intérêt de la science, et avant tout ami de ses progrès.

Qu'il nous soit permis de lui exprimer ici, ainsi qu'à la Commission dont il a été l'organe, notre vive et sincère reconnaissance.

Les deux Rapports que nous devons à cette Commission sont la plus puissante des recommandations que nous ayons pu souhaiter pour ce Cours.

Il débute par l'énoncé des principes fondamentaux qui découlent de nos dix-huit Mémoires, et il est divisé en quinze leçons. Notre sujet est traité en entier dans les treize premières; mais nous avons pensé qu'au moyen de la quatorzième, sur l'historique de la vision, il serait plus facilement compris. Quant à la quinzième, ce n'est, sous le titre de résumé, que la reproduction d'un *Précis* sur l'œil et la vision antérieurement publié.

On pourra nous reprocher de répéter, dans cette quinzième leçon, des choses déjà dites plusieurs fois. Nous devons convenir que les répétitions sont un grand vice de cet ouvrage. Mais les matières sont neuves; le sujet est compliqué; il a été et il sera l'objet de beaucoup de controverses; il roule sur des considérations de géométrie, de physique, d'anatomie et d'histoire naturelle qui ne sont que rarement familières à une même personne, et il était en conséquence difficile d'établir convenablement les points principaux de la théorie. En les présentant sous des aspects différents, un passage est éclairci par l'autre, nous nous faisons mieux comprendre par nos lecteurs, et ils peuvent arriver à des convictions plus complètes. Enfin, il nous a paru qu'après tant de livres, tant d'opinions, tant de débats sur la vision, nous ne devions pas hésiter entre l'inconvénient de nous répéter et celui de rester obscur.

La quinzième leçon est suivie de Notes dans lesquelles sont examinées des questions qui, n'étant pas élémentaires, auraient été déplacées dans le corps de l'ouvrage.

Après les Notes, viennent trois Tables. La seconde permettra de passer des figures au texte, et la troisième de trouver, pour les diverses matières rangées par ordre alphabétique, les numéros où ces matières sont traitées.

On voit, par ces deux dernières Tables, que nous avons tâché de rendre toutes les recherches faciles. C'est dans un but analogue que nous avons multiplié les chiffres de renvoi : mais, ces chiffres étant très-nombreux et destinés le plus souvent aux personnes qui veulent connaître les détails à fond, nos lecteurs ne devront s'y arrêter, en général, que s'ils éprouvent le besoin de trouver de nouveaux éclaircissements.

Nous avons donné à cet ouvrage la forme d'un Cours, parce que la vision qui, dans les livres actuels de physique et de physiologie, n'est qu'une science, en quelque sorte, à l'état d'embryon, devient dans cet écrit, si nous en jugeons bien, une science adulte. Elle est utile à l'optique et à l'art de l'opticien, à la physique, à la physiologie, à l'anatomie comparée, à l'histoire naturelle, à la médecine, au dessin, à la peinture et à l'astronomie, ce qui doit faire présumer qu'elle entrera bientôt dans le domaine de l'instruction publique.

On peut dire même que la création d'un Cours sur la vision, dans un des grands établissements de la capitale, est la condition nécessaire des progrès rapides qu'elle nous semble actuellement susceptible de faire. En effet, les bases de cette science sont maintenant connues, et, en même temps qu'elles se sont établies, elles ont pris de l'extension, de sorte qu'aujourd'hui,

l'examen des yeux, des habitudes et des besoins de
tel ou tel animal suffit pour jeter de nouvelles lumières sur la question. Avec l'étude qui reste à faire
de la vue des Poissons et des Amphibies, c'est un
champ immense de recherches fructueuses.

Il est vrai que l'œil n'est plus, à l'instar des lunettes
d'approche, un simple instrument dont les effets pouvaient se calculer ; mais cet organe n'en est que plus
intéressant. Composé de vitres lamelleuses, fibreuses,
lobulaires, cellulaires, qui, pas plus que les os, les
muscles, les nerfs, les veines, etc., n'ont de formes
rigoureuses, et qui, au point de vue mathématique,
présentent même des vices corpusculaires expérimen-
talement appréciables, ces vitres, dont le nombre est
très-grand, sont si admirablement bien coordonnées
avec les lois de l'optique, qu'elles donnent, malgré
les vices dont il s'agit, malgré les accidents, malgré
les maladies, des résultats d'autant plus merveilleux
qu'ils s'obtiennent avec des moyens plus grossiers.

Tout cela était vaguement pressenti et se résumait
dans la pensée que la vision était restée en arrière des
autres sciences.

Ses progrès, d'une utilité bien sentie, étaient vivement désirés. Aussi beaucoup de savants ont-ils vu
notre persévérance avec satisfaction, et nous ont-ils
secondé en nous faisant part de leurs recherches et en
nous indiquant les sources où nous devions puiser.

Nous adressons particulièrement nos remercîments

et l'expression de notre reconnaissance à M. Isidore Geoffroy-Saint-Hilaire, à M. Babinet, à M. Terquem, notre ancien condisciple, et notamment à M. le D\u1d63 Sichel qui a mis ses livres à notre disposition. Le bel ouvrage de D. W. Sœmmering, intitulé : *De oculorum hominis animaliumque sectione horizontali*, lequel manque dans la plupart de nos grandes bibliothèques, est un de ceux que M. Sichel nous a confiés; nous en avons tiré les figures au trait des yeux d'animaux de la seconde de nos planches, figures qui, pour le dire en passant, sont loin d'avoir l'extrême perfection des dessins ombrés de Sœmmering.

Parmi les savants qui, les premiers, se sont plu à nous obliger, nous devons nommer M. Arago. Il avait adopté les idées de Young; mais il savait très-bien qu'il y avait beaucoup de choses encore à trouver sur la vision. Après son Rapport sur le premier de nos ouvrages, il nous a donné ses conseils avec cette bienveillance qui pénétrait ses amis d'une si vive affection. Mais, en voyant que nous combattions les idées qu'il aimait, il pensa que nous faisions rétrograder la science, et cet homme illustre fut vivement opposé à nos vues. Nous éprouvons un véritable chagrin, à une époque où sa tombe est à peine fermée, d'avoir à repousser ce que nous pensons être des erreurs de sa vie scientifique. Toutefois, puisque dans son travail sur la scintillation il s'est montré sévère dans ses critiques, nous ne craignons pas de suivre son exemple : nous craindrions, au contraire, de faire injure à sa mémoire, soit en taisant, soit en atténuant des faits dont la connaissance nous semble utile aux progrès de la science.

Il n'y a, disait-il souvent, *que ceux qui ne font rien qui ne se trompent jamais.* Cet adage nous excusera, si c'est nous qui nous trompons ; et si les grands hommes dont nous avons relevé quelques erreurs se sont en effet trompés, ils sont d'avance excusés par une juste renommée.

Nous serons heureux de tout ce qui se fera dans l'intérêt de la vision, et nous ne demandons pas d'indulgence ; mais nous sentons combien la rédaction de cet ouvrage laisse à désirer. Nous nous étions cependant proposé de ne rien négliger pour qu'il fût d'une intelligence facile. Suivant nous, il méritait d'être écrit avec de grands soins ; nous l'avons fait à la hâte : mais, nous tenions à le publier ; nous venons d'entrer dans notre quinzième lustre, et, en nous pressant, nous avons cru bien faire.

RAPPORTS

A L'ACADÉMIE DES SCIENCES

SUR

LES Vᵉ, VIᵉ, VIIᵉ ET VIIIᵉ MÉMOIRES DE M. VALLÉE,

Extraits des Comptes rendus.

(Commissaires, MM. Magendie, Pouillet et Faye, Rapporteur.)

1°. SÉANCE DU 6 DÉCEMBRE 1848.

Vᵉ MÉMOIRE.

M. Vallée commence son Vᵉ Mémoire par l'examen de la théorie des *optoïdes;* c'est le nom qu'il donne à une famille de courbes du quatrième degré ayant un axe de symétrie et jouissant de la propriété de faire converger rigoureusement, par réfraction, vers un foyer commun, les rayons de lumière émanés d'un même point. Pénétré à l'avance de la perfection presque mathématique que doit offrir, jusque dans ses moindres détails, un organe qui nous transmet des perceptions si nettes et pourtant si variées, M. Vallée avait renoncé depuis longtemps à prendre, pour type des surfaces réfringentes de l'œil, les surfaces géométriques du second ordre; il a cru se placer dans la réalité en substituant à celles-ci les surfaces de révolution engendrées par des optoïdes de divers genres. La discussion de ces lignes, de ces surfaces, leur expression analytique et la construction graphique des problèmes auxquels elles donnent lieu ne devaient présenter aucune difficulté sérieuse à un géomètre exercé; M. Vallée a donc pu compléter facilement ce que Descartes et sir J. Herschel avaient laissé à désirer sur cette question.

Mais M. Vallée a dû aborder ensuite une question beaucoup plus délicate, à savoir: quelle est effectivement la nature des surfaces réfringentes de l'œil; si ces surfaces sont susceptibles d'une définition rigoureuse, et enfin si ces surfaces sont réellement optoïdales. Ici les idées primitives de l'auteur paraissent avoir subi quelques changements; il n'est pas sans intérêt de voir comment la théorie précédente, mise en regard des faits, a conduit l'auteur à modifier ce qu'il y avait de trop absolu dans ses premières conceptions pour se rapprocher sensiblement des idées émises à une autre époque par un des savants géomètres de l'Académie. Hâtons-nous d'ajouter que les concessions de M. Vallée ne portent pas sur ses thèses fondamentales dont les bases semblent acquérir de plus en plus la consistance qui pouvait leur manquer d'abord; ces concessions portent plutôt sur l'idée que M. Vallée s'était faite à priori de la perfection nécessaire de toutes les parties de l'œil. Or cette conception a pu servir d'abord de stimulant pour l'auteur qu'elle soutenait dans son examen approfondi des lois géométriques de la vision ; mais elle devait être abandonnée tôt ou tard , et , de fait , elle offre un caractère de causalité peu admissible.

Ainsi , les optoïdes que M. Vallée calcule pour les principales surfaces de l'œil ne s'accordent pas toujours avec les courbures connues de ces surfaces, et il a dû se résoudre à considérer seulement, comme étant optoïdales, les petites calottes de chaque surface qui livrent passage aux rayons médiocrement inclinés sur l'axe optique. Nous avons apprécié toute cette partie d'un point de vue un peu différent de celui où l'auteur paraît s'être placé : elle constitue , à notre avis , un travail préparatoire utile pour diriger les expériences et les mesures nouvelles dont l'auteur a formulé le plan dans la dernière partie de ce Mémoire, et dont il sera question plus tard.

Une fois engagé dans cette voie, l'auteur procède à une discussion très-importante et entièrement neuve, sauf le point de départ qui lui a été fourni par les travaux de Sœmmering et ceux que M. le docteur Chossat a exécutés sous la direction de M. Biot. Il s'agit de la théorie des variations d'un polygone formé par les axes des surfaces réfringentes de l'œil. M. Chossat a montré que les surfaces de l'œil du bœuf ne sont nullement centrées sur le même axe. A la vérité cette disposition ne s'est pas retrouvée dans les yeux humains disséqués par d'autres anatomistes; mais M. Vallée conclut, à bon droit, des faits signalés par Sœmmering et M. Chossat, et d'autres remarques analogues qui lui sont propres, que l'œil humain , vivant ou actif, ne doit pas être absolument exempt de ce défaut de symétrie. Il admet que les axes de la cornée, des surfaces antérieures et postérieures du cristallin et des surfaces de séparation des couches de l'humeur vitrée ne coïncident que pour des positions particulières, leur parallélisme ou leur coïncidence pouvant, du reste, se rétablir après la mort, dans l'état de relâchement général des tissus.

Par une discussion dont il nous serait difficile de donner une idée sans entrer dans beaucoup de détails ; l'auteur montre le jeu de ces axes, l'effet de leurs infléchissements mutuels dans l'acte de la vision. L'auteur devant revenir plus tard sur cette théorie déjà satisfaisante, afin de la compléter à l'aide des théorèmes contenus dans le Mémoire suivant, nous nous bornerous à indiquer les agents auxquels il attribue les variations de forme du polygone des axes. Ce sont les six muscles propres du globe oculaire, les deux obliques surtout, dont le rôle, encore très-obscur, ne repousse pas absolument cette attribution.

Il serait intéressant de vérifier sur l'œil vivant le jeu de ces axes , du moins en tant qu'il s'agit de la cornée et du cristallin. Or on pourrait y parvenir en examinant les situations relatives des trois images de l'œil , si connues des oculistes ; images que l'on obtient en regardant, par réflexion, sur la cornée et sur les surfaces antérieure et postérieure du cristallin , la flamme d'une bougie placée dans la direction de l'axe optique. On voit que ce procédé, que nous signalons à l'auteur, est analogue à celui que Wollaston proposait pour centrer les lentilles d'un objectif triple.

La fin du Ve Mémoire est consacrée à l'exposition d'un plan d'expériences suggéré par ce qui précède, ces expériences ayant pour but de déterminer plusieurs éléments constitutifs de l'œil à l'état vivant. L'Académie verra avec intérêt que M. Vallée ait songé à appliquer des appareils photographiques amplifiants à l'étude des formes extérieures et des variations de la cornée, ainsi qu'à la mesure de son indice de réfraction pendant la vie. A cette occasion, nous rappellerons à M. Vallée les belles expériences ébauchées en 1810 par le docteur Wells, sur l'influence que l'extrait de belladone instillé dans l'œil exerce incontestablement sur la portée de la vision distincte et sur la puissance d'accommodation de l'œil. Si la forme de la cornée est sensiblement modifiée par l'action de l'iris, et c'est là l'opinion soutenue par M. Vallée, on obtiendra évidemment, à l'aide de la belladone ou de la jusquiame, des modifications plus durables, plus saillantes, et partant plus faciles à constater photographiquement que par l'acte ordinaire de l'accommodation à diverses distances.

VIe MÉMOIRE.

Le VIe Mémoire peut être considéré comme le couronnement des travaux géométriques de M. Vallée sur la vision. L'auteur y établit un théorème fondamental qui permettra de concevoir d'une manière nette et presque mathématique les fonctions de la cornée. Ce théorème peut être énoncé ainsi :

Quels que soient le nombre et la nature des surfaces réfringentes traversées par un faisceau de rayons émanés primitivement d'un point, on peut toujours assujettir l'une d'elles à passer par un point donné, et lui assigner une forme de définition rigoureuse telle, que les rayons réfractés convergent en définitive vers un même foyer donné.

On voit que M. Vallée s'est inspiré ici des travaux de MM. Malus, Cauchy, Dupin sur les lois les plus générales de la réflexion et de la réfraction. La marche qu'il a suivie pour démontrer un beau théorème de Malus, généralisé par M. Dupin, et pour en déduire la proposition précédente, est élégante, et presque élémentaire. Quant aux conséquences, elles sont nombreuses. Si l'on considère les variations subies, dans l'acte de la vision, par les éléments de l'œil, variations qui sont toujours comprises entre des limites fort rapprochées et pourtant suffisantes, d'après les travaux antérieurs de M. Vallée, ces lois montrent que la cornée peut exercer une action corrective, prévenir toute aberration de courbure, et rendre à l'image la netteté, l'intensité corrélative à la réunion de tous les rayons admis par la pupille. Il est difficile d'expliquer, par exemple, les phénomènes les plus simples de la vision par des rayons réfléchis ou réfractés, sans douer une partie quelconque de l'œil d'une puissance d'accommodation qui s'exerce sous des conditions presque géométriques; et ceux qui ont lu les premiers Mémoires de l'auteur ont remarqué combien ses explications devenaient embarrassées, lorsque, après avoir établi rigoureusement, à l'aide de la géométrie, la marche des rayons réfléchis ou réfractés jusqu'à la cornée transparente, il s'était agi d'en expliquer les rapports avec l'organe de la vue : le sixième Mémoire donne le moyen de lever cette difficulté que M. Vallée, il faut bien le dire, avait laissée intacte, malgré tous ses efforts. Il a réussi enfin à la résoudre complétement dans une addition remarquable qu'il vient de faire à son dernier travail, en discutant le cas où l'une des deux surfaces caustiques se réduit à une ligne, lieu de l'image perçue.

Ces doctrines nous ont paru douées d'une fécondité réelle. Elles feront mieux comprendre les particularités que la vision présente quand elle s'opère par l'intermédiaire des appareils optiques. Elles conduiront, par exemple, à une explication satisfaisante des erreurs de l'œil, qui jouent un si grand rôle dans les recherches délicates; et ici nous pouvons citer la plus importante de toutes, celle qui, comme M. Arago l'a montré, altère dans le même sens toutes les distances zénithales observées par certains astronomes et peut vicier profondément les résultats d'un nombre immense d'observations. M. Arago a découvert l'erreur, il en a montré la source, il a indiqué le moyen d'en purger les observations; mais il appartient sans doute à une théorie complète de la vision d'en trouver la cause physique dans le jeu défectueux de telle ou telle partie du globe oculaire.

Il resterait à apprécier dans leur ensemble les travaux de M. Vallée sur la vision, et il serait possible de le faire maintenant; mais votre Commission devait se borner à l'examen de ses deux derniers Mémoires. D'ailleurs, un désidératum, signalé par le savant rapporteur d'un des Mémoires précédents, subsiste encore aujourd'hui. M. Vallée l'avoue, et regrette de n'avoir pu jusqu'ici attaquer la question de la non-homogénéité du corps vitré, par des expériences directes. Du moins, il fait remarquer que la vérification demandée se trouve établie indirectement par l'harmonie qu'il est enfin parvenu à mettre entre la partie hypothétique de ses travaux et celle qui est fondée, d'une part, sur l'expérience, de l'autre, sur les lois de la physique et de la géométrie. M. Vallée ajoute que les essais tentés récemment par quelques anatomistes distingués, de concert avec lui, font déjà espérer une solution expérimentale du point en litige.

Nous avons évité de suivre l'auteur quand il discute en détail le mode d'action des organes auxquels il prête un rôle dans l'acte de l'accommodation de l'œil. Les quatre muscles droits, les deux obliques, les procès ciliaires même, l'iris surtout... interviennent, suivant l'auteur, et modifient convenablement la forme du globe oculaire, la distance du cristallin au fond de l'œil, la courbure de la cornée, le polygone des axes. Si cette partie du travail de M. Vallée est sensiblement inférieure à celle dont nous venons de signaler les traits principaux, il faut en chercher la cause dans les difficultés propres aux sciences physiologiques, concourant nécessairement dans cette question complexe avec la physique et la géométrie. L'Académie nous permettra cependant de signaler à l'auteur une conséquence immédiate du rôle qu'il attribue à l'iris. Si l'iris a une double fonction, celle de modifier la courbure de la cornée pour l'adapter aux distances diverses, et celle de modérer l'affluence de la lumière en diaphragmant l'œil, il en résulte une aberration de nouvelle espèce. Car l'iris se trouve alors sollicité par deux forces qui peuvent concourir au même but, la netteté dans la vision, mais qui peuvent aussi se contrarier; en d'autres termes, l'intensité de la lumière émise par l'objet ou par le fond du tableau, peut, à mesure que la contemplation se prolonge, déterminer les contractions irisiennes au delà de ce qu'exige l'accommodation parfaite. Il resterait à voir si ces principes, une fois établis, ne conduiraient pas à une explication nouvelle et définitive du phénomène, encore mal compris de l'irradiation.

En résumé, votre Commission a pensé que ces deux Mémoires méritaient votre approbation à raison des vues nouvelles que l'auteur y a développées, et des progrès sensibles qu'il y fait faire à l'étude théorique et expérimentale de la vision. En conséquence, votre Commission vous propose d'en ordonner l'insertion dans le *Recueil des Savants étrangers*.

Les conclusions de ce Rapport sont adoptées.

2°. SÉANCE DU 7 JUIN 1852.

VIIe ET VIIIe MÉMOIRES.

Ces deux Mémoires ont été renvoyés, par M. le Président de l'Académie, à l'examen de la Commission qui, déjà, a rendu un compte favorable de plusieurs travaux antérieurs de M. Vallée sur le même sujet. Votre Commission a donc pu suivre, jusqu'au VIIIe Mémoire inclusivement, le développement des idées de l'auteur, la série de ses efforts toujours ingénieux, et plus d'une fois couronnés de succès. Le sujet des recherches de M. Vallée est, on ne saurait trop le répéter, un des plus difficiles que puisse offrir l'optique, sans doute parce qu'il se rattache intimement à d'autres sciences, dont la première reste, presque partout ailleurs, fort éloignée. Obligé d'embrasser, dans l'étude de la vision, des données et des théories propres à l'optique, à la physiologie et à l'anatomie comparée, l'auteur a vu, pourrait-on s'en étonner? ses idées s'écarter peu à peu de leur systématisation première, et s'élargir à mesure qu'elles se modifiaient. Il est juste de reconnaître qu'elles tendent à se dégager progressivement de la voie purement hypothétique, pour serrer de plus près la réalité des faits. Les efforts de M. Vallée aboutiront à éclairer une théorie complète et définitive de la vision ; en attendant, l'auteur a réussi à jalonner sa route de plusieurs vérités acquises désormais à la science, de plusieurs hypothèses qu'il a contrôlées par le calcul, la géométrie ou l'expérience : les unes ont été rejetées définitivement pour n'avoir pas résisté à ces épreuves ; les autres ont été élevées à un degré de probabilité théorique, qui appelle l'épreuve finale de l'expérimentation.

Le VIIe Mémoire débute par l'exposition d'une méthode pour construire, dans toute sa généralité, la marche des rayons lumineux à travers les diverses surfaces réfringentes de l'œil. Elle est basée sur la solution très-simple du problème suivant : Étant donnée la surface normale aux rayons qui tombent sur un milieu réfringent, construire la surface normale aux rayons réfractés. C'est une nouvelle application du beau théorème de Malus. Cette méthode a permis à M. Vallée de multiplier les essais, et de contrôler rapidement diverses hypothèses sans se laisser arrêter par les longueurs inévitables du calcul.

La première application a été l'étude des images dans un œil dont les dimensions et les indices avaient été mesurés très-exactement par M. le Dr Krause, et où cet habile anatomiste avait trouvé le cristallin composé de deux lobes seulement. On admet généralement que cette lentille organique est constituée par plusieurs couches superposées dont la densité et le pouvoir réfringent vont en croissant vers le centre. Or, en étudiant la marche des rayons lumineux avec ces données, l'auteur arrive à cette conséquence, que l'image d'un point émettant de la lumière homogène ne saurait être un point unique, mais une série de petites taches qui sont toutes en forme de croissant, excepté la dernière, et dont les lacunes ont une grandeur finie. Cette image discontinue renfermerait d'ailleurs autant de parties distinctes que l'on voudrait admettre de couches différentes dans le cristallin. Au lieu de couches distinctes, veut-on que la matière du cristallin soit continue, c'est-à-dire que les couches à densités et à indices décroissants, à partir du centre, soient d'une épaisseur infiniment petite? Alors l'image deviendra elle-même continue, mais elle gardera une forme allongée ; et, comme le lieu de cette image devra varier avec la couleur de la lumière émise par le point, il en résulte que, pour la lumière blanche, l'image se trouvera non-seulement allongée, mais encore irisée à ses deux bouts.

Un tel résultat paraît incompatible avec la pureté des images que fournit le cristallin, dont la perfection, comme lentille isolée, a été mise en évidence d'une manière si saisissante par M. de Haldat. L'auteur en conclut que le cristallin ne saurait être composé de couches distinctes, dans lesquelles la densité irait en décroissant à partir du centre.

Ici, nous devons faire droit à une réclamation de l'auteur. Le VIIe Mémoire contenait primitivement une erreur ; cette erreur a été rectifiée dans la rédaction nouvelle ; mais, comme il en a été fait mention dans vos *Comptes rendus*, M. Vallée désire qu'elle vous soit signalée. Il avait cru d'abord qu'en assignant à un cristallin non homogène une certaine loi de variation des densités, procédant du centre à la surface, il pourrait arriver que cet organe ne fît plus fonction de lentille, en ce sens qu'il transformerait les rayons incidents en lumière diffuse. Cette erreur portant sur un détail secondaire, et sa rectification ne devant altérer en rien les conclusions des deux Mémoires, il nous suffira sans doute, pour répondre au vœu de l'auteur, de la signaler en passant, et de dire qu'il en a fait justice.

D'après ce qui précède, le cristallin doit être homogène et posséder le même indice dans toute sa masse, ou, s'il en est autrement, il faut que cet indice aille en croissant du centre à la périphérie. M. Vallée s'arrête à cette dernière hypothèse, dans le VIIe Mémoire, quoiqu'il semble que le fait d'une vision assez nette chez les cataractés dont le cristallin est suppléé par une lentille de verre nécessairement homogène, ne soit pas défavorable à l'autre hypothèse, du moins pour la vision dans le sens de l'axe. Mais le désir de satisfaire à l'expérience de M. de Haldat, à l'achromatisme suffisant des images oculaires, même en dehors de l'axe, et d'autres raisons encore que l'auteur vient de développer dans de récents Mémoires dont votre Commission n'a point encore à vous entretenir ici, le portent à admettre cette conséquence, assurément curieuse, qu'à l'état vivant les indices du cristallin croissent du centre (*) à la surface. Le fait est que l'incertitude des mesures directes laisse à l'auteur quelque latitude sur ce point, et qu'une telle constitution du cristallin lui permet d'établir la possibilité d'un achromatisme complet. Du moins, l'auteur parvient ainsi à rattacher à sa théorie l'expérience de M. de Haldat et les remarques qu'il a faites lui-même sur la netteté des images dans les yeux de lapin albinos, même après que l'organe, devenu un peu flasque, est susceptible de recevoir des déformations notables.

Dans le VIIIe Mémoire, M. Vallée procède à la vérification numérique de sa théorie, en calculant la marche des rayons lumineux émis par un point situé sur l'axe, et en montrant que l'on peut satisfaire à toutes les conditions d'une vision parfaite, dans le sens de l'axe, sans dépasser, pour les indices, les limites qu'assignent les mesures actuellement connues. Afin de laisser au choix qu'il lui était permis de faire, entre ces différentes mesures, le moins d'arbitraire possible et d'obtenir même, pour quelques indices, des valeurs relatives à l'état vivant, valeurs probablement préférables à celles que l'on peut mesurer sur l'organe après la mort, l'auteur a pris la direction suivante. On sait que des personnes opérées de la cataracte, dans des circonstances favorables, voient encore avec netteté et sans irisation sensible, dans le sens de l'axe, en se servant de lentilles de verre à court foyer, qui remplacent jusqu'à un certain point le cristallin. En partant de ce fait bien connu, et en prenant des indices très-admissibles pour la cornée et l'humeur aqueuse, M. Vallée a calculé ceux du corps vitré, supposé homogène, pour le rouge et le violet. Ses résultats ne paraissent point exagérés ; le pouvoir dispersif ainsi conclu pour le corps vitré reste encore bien inférieur à celui de certains liquides que Fraunhofer a étudiés.

Cela posé, il fallait appliquer ces indices au calcul de l'œil normal ainsi complété. Or il se trouve que l'on peut obtenir l'achromatisme le plus satisfaisant pour les points situés sur l'axe ou même en dehors de l'axe, pourvu que le cristallin soit composé de couches concentriques de densités croissantes à partir du centre. Suivant M. Vallée, l'hypothèse inverse ne paraît pas pouvoir se concilier à la fois avec des indices admissibles et avec la netteté reconnue des images fournies isolément par le cristallin.

Ces calculs, longs et minutieux, ont été résumés dans plusieurs tableaux, à la fin du VIIIe Mémoire. Comme les indices adoptés cette fois pour les couches extérieures du cristallin nous ont paru un peu insolites, M. Vallée nous a montré qu'il pourrait les atténuer sensiblement par une seconde approximation dont il nous a présenté le détail et le résultat. Il semble donc, par l'accord de cette théorie avec les faits observés, avec une partie au moins des mesures que les anatomistes ont exécutées en dehors de toute idée préconçue, et avec les expériences de M. de Haldat, que l'auteur lui ait fait faire un progrès notable. Il lui resterait à lever une dernière contradiction : celle des mesures directes qui donnent au cristallin une constitution différente ; il lui resterait à mieux caractériser le rôle auquel il réduit désormais sa première hypothèse sur la nature du corps vitré, à contrôler enfin ses idées en

---

(*) Au lieu du mot *centre*, c'est le mot *noyau* qu'il faut ici, comme on le voit par les Mémoires suivants de l'auteur.

les appliquant à l'étude comparée des yeux des divers animaux. Déjà même l'auteur est entré dans cette voie (fin du VIIIe Mémoire) en établissant d'une manière fort simple que la perfection de l'œil humain est indépendante de ses dimensions absolues. Les indices restant les mêmes, et abstraction faite de la sensibilité de la rétine qui tombe hors de toute appréciation numérique, l'œil humain garderait toute sa puissance, soit que l'on réduisît ses dimensions à celle de l'œil d'un insecte, soit qu'on les élevât à celles de l'œil du plus grand mammifère. Voilà un aperçu dont on sent la valeur quand on se rappelle que la similitude géométrique n'entraîne pas toujours, comme conséquence inévitable, la similitude mécanique ou même physique. Ainsi les différences qui existent entre les yeux des animaux d'espèces et de genres divers seraient relatives à leurs fonctions particulières, plutôt qu'à la précision ou à la portée de leur vue.

Les efforts persévérants de M. Vallée ne sont donc point restés stériles pour la solution du grand problème qu'il poursuit depuis tant d'années. Ce savant distingué vient d'ajouter successivement quatre Mémoires à ceux que nous venons d'analyser devant vous; mais votre Commission ne les ayant point encore compris dans son examen, ses conclusions se restreignent aux n°s 7 et 8, dont elle vous demande l'insertion dans la Collection réservée aux *Savants étrangers*, après des réductions assez larges que la Commission a jugées possibles. Nous avons espéré que l'Académie verrait avec intérêt la suite de ces travaux, dont une partie figure déjà par ses ordres dans un de ses Recueils.

Les conclusions de ce Rapport sont adoptées.

ABRÉVIATIONS.

Dans ces expressions :

(T. 75), T *signifie* : Théorie de l'œil.

(R. t. XII, 75), R. t. XII *signifie* : Recueil des Savants étrangers, tome XII.

(R. t. ..., 75), R. t. ... *signifie* : Recueil des Savants étrangers, tome dont le numéro est encore inconnu.

(S. 75), S. *signifie* : Science du Dessin.

COURS

SUR

L'ŒIL ET LA VISION.

PRINCIPES FONDAMENTAUX.

1. On peut admettre que les douze propositions suivantes servent de base à la théorie exposée dans ce cours. Elles donneront tout de suite aux lecteurs qui se sont déjà occupés de la vision une idée de cette théorie; elles deviendront intelligibles pour les autres lecteurs à mesure que nous avancerons, et elles jalonneront la route qu'ils ont à parcourir.

I. *L'œil est une chambre noire d'une espèce particulière et d'une extrême perfection.*

II. *Au moyen de déformations très-petites, il s'adapte à la distance de l'objet vu.*

III. *Contrairement aux expériences peu concluantes faites pour mesurer les indices du cristallin, les lobes dont ce corps se compose sont de moins en moins denses de la surface extérieure au noyau, lequel est plus dense que les lobes voisins dont il est enveloppé.*

IV. *La cornée, par les formes qu'elle prend, donne à l'œil la faculté de voir les objets réfléchis et réfractés.*

V. *Le corps vitré s'accroît de densité de sa partie antérieure à sa partie postérieure.*

VI. *Les pinceaux efficaces qui peignent les points de l'image du fond de l'œil n'occupent, en général, qu'une petite partie de la pupille.*

VII. *L'œil est doué d'un achromatisme complet.*

VIII. *L'irradiation est un phénomène oculaire dû à l'étroitesse des pinceaux efficaces.*

IX. *Le cygne, et en général les animaux qui ont les yeux placés de côté, sont myopes pour la vision qui s'opère en avant avec les deux yeux, et presbytes pour la vision qui s'opère d'un seul œil, soit à droite, soit à gauche.*

2. Les neuf principes qui précèdent sont établis, suivant nous, de la manière la plus positive; les trois suivants, bien qu'ils soient appuyés de faits nombreux, ne sont pas aussi pleinement justifiés que les neuf premiers :

X. *La cornée, par les propriétés dont elle jouit, accroît le volume des pinceaux efficaces et produit la vision nocturne.*

XI. *Les imperfections corpusculaires des milieux de l'œil vicient la vision des corps qui ont un vif éclat.*

XII. *Les couleurs des étoiles, dans la scintillation, paraissent résulter d'un effet produit par le noyau du cristallin.*

3. Le premier principe était connu; mais il ne s'expliquait pas d'une manière généralement admise.

Le deuxième était contesté (*voir* le Mémoire de M. Sturm sur la vision).

Le troisième, le quatrième et le cinquième n'ont été connus que par nos recherches.

Le sixième, signalé par M. Sturm, fait la base de sa doctrine. Nous l'avons modifié et il se trouve établi par la théorie et justifié par des expériences.

Le septième, vivement combattu par le Dr Young, est établi dans ce cours et par notre XIVe Mémoire.

Enfin, les huitième, neuvième, dixième, onzième et douzième principes nous semblent justifiés, ainsi qu'on le verra dans ce livre, par nos autres Mémoires.

PREMIÈRE LEÇON.

DE L'ŒIL ET DE SES PARTIES INTÉRIEURES.

CHAPITRE PREMIER.

GLOBE OCULAIRE.

4. Le globe oculaire, débarrassé des muscles et des graisses qui l'environnent, est, ainsi qu'on le voit [*fig.* 1], d'une forme à peu près sphérique. On distingue toutefois dans ce globe deux segments, l'un antérieur *mdn* d'un certain rayon, l'autre postérieur *mrn* d'un rayon plus grand. Ils ne sont ni l'un ni l'autre des portions de sphère.

5. La peau qui termine le petit segment *mdn* est membraneuse et transparente; on lui donne le nom de *cornée*, parce qu'elle ressemble à de la corne. Elle est plus mince à sa partie centrale qu'à son pourtour.

6. L'enveloppe du segment postérieur *mrn* [*fig.* 1] est opaque; on lui donne le nom de *sclérotique*, et quelquefois on l'appelle *cornée opaque* : dans ce cas, la membrane *mdn* prend le nom de *cornée transparente*. La sclérotique a ses parties les plus minces en *mk* et *ng*; elle est de plus en plus épaisse à mesure qu'on s'approche du point *r*.

7. L'intérieur de l'œil se divise en trois grands espaces, le premier, situé sur le devant de l'œil, entre la cornée *mdn* et le corps *t* Q *s*P; le second occupé par ce corps, et le troisième situé entre ce même corps et la partie *yabx* de la sclérotique.

8. Le premier espace est rempli par un liquide composé

de 98 parties d'eau sur 100 , et de 2 parties de sels divers et d'albumine (T. 5). Ce liquide reçoit le nom d'*humeur aqueuse*. Pendant la vie, l'humeur aqueuse qui s'échappe de l'œil quand on incise la cornée, se reproduit avec la plus grande facilité.

9. Le corps $tQsP$ [*fig.* 1] est d'une admirable transparence, d'une figure exempte d'irrégularités dans ses faces antérieure et postérieure, et il présente une certaine consistance : on l'appelle le *cristallin*.

10. Le troisième espace, ou l'espace postérieur $xQsPyabx$, contient une substance qui a l'apparence du verre fondu, et qu'on nomme le *corps vitré*, ou l'*humeur vitrée*.

11. Entre la cornée et le cristallin se trouve une cloison plane *ozuv* percée d'un trou central *zu*, à peu de chose près circulaire. Cette cloison vue du dehors présente de belles couleurs qui lui ont fait donner le nom d'*iris* ou de *cercle irien*. Ce sont ces couleurs qui distinguent les yeux bleus, les yeux gris et les yeux bruns. En arrière, c'est-à-dire du côté de la sclérotique, l'iris est peint en noir par une substance granulaire, appelée *pigment* ou *pigmentum nigrum*, ressemblant à du noir de fumée. Le trou central de l'iris s'appelle la *prunelle* ou la *pupille*. Dans un œil ordinaire parfaitement constitué, la prunelle est noire, parce qu'il n'y a dans l'intérieur d'un tel œil, comme on le verra plus loin, que des substances très-transparentes et des parois très-noires (*). La pupille se dilate ou se contracte, selon que l'iris lui-même se contracte ou se dilate, et selon que les objets regardés, toutes choses d'ailleurs égales, sont éloignés ou proches, vivement ou faiblement éclairés. C'est ce qu'il est facile d'observer, notamment sur le perroquet.

12. L'iris sépare l'espace compris entre la cornée et le cristallin en deux parties. Celle qui existe entre la cornée

---

(*) Il en est autrement pour les yeux d'animaux albinos (95).

et l'iris s'appelle *chambre antérieure*, et l'autre située entre l'iris et le cristallin *chambre postérieure*.

La chambre intérieure est tapissée, suivant quelques anatomistes, par une membrane qui est connue sous le nom de *membrane de l'humeur aqueuse*.

13. La chambre postérieure, dans l'intervalle existant depuis le cristallin jusqu'à la sclérotique, est terminée par une couronne circulaire de fibres formant ce qu'on appelle le *corps ciliaire*. Ces fibres, *vzy*, *vzx*, indiquées au moyen de hachures sur la *fig.* 7, rayonnent vers le centre de la couronne, et portent le nom de *procès ciliaires* (38). Du côté intérieur *v*, elles adhèrent avec les membranes qui enferment le cristallin. A l'extérieur elles sont adhérentes à l'enveloppe du globe. Leurs extrémités externes sont tournées alternativement, les unes *zy* vers la partie antérieure de l'œil, et les autres *zx* vers la partie postérieure, de manière à laisser entre elles un triangle *a* très-petit, occupé en partie par ce qu'on nomme le *canal de Fontana*. Les détails donnés par les anatomistes, sur l'existence de ce canal et sur les dispositions fibreuses de ce qu'ils appellent le *ligament ciliaire*, les *plis ciliaires*, le *cercle ciliaire* et la *couronne ciliaire*, sont compliqués et peut-être même peu d'accord entre eux. Il nous suffira de savoir que les procès ciliaires, trop régulièrement dessinés sur la *fig.* 7, fixent la position du cristallin; qu'ils sont éminemment vasculaires et qu'ils forment deux cloisons réunies de *v* en *z*, l'une *vzx*, qui laisse en arrière le corps vitré, et l'autre *vzy*, qui laisse l'humeur aqueuse en avant.

Quant au cristallin et au corps vitré, nous nous occuperons, dans le chapitre qui suit, de leur organisation.

14. En arrière du corps vitré et en deçà de la sclérotique, on trouve deux membranes très-remarquables.

La première est extrêmement mince, opaque, dure et colorée; c'est ce qu'on appelle la *choroïde*. Elle tapisse la sclérotique et elle est enduite de la substance noire appelée *pigment*, laquelle colore aussi la couronne ciliaire, du côté du corps vitré, et l'iris du côté du cristallin; de sorte que toutes les surfaces de l'intérieur de l'œil se trouvent d'un noir charbonneux très-intense.

15. La seconde se nomme la *rétine*; elle est appliquée sur la substance noire qui recouvre la choroïde; elle est molle et transparente, et c'est sur elle qu'on suppose que se peint l'image qui nous sert à voir les objets. On verra plus loin (102) que c'est en arrière de la rétine que cette image existe.

16. La choroïde, superposée sur la sclérotique, est traversée par quelques filets nerveux et par des veines qui passent par de petits trous percés dans ces deux membranes.

Quant à la rétine, elle n'adhère ni au *pigmentum nigrum*, ni au corps vitré.

17. Au fond de l'œil, cette dernière membrane présente une petite dépression qu'on appelle le *trou central de la rétine*, et autour de ce trou une tache d'un jaune assez foncé chez les adultes. C'est S.-T. Sœmmering qui, le premier, a remarqué ce trou et la *tache jaune*.

18. La choroïde, du côté du nez et dans le plan horizontal mené par le centre de l'œil, présente une ouverture circulaire qui correspond à une autre, ou plutôt à une multitude de petits trous existants dans la sclérotique. C'est par ces trous que le nerf CD [*fig.* 1], appelé *nerf optique*, communique avec la rétine, laquelle, en avant du trou de la choroïde, appelé quelquefois *punctum cæcum*, forme dans l'intérieur du globe oculaire une petite saillie représentée en C.

CHAPITRE II.

CORNÉE. — CRISTALLIN. — CORPS VITRÉ. — TRANSPA-
RENCE DES MILIEUX. — IRIS.

19. CORNÉE. — Il faut remarquer dans ce qu'on appelle en général la cornée, 1° la couche de larmes qui revêt la conjonctive (61); 2° la conjonctive; 3° la peau épaisse qui reçoit plus spécialement le nom de cornée; 4° la membrane de l'humeur aqueuse (12).

En avant, la cornée proprement dite paraît présenter un enduit muqueux défendu lui-même par un épiderme particulier. Elle n'est pas fibreuse, mais composée de plaques extrêmement petites, superposées les unes sur les autres.

20. En se desséchant, la cornée prend une couleur blanche de plus en plus sensible. Quand on la comprime, elle perd aussi de sa transparence; il en est de même par l'absorption des liquides dans lesquels on la plonge.

21. CRISTALLIN. — Ce corps, représenté en $t\,Q\,s\,P$ [*fig.* 1], a la forme d'une lentille peu aplatie chez l'enfant, et dont l'épaisseur chez l'adulte est d'environ la moitié de la dimension PQ. La lentille paraît avoir un axe dirigé suivant la droite dh, et l'on admet que la génératrice de la surface extérieure est la courbe $t\,Q\,s\,P$. Le cristallin, comme la figure le fait voir, est moins bombé en avant qu'en arrière.

22. Il se compose de couches ou enveloppes successives au centre desquelles paraît se trouver un noyau presque sphérique. Quand le cristallin est desséché, les couches qui le forment peuvent se détacher les unes des autres par petites lamelles très-minces et d'une courbure bien manifeste. Une couche ayant son centre en un certain point, la couche intérieure suivante a le sien un peu plus en arrière; c'est-

à-dire que, comparativement, les couches se trouvent minces en arrière et épaisses en avant.

23. D'après les observations très-positives de Young, et surtout de M. Brewster, les couches sont composées de fibres extrêmement déliées, disposées d'une manière très-remarquable (170).

24. Le cristallin est enfermé dans une membrane qu'on nomme *capsule*, qui est plus épaisse en avant qu'en arrière, et à laquelle il n'adhère pas. D'après Haller, elle a, par sa consistance, beaucoup d'analogie avec la cornée.

25. On trouve, entre la capsule et la première couche cristalline, un liquide qu'on appelle *humeur de Morgagni*. Il nous semble avoir pour objet, comme la synovie dans les articulations des os, d'adoucir les frottements des deux surfaces qui le renferment (175).

26. La transparence du cristallin exposé à l'air se perd par quatre causes : 1° la compression ; 2° la diminution de température ; 3° la dessiccation ; 4° l'absorption des liquides dans lesquels on le plonge (*). En devenant opaque, il prend une couleur blanche.

27. Corps vitré. — Ce corps occupe environ les trois quarts postérieurs du volume de l'œil. En arrière, il est à peu près sphérique et se trouve en contact avec la rétine. En avant, il présente une dépression dans laquelle se loge la lentille cristalline. Au pourtour de cette lentille, le corps vitré est en contact avec la couronne ciliaire.

28. Quand on presse le corps vitré, on en fait sortir un liquide parfaitement transparent, et après l'entier écoulement de ce liquide, on a entre les doigts les débris d'une membrane cellulaire appelée *hyaloïde*, dans laquelle il était renfermé. Malgré l'habileté des anatomistes, on ne connaît guère la figure qu'affectent les cellules ; on sait seulement

---

(*) *Annales de Chimie et de Physique*, tome VIII, page 217 ; *Mémoire* de M. Chossat.

qu'elles communiquent les unes avec les autres, parce que si l'on en perce une, on peut, en plaçant la masse du corps vitré en dessus de l'ouverture faite, obtenir l'écoulement d'une partie considérable du liquide.

Le poids de ce liquide est souvent de plus de cent grains, et la membrane hyaloïde ne se brise ni quand elle supporte ce poids, alors que toute la masse du corps vitré est déposée sur une table, ni sous la pression qu'elle éprouve quand on tient ce corps entre ses doigts.

29. Cependant la membrane hyaloïde est d'une si grande ténuité qu'on n'a pas pu jusqu'à présent mesurer son épaisseur. Dans le corps vitré d'un animal fraîchement mort, elle est d'une transparence qui la rend absolument imperceptible. On voit suffisamment par là que c'est une pièce d'une admirable organisation.

30. Elle renferme tout à la fois le corps vitré et le cristallin. A cet effet, elle se dédouble à sa partie antérieure; une de ses parties passe en avant du cristallin, et l'autre passe en arrière.

Il résulte de l'écartement de ces deux parties sur le pourtour du cristallin, un vide circulaire qu'on appelle le *canal goudronné* ou *canal de Petit*. Ce canal est engendré par le triangle curviligne *b* [*fig.* 7].

31. La membrane hyaloïde, en avant du cristallin, adhère avec la capsule. Quelques auteurs, et notamment le Dr Krause, pensent qu'elle est ouverte circulairement dans sa partie antérieure. Les *fig.* 1 et 7 sont construites d'après cette opinion.

32. Le corps vitré, quand on le considère dans un œil bien frais, dont on place la partie postérieure en bas, et dont on vient d'enlever les parties antérieures et le cristallin, est d'une transparence très-belle. Mais retiré de l'œil, il présente toujours de l'opacité, ainsi qu'on l'a très-bien remarqué. M. Chossat pense que « ce phénomène tient à la » présence de l'hyaloïde au milieu de l'humeur vitrée, ce

» qui suppose un pouvoir réfringent un peu différent dans
» ces deux milieux. Il n'en conclut pas que cette perte de
» transparence existe sur le vivant ; la déformation du corps
» vitré dans l'expérience suffit peut-être, selon lui, pour
» expliquer le phénomène (*). »

33. Les physiciens, en traitant de la vision, ont supposé, comme si c'était une chose toute naturelle, que ce corps était homogène : c'est tout à fait inadmissible. En effet, le liquide qui entre dans sa composition doit se renouveler, sans quoi les épanchements sanguins dans l'œil ne se guériraient jamais, et parce que, d'ailleurs, tout s'entretient et se renouvelle dans les corps organisés vivants ; or, pour que le renouvellement s'accomplisse, il faut que le liquide ait un cours déterminé dans le globe oculaire. Ce liquide arrive donc par un endroit ; il s'en va par un autre ; et, de même que toutes nos humeurs, il fonctionne et s'altère dans son trajet : donc il ne peut pas être le même, à la rigueur, dans une cellule et dans la cellule voisine de la membrane hyaloïde.

34. Il suit de ce raisonnement que l'humeur aqueuse est le seul milieu du globe oculaire qui puisse être homogène, et que la cornée et le cristallin, comme le corps vitré, sont des milieux dont la nature doit nécessairement varier suivant certaines conditions.

35. TRANSPARENCE *de l'intérieur de l'œil.* Ainsi que nous l'avons déjà dit (11), si l'on observe une personne qui ait une bonne vue, on ne voit, par la prunelle de ses yeux, que la couche noire du pigment intérieur. Or, si les substances qui forment la cornée, le cristallin et le corps vitré, étaient opaques les unes ou les autres, elles renverraient vers l'observateur la lumière qui leur arrive de l'extérieur teinte de leur couleur propre, et la prunelle ne

---

(*) Ces lignes sont extraites du *Bulletin* de la Société Philomathique. Voyez les *Annales de Chimie et de Physique*, tome VIII, page 219.

serait pas noire. C'est ce qui arrive pour les sujets qui sont affectés de la *cataracte*, c'est-à-dire dont le cristallin est opaque ou pierreux. C'est ce qui arrive aussi quand l'intérieur de l'œil contient du sang extravasé : la prunelle alors paraît rouge.

36. Lorsque l'on comprime un œil fraîchement extrait de son orbite, la prunelle devient blanchâtre ; d'où il faut conclure que la lumière qui pénètre du dehors est réfléchie sur elle-même par les fibres composantes des milieux qui perdent leur transparence sous l'influence d'une pression.

La même expérience, faite sur le vivant, bien qu'on n'emploie que des pressions très-faibles, donne le même résultat. Et c'est un fait qu'il était facile de prévoir, puisque, en pressant ou en déformant la cornée (20), le cristallin (26) et le corps vitré (32), on diminue la transparence de ces corps.

37. Il faut conclure de là, nécessairement, que l'arrangement des parties qui composent la cornée, le cristallin et le corps vitré, est essentiel à la transparence de l'intérieur de l'œil.

38. Procès ciliaires. — On a vu au n° 13 que les petits corps appelés procès ciliaires forment une couronne attachée en des points tels que x et y [*fig.* 7] à la choroïde et à la sclérotique, et dont le vide central se trouve occupé par le cristallin, lequel adhère aux procès ciliaires en des points tels que le point v. Ces petits corps sont au nombre de soixante à quatre-vingts ; ils sont bien visibles à l'œil nu. Chacun d'eux est gros dans sa partie moyenne, et diminue de diamètre vers ses extrémités. Quelques anatomistes ont pensé qu'ils avaient une organisation musculaire ; mais cette opinion n'est pas admise, et l'on reconnaît que ce sont des organes élastiques, creux et vasculaires. Deux artères nommées *ciliaires longues*, et d'autres nommées *ciliaires courtes*, dont le nombre s'élève quelquefois à trente ou quarante (T. 515), y

amènent le sang, de sorte que les procès ciliaires peuvent se trouver alternativement pleins et vides, ou du moins très-remplis ou peu remplis.

39. Iris.—L'iris, appelé aussi le cercle irien (11), présente des cordons flexueux circulaires et des cordons flexueux rayonnants ; les uns et les autres sont vasculaires. Le sang lancé dans ces cordons les allonge en diminuant leurs flexuosités ; et l'on conçoit que si les rayons se dressent, la pupille se rétrécit, tandis qu'elle s'élargit si les flexuosités des cordons circulaires diminuent. Les anatomistes admettent ce jeu dû à l'afflux du sang, et ils rejettent généralement l'idée, principalement soutenue par Maunoir, que l'iris contiendrait des fibres musculaires.

CHAPITRE III.

FORMES ET DIMENSIONS DU GLOBE OCULAIRE ET DE SES DIVERSES PARTIES.

40. Parmi les yeux qui ont été décrits dans les ouvrages d'anatomie comparée, l'œil humain est un de ceux dont la cornée et la sclérotique approchent le plus de former des segments de sphère ; il est tout naturel, d'après cela, qu'en décrivant cet organe on ait supposé qu'il a pour axe la droite menée par les centres des deux segments. Mais, en réalité, l'œil ne présente pas de ligne d'une forme rigoureuse. Ni le contour extérieur de la cornée, ni la pupille, ni même le pourtour équatorial du cristallin considéré en général, ne sont des cercles ; et l'on ne saurait trouver dans aucune section de l'œil une droite qui fût ce qu'on appelle un axe en géométrie, c'est-à-dire une droite qui partage en parties égales un système de cordes parallèles de cette section.

41. D'après le Dr Krause, qui s'est occupé avec beaucoup de soin du mesurage des diverses parties de l'œil (T. 24, 45 et 46), on va comprendre que ce qu'il a dit de l'axe, quant à l'exactitude, est absolument sans valeur. Supposons qu'avec un bon rasoir, suivant son procédé, on ait coupé un œil en deux; puis, qu'on ait rapporté sur un dessin toutes les parties de la section avec leurs dimensions, et que par le point milieu du plus long diamètre du cristallin on ait mené une droite passant à peu près au centre de la cornée; cette droite sera ce qu'il nomme l'axe. Coupera-t-elle la cornée et la sclérotique normalement? traversera-t-elle la section dans sa plus grande dimension? C'est à peu près comme on voudra. En effet, l'action du rasoir aura certainement poussé en dedans certaines parties, poussé en dehors d'autres parties, déplacé les procès ciliaires, déplacé les points z et u [*fig.* 1] de la pupille, déplacé le cristallin, et causé quelque déperdition de l'humeur aqueuse et du liquide contenu dans les cellules du corps vitré. De plus, pour opérer, il aura fallu tenir l'œil d'une main ferme, afin que le rasoir agisse, ce qui, aussitôt la section faite, aura changé brusquement l'équilibre des parties élastiques; on conçoit donc qu'il aura été impossible d'éviter une détérioration considérable des formes.

42. Que fait-on pour remédier à de tels inconvénients? On remet chaque partie à la place où l'on croit qu'elle était : c'est un rajustement nécessaire et en apparence tout simple; mais, dans cette voie, et en opérant sur des substances qui toutes sont molles et de figures peu fixes, il est difficile que l'esprit de système n'altère pas la vérité. Ainsi, l'observateur qui croit, par exemple, que l'œil est fait comme une lunette dont tous les verres sont centrés sur le même axe, n'est content de la préparation d'une section oculaire à mesurer que lorsqu'il peut tendre un fil sur cette section de manière que ce fil lui paraisse remplir à peu près les conditions d'un axe.

43. Cet entraînement se voit dans le beau travail du Dr Krause, à l'occasion de la voûte postérieure interne de l'œil, voûte qu'avec *une pleine conviction*, dit-il (T. 268), et *pour trois yeux qu'il a examinés*, il *assure* être de la forme d'un ellipsoïde dont les trois axes sont inégaux. Nous avons prouvé (T. 269 et 270) que, sur ce point, le Dr Krause est complétement dans l'erreur, et nous pensons que c'est un entraînement non moins singulier qui l'a porté à dire que l'un des deux yeux mesurés par lui était *le plus parfait de tous ceux qu'il avait jamais vus* (T. 126) (*). Enfin, nous sommes porté à croire qu'il a été bien hardi et bien systématique en donnant des mesures du noyau du cristallin : c'est un objet sur lequel nous reviendrons (438).

44. Cependant la considération d'une droite allant de la partie la plus proéminente de la cornée à la partie la plus enfoncée de la sclérotique étant utile à chaque instant, nous devons recourir à l'emploi d'une telle droite. Nous la supposerons menée par le point d [*fig.* 1], où la cornée a le moins d'épaisseur, normalement à la surface extérieure mdn de cette membrane. Il sera censé, bien que cela ne soit pas vrai, qu'elle sert d'axe de révolution aux surfaces de la cornée et du cristallin, et qu'elle traverse le globe, du point d jusqu'à la sclérotique, en h dans sa plus grande longueur dh.

45. Nous donnerons aussi, conformément à l'usage, le nom d'*axe optique* à la droite dh; mais nous prévenons que cette dénomination n'est pas plus justifiable que la précédente.

46. L'axe de l'œil étant choisi plus ou moins heureusement, on rapporte à cet axe les surfaces des milieux réfringents du globe oculaire. Ces surfaces avaient d'abord

---

(*) Le canal goudronné manque à cet œil (T. 153), qui est l'œil n° 1 de Krause, et son cristallin est trop volumineux (430). Notre *fig.* 1 est faite d'après l'œil n° 2.

été supposées sphériques ; on a vu ensuite que cette hypothèse ne s'appliquait pas au cristallin, dont les courbures, comme celles de la cornée, sont d'une élégance admirable, et des hommes éminents ont dit qu'elles étaient engendrées par des courbes du second degré, ou des sections coniques, c'est-à-dire par des ellipses, des hyperboles ou des paraboles. Mais il y a une infinité de lignes qui, sans appartenir à ces genres de courbes, diffèrent aussi peu qu'on le veut d'une courbe donnée, elliptique, hyperbolique ou parabolique ; donc on ne peut pas, quelque savoir qu'on ait, dire à la simple inspection, ou d'après des mesurages, quelque recommandables qu'ils soient, que telle courbe est une section conique (*voir* la note XIV). Toutefois, comme il est tout naturel, pour donner l'idée d'une ligne dont l'espèce est inconnue, de comparer cette ligne à des courbes simples dont l'étude est parfaitement faite, telles que l'ellipse, l'hyperbole, la parabole et le cercle, nous supposerons souvent que les surfaces transparentes de l'œil sont produites par des courbes à peu près elliptiques, hyperboliques, paraboliques ou circulaires.

47. Dans l'état d'ignorance où l'on est sur les questions dont il s'agit, on ne peut décrire un œil avec une certaine exactitude qu'au moyen de points déterminés de position par des mesurages plus ou moins précis. Et un autre inconvénient bien grave, c'est que, aussitôt la mort, les formes de l'œil, comme on le reconnaîtra de plus en plus en lisant cet écrit, subissent de grandes modifications : or, c'est l'œil vivant qu'il s'agit surtout de connaître ; d'où il suit que les mesurages faits sur le cadavre laissent beaucoup à désirer. Ils ont, toutefois, conduit à des résultats utiles et d'autant plus précieux, qu'ils repoussent quelques-unes des idées fausses que l'on se faisait quant à la régularité de l'enveloppe (43), et quant à la disposition des surfaces transparentes (49 et 50).

48. Nous ne parlerons pas des travaux anciens, parce

qu'on ne les consulte plus guère aujourd'hui, mais nous devons citer le bel ouvrage de S.-T. Sœmmering, traduit par Demours, ouvrage aussi complet que savant. Les diverses parties de l'œil, toutefois, dessinées avec la règle et le compas, montrent immédiatement que l'imagination du dessinateur se trouve substituée à la vérité des détails. Les segments sont indiqués par des axes de cercle, l'œil a un axe et les surfaces transparentes sont centrées sur cet axe. Toutes les parties de l'œil se voient d'ailleurs très-bien dans ces images, et il suffit que le lecteur soit prévenu qu'elles présentent, non pas l'œil de la nature, mais seulement la pensée, toujours d'une grande importance, d'un anatomiste célèbre, pour qu'elles n'induisent pas en erreur.

49. D.-W. Sœmmering, son fils, continuateur de ses travaux, a consigné dans son bel ouvrage, intitulé : *De oculorum hominis animaliumque,* etc., cette importante observation, que, chez le cheval, le devant de la cornée et le devant du cristallin ont des axes, ou, ce qu'on peut appeler ainsi (44), inclinés différemment (R., t. XII, p. 62).

50. A la même époque à peu près, M. le Dr Chossat, opérant avec beaucoup de précision, remarquait le même fait chez le bœuf pour le devant de la cornée et le devant du cristallin, et, de plus, que l'axe de la partie postérieure de ce corps diffère de celui de la partie antérieure (R., t. XII, p. 63). La différence s'apprécie à la simple inspection ; elle a été trouvée de 5 degrés par M. Chossat, et pour qu'on ne l'ait pas signalée plus tôt, il a fallu sans doute que les fausses idées de régularité qui dominaient aient fait croire que la circonstance dont il s'agit, pour l'examen d'un cristallin quelconque de bœuf, était une anomalie particulière au sujet qui avait fourni ce cristallin. M. Chossat, qui opérait avec les conseils de M. Biot, a déterminé, en outre, par des moyens d'approximation très-satisfaisants (T. 49), les rayons de courbure des surfaces transparentes chez le bœuf.

51. Le Dr Krause, appliquant pour l'œil humain les moyens employés par M. Chossat, a construit les coupes du globe de deux yeux, dont une se voit *fig.* 1, et il en a déduit les dimensions les plus essentielles pour les calculs de la vision. Ces dimensions sont rapportées, examinées et rectifiées du n° 46 au n° 59 de la *Théorie de l'œil* ; elles nous ont été d'une grande utilité (532).

52. Nous nous bornerons à dire ici que l'œil n° 2 (celui que représente la *fig.* 1), a donné au Dr Krause (T. 46), en millimètres :

Pour le diamètre dans le sens de ce qu'il a appelé l'axe. 25.23

Pour le diamètre horizontal perpendiculaire à l'axe. 26.04

Pour le diamètre vertical. 25.00

et qu'il a reconnu que le plus petit diamètre joint toujours la partie postérieure interne inférieure avec la partie antérieure externe supérieure, tandis que le plus grand joint la partie postérieure externe inférieure avec la partie antérieure interne supérieure (T. 269). Cela suffit pour montrer que le grand segment de l'œil humain est d'une forme bien éloignée de celle d'un segment sphérique : c'est un corps rond, allongé dans un sens oblique, et plus étendu dans le plan équatorial que dans la direction de l'axe (541).

CHAPITRE IV.

INDICES DES MILIEUX.

53. On sait que la déviation d'un rayon de lumière passant d'un milieu dans un autre dépend à peu près uniquement de leurs densités, et que cette déviation est telle, que

APB [*fig. 2*] étant la surface de séparation de ces milieux, RP le rayon incident, P*r* le rayon réfracté, et N*n* la normale en P, le sinus RS de l'angle d'incidence NPR, divisé par le sinus *rs* de l'angle de réfraction *n*P*r*, est, pour ces deux milieux, un nombre *l* toujours le même, quelle que soit l'incidence.

54. On sait aussi que si le vide est substitué à la première substance, ce nombre *l* sera ce qu'on appelle l'*indice* de la seconde substance, et que si *i* et *i'* sont respectivement les indices de deux substances, le nombre *l*, pour le passage de la lumière de la substance dont l'indice est *i* dans la substance dont l'indice est *i'*, sera donné par l'équation

$$l = \frac{i'}{i}.$$

55. Si donc les surfaces de l'œil étaient connues, et que l'on eût les indices de chaque milieu, un rayon de lumière dirigé sur la cornée étant donné, on pourrait déterminer le trajet de ce rayon dans les divers milieux du globe. Or, l'organe de la vue étant un instrument d'optique d'une espèce particulière, instrument dont on voulait s'expliquer le mécanisme, on conçoit que la détermination des indices des milieux de l'œil était une question aussi essentielle que celle d'apprécier ses formes. Comme cette dernière, elle présentait beaucoup de difficultés. Jusqu'à présent elle n'a donné que des résultats peu satisfaisants, lesquels, cependant, ont été fort utiles : c'est ainsi que le progrès s'opère avec l'erreur et malgré l'erreur.

56. M. Brewster ayant perfectionné les moyens de mesurer les indices, il en a fait l'application à l'humeur aqueuse, au cristallin, considéré dans sa couche extérieure, dans sa couche moyenne, dans son noyau et dans son entier, enfin au corps vitré. Des chiffres qu'il a obtenus (T. 61), le moindre, 1.337, s'applique à l'humeur aqueuse, et le plus fort, 1.399, au noyau du cristallin. Si, comme on peut

le présumer, l'humeur aqueuse ne doit subir que peu d'altération par sa dessiccation après l'ouverture du globe, la puissance de réfraction de cette humeur, dans le vivant, ne diffère pas sensiblement de celle de l'eau, dont l'indice est 1.336.

57. Les moyens imaginés par M. Brewster ont ensuite été appliqués par M. Chossat à l'œil humain et aux yeux de divers animaux. Le chiffre le moins élevé de son beau travail (à part la capsule cristalline) est l'indice 1.338 trouvé pour l'humeur aqueuse, et le plus élevé, 1.463, s'applique au noyau du cristallin de l'ours (T. 61 et 371). Pour le cristallin de l'homme, les indices de M. Chossat, noyau, couche moyenne et couche extérieure, excèdent ceux de M. Brewster de chiffres très-notables, savoir : +0.021, +0.016, — 0.039. Ces deux expérimentateurs ont certainement opéré avec beaucoup de soin ; tous deux méritent une extrême confiance, tous deux se sont servis du même procédé, ce procédé est excellent : d'où il faut conclure que les expériences sur le mort conduisent à des indices qui, sous le rapport de l'exactitude, quant au vivant, n'ont que très-peu de valeur. Nous reviendrons plus loin (444) sur ce sujet.

DEUXIÈME LEÇON.

PARTIES EXTÉRIEURES DE L'OEIL.

CHAPITRE PREMIER.

ORBITE. — NERF OPTIQUE. — PAUPIÈRES. — CONJONC-
TIVE. — GLANDE LACRYMALE. — LARMES. — TROUS
LACRYMAUX. — CILS ET SOURCILS.

58. Le globe oculaire est contenu dans une cavité osseuse qu'on appelle l'*orbite*. Cette cavité, irrégulière et de forme conoïdale, n'est pas susceptible de définition exacte. Elle abrite l'œil contre les dangers extérieurs par les saillies de l'os nasal, de l'os frontal et des pommettes, tandis que les dépressions de la face, auprès du nez et vers les tempes, permettent que les regards se portent facilement sur la droite, sur la gauche et à nos pieds : c'est-à-dire dans les directions obliques qui intéressent le plus notre marche et notre sûreté.

59. Le fond de l'orbite est percé d'un trou par lequel passe le nerf optique (18) qui joint le globe oculaire au cerveau. Nous indiquons, pour deux yeux dirigés en avant, la disposition des deux nerfs optiques *nz*, *my* [*fig.* 8], le plan médian (66) étant **AB**. Ils se réunissent en arrière des deux orbites, dont les côtés sont représentés par les lignes *ps*, *rv*, *ut*, *xq*, et ils se séparent ensuite avant de se joindre à la masse cérébrale.

60. Autour du nerf optique et en dedans de l'orbite se trouvent des graisses sur lesquelles s'appuie le fond du globe oculaire. Latéralement, il est contenu par des muscles dont il va être question (ch. II). En avant, il est abrité par

les *paupières*, espèces de rideaux qui s'élèvent et s'abaissent pour le mettre à nu ou pour l'enfermer.

61. Elles sont revêtues en dehors et en dedans par la peau fine de la face, laquelle peau se retourne suivant *cdef* [*fig.* 7], et vient tapisser le devant de l'œil. Cette peau, dans la partie qui recouvre le globe, adhère à la cornée et prend le nom de *conjonctive*. Afin que les frottements exercés sur elle par les paupières soient doux, elle est sans cesse humectée par un liquide, *les larmes*, que sécrète la *glande lacrymale*, placée au-dessus du globe et un peu en dehors. Ce liquide empêche l'œil de se dessécher; il lui donne son éclat brillant, et il entretient la transparence de la cornée.

62. La fonction exercée par les larmes exige que leur écoulement, pendant la veille, soit toujours à peu près le même, et c'est sans doute afin que la glande lacrymale agisse d'une manière constante que cet écoulement s'opère jour et nuit. A cet effet, les bords des paupières, qui sont en contact pendant le sommeil, présentent deux ouvertures, l'une à la paupière supérieure, nommée *trou lacrymal supérieur*, l'autre à la paupière inférieure, nommée *trou lacrymal inférieur*, par lesquels passent les larmes quand l'œil est fermé. Ces deux ouvertures, très-petites, sont placées près de l'angle interne des paupières; elles se juxtaposent; les larmes arrivent par le trou supérieur; elles franchissent le trou inférieur et vont par une poche, appelée *sac lacrymal*, et par un canal qui est au-dessous de ce sac et qui traverse l'os nasal, se mêler aux humeurs du nez. Dans la veille, c'est un autre mode de circulation : les larmes se répandent sur la conjonctive; elles gagnent sa partie inférieure, et le *clignement* des paupières les amène sur le trou lacrymal inférieur, par lequel elles se rendent dans la narine.

63. Pour qu'une ouverture extrêmement petite, comme le trou lacrymal inférieur, puisse évacuer à chaque clignement des paupières la quantité de larmes amassée, on

conçoit qu'il faut, sur la conjonctive, un écoulement très-lent. La lenteur du mouvement s'obtient par la viscosité du liquide ; et comme cette viscosité tend à coller sur la cornée les corpuscules que l'air tient en suspension, les bords des paupières sont armés de poils appelés *cils*, très-serrés, dont l'objet est d'empêcher ces corpuscules d'arriver trop abondamment sur l'œil. Aussi, quand l'air est chargé de poussière et qu'il fait du vent, les paupières se rapprochent-elles de façon que les objets ne s'aperçoivent plus qu'au travers d'une haie de cils qui ne laisse quasi passer que la lumière.

64. Les cils de la paupière supérieure ont un second objet, c'est d'arrêter les gouttes de sueur qui souvent descendent du front, et qui, en s'introduisant dans l'œil, sont très-gênantes pour la conjonctive. Cette fonction est remplie aussi par le *sourcil*.

CHAPITRE II.

MUSCLES DROITS ET OBLIQUES.

65. Les muscles de l'œil sont au nombre de six ; quatre prennent le nom de *muscles droits*, et les deux autres s'appellent les *muscles obliques*. Pour décrire ces deux sortes de muscles avec une certaine exactitude, nous présentons leurs projections sur plusieurs figures. Ces projections, dans lesquelles l'homme est supposé debout, laissent beaucoup à désirer ; toutefois, elles sont déduites de nos meilleurs auteurs, et suffisent pour notre objet.

66. Dans la *fig.* 4, le plan horizontal est situé un peu au-dessous du globe oculaire, et nous prenons pour plan vertical le plan qui divise la tête en deux parties symétriques, plan qu'on nomme le plan *médian :* la ligne de terre MX le représente, et l'œil en projection verticale est con-

séquemment vu de côté. Le nez, supposé fort saillant, même dans sa partie déprimée, est coupé suivant la ligne XYZ par le plan horizontal ; l'axe optique est en $(OP, O'P')$; le globe oculaire en $(BD\,vu\,R, C'A'T'g)$, et le nerf optique en $(uvxy, t\,t'x'y')$.

67. Dans la *fig.* 5, le plan horizontal est conservé, mais le plan vertical est un plan LM perpendiculaire au plan médian MX. La trace horizontale du nez est en XYZ ; l'axe optique en (OP, P') ; le globe oculaire en $(OB\,uu', R'T'S)$, et le nerf optique, indiqué seulement sur la projection horizontale, est en $uu'yy'$. En projection verticale, l'œil se trouve vu de face.

68. Dans la *fig.* 6, les plans de projection sont les mêmes que dans la figure précédente ; mais l'œil qui, dans les *fig.* 4 et 5, regarde en avant, est dirigé, dans la *fig.* 6, en dedans et en bas : c'est-à-dire qu'il est placé comme dans le cas où nous lisons étant debout. Cela posé, nous pouvons rendre compte des dispositions des six muscles de l'œil.

69. 1°. *Muscles droits.* — Ils s'attachent tous les quatre au fond de l'orbite sur ce qu'on appelle le *cercle de Zinn*, représenté en $(\varepsilon\sigma es, \varepsilon'\sigma' e's')$ [*fig.* 4], et placé tout auprès du nerf optique et des bords du trou par lequel passe ce nerf, et ils viennent s'épanouir sur la partie antérieure de la sclérotique. Le droit supérieur a son attache en (σ, σ') ; on voit sa partie antérieure en $(a\,BD, a'A')$, et sa partie postérieure est dirigée suivant la ligne $(\sigma a, \sigma'a')$. Le droit inférieur est en $s'g\,C'$ sur la projection verticale, et nous supposons que sa projection horizontale ne diffère pas sensiblement de celle du droit supérieur. Le droit externe a son attache sur l'orbite en $(\varepsilon, \varepsilon')$; il se dirige suivant la ligne à peu près horizontale $(\varepsilon o, \varepsilon'o')$, tangentiellement au globe, et sa partie antérieure $(o\,B, o'\,C'A')$ vient s'épanouir auprès de la cornée. Enfin, le droit interne est représenté sur le plan horizontal en $e\,D$, et nous supposons

qu'il a sur le plan vertical une projection peu différente de celle du droit externe.

70. Dans la *fig.* 5, qui a pour objet principal de représenter les muscles obliques, les quatre muscles droits sont coupés à peu de distance de la cornée et ramenés en avant pour laisser voir le globe. Le supérieur est en $(\mathrm{A}\,a, \mathrm{A}'\,a')$, l'inférieur en $(\mathrm{A}\,n, \mathrm{A}''\,n')$; l'interne en $(\mathrm{DC}, \mathrm{D}'\mathrm{C}')$, et l'externe en $(\mathrm{BF}, \mathrm{B}'\mathrm{F}')$.

71. Les fibres de ces muscles viennent adhérer au globe assez loin en deçà de la cornée, au droit à peu près des points k et g [*fig.* 1] de la sclérotique; mais, suivant Home (*Trans. phil.*, ann. 1795), les tendons se prolongent jusqu'aux bords du cercle $\mathrm{A}''\mathrm{B}'\mathrm{A}'\mathrm{D}'$ [*fig.* 5], et s'insèrent dans la lamelle inférieure de la cornée, de sorte que leur action, dit Home, s'étend jusqu'à cette membrane. Il s'ensuit que l'action des muscles droits s'opère justement sur la partie la plus mince de la sclérotique (6). C'est une circonstance que nous aurons à rappeler plus loin (167).

72. 2°. *Muscles obliques.* — La *fig.* 6 présente le globe entièrement débarrassé des muscles droits, afin de faire bien apprécier le jeu des muscles obliques.

L'un d'eux $(\sigma\theta\mathrm{T}, \sigma'\theta'\mathrm{T}')$, appelé *grand oblique* ou *oblique supérieur*, a son attache en (σ, σ') sur le cercle de Zinn (69) : il vient passer sous une bride tendineuse (θ, θ'), qu'on nomme la *poulie*, laquelle s'attache par ses deux extrémités sur la partie supérieure de l'os nasal; il se détourne sur cette poulie par un pli brusque, et vient s'épanouir sur la partie postérieure supérieure de la sclérotique en $(\mathrm{T}, \mathrm{T}')$.

L'autre muscle oblique $(\pi\mathrm{RV}, \pi'\mathrm{R}'\mathrm{V}')$, appelé *petit oblique* ou *oblique inférieur*, s'attache à l'os nasal en un point (π, π'), situé au-dessous de la poulie (θ, θ') d'une hauteur à peu près égale au diamètre du globe, et il vient, en contournant ce globe, adhérer à la sclérotique dans sa partie externe postérieure $(\mathrm{RV}, \mathrm{R}'\mathrm{V}')$.

73. Ces deux muscles $(\sigma\theta\mathrm{T}, \sigma'\theta'\mathrm{T}')$, $(\pi\mathrm{RV}, \pi'\mathrm{R}'\mathrm{V}')$,

sont indiqués sur les *fig.* 4, 5 et 6 au moyen des mêmes lettres. On voit par la *fig.* 4 qu'ils se croisent avec le droit supérieur ($a\,BD$, $a'\,A'$), avec le droit externe ($\varepsilon\,o\,B$, $\varepsilon'\,o'\,C'\,A'$), et avec le droit inférieur $s'\,g\,C'$, en trois endroits, de telle sorte que les droits supérieur et externe, pour les deux premiers endroits, sont en dessus, les deux obliques touchant le globe, et que le droit inférieur, pour le troisième endroit, se trouve en dessous et en contact avec le globe, l'oblique étant en dessus. Cette disposition est toute naturelle; car, dans les deux premiers endroits, les obliques commencent à adhérer à la sclérotique et ne peuvent laisser entre eux et elle les droits qu'ils croisent, et, pour le troisième croisement, du droit inférieur $s'\,g\,C'$ et de l'oblique inférieur $\pi'\,R'\,V'$, le premier étant voisin des points où il adhère à la sclérotique, doit en conséquence être le plus rapproché du globe.

74. Il est évident que la dénomination d'*obliques*, attribuée aux muscles ($\sigma\theta\,T$, $\sigma'\theta'\,T'$), ($\pi\,RV$, $\pi'\,R'\,V'$) [*fig.* 5], est justifiée par leur inclinaison très-sensible avec l'équateur du globe. Il est évident aussi qu'ils tirent l'œil en avant, qu'ils le serrent contre l'orbite du côté interne, et qu'ils le compriment dans la partie inférieure postérieure supérieure de la ceinture circulaire que détermine le plan $\theta\,RVT$ grossièrement indiqué par ces deux muscles.

CHAPITRE III.

ACTION DES MUSCLES DROITS ET OBLIQUES.

75. On sait que par notre volonté les muscles se contractent ou s'allongent; il est, d'après cela, facile de s'expliquer l'usage des quatre muscles droits. Si les muscles interne

et externe sont dans leur état moyen, ainsi que les muscles obliques, et que le muscle inférieur se contracte en même temps que le supérieur s'allonge, le devant de l'œil se porte en bas. Il se porterait en haut, au contraire, si c'était le droit supérieur qui se contractât et l'inférieur qui fût allongé. De même, si les muscles supérieur et inférieur sont dans leur état moyen et que, le muscle externe s'allongeant, le muscle interne se rétracte, ou, réciproquement, que ce dernier s'allonge et que l'interne soit contracté, le devant de l'œil se portera en dedans ou en dehors.

76. Il est clair également que si l'un des quatre muscles droits se contracte et que les trois autres lui cèdent dans des proportions convenables, le globe pourra prendre, entre de certaines limites, toutes les inclinaisons possibles, les muscles obliques restant inactifs.

Cette action des muscles droits est très-simple, et elle est manifestement utile pour que l'œil se tourne vers les objets placés en avant sur lesquels se porte l'attention.

77. Il n'est pas si aisé de s'expliquer l'action des muscles obliques. S'il ne s'agit que des mouvements du globe, à quoi peuvent-ils être bons? A le retenir en avant, dira-t-on. Mais quatre muscles droits placés dans les angles $C'P'a'$ [*fig.* 5], $a'P'F'$, $F'P'n'$, $n'P'C'$, attachés à la partie antérieure de l'orbite et à la partie postérieure de la sclérotique, auraient beaucoup mieux rempli cet office que les muscles obliques $(\sigma\theta T, \sigma'\theta'T')$, $(\pi RV, \pi'R'V')$, qui n'ont d'appuis en avant que du côté interne, d'une part sur la poulie (θ, θ'), d'autre part sur le point (π, π'). Pourquoi d'ailleurs cette disposition si bizarre des deux obliques s'ils n'avaient que cette destination? pourquoi la poulie? pourquoi l'attache (σ, σ') au fond de l'orbite? Il est clair que ces deux muscles doivent avoir des fonctions en rapport avec l'objet de l'œil et avec le système des autres parties de cet organe : ces fonctions, restées jusqu'à présent fort obscures, vont s'expliquer dans le chapitre suivant.

CHAPITRE IV.

FORCES DIVERSES QUI SOLLICITENT L'OEIL. — CONSI-
DÉRATIONS RELATIVES AUX MUSCLES OBLIQUES.

78. L'œil est soumis à l'action de beaucoup de forces :
1° la force des six muscles qui l'environnent; 2° celle de
l'iris, dont la pupille ne peut se rétrécir et s'élargir qu'au
moyen de points d'appui situés quelque part, ce qui les
place nécessairement sur la sclérotique; 3° celle des procès
ciliaires et de tous les autres organes vasculaires que l'afflux
du sang grossit de manière à augmenter la pression intérieure du globe et à donner à la conjonctive ce vif éclat
qu'elle présente chez un homme animé, dont les sens se
trouvent excités; 4° la force d'élasticité de chaque membrane, etc., etc. Or, l'œil n'étant pas enfermé chez l'homme,
comme chez certains poissons, dans une enveloppe solide,
ni même, comme chez la plupart des oiseaux, dans une
sclérotique en partie osseuse, mais bien dans une enveloppe
molle, il est clair que la figure de cette enveloppe, à chaque instant, est un résultat d'équilibre entre toutes ces
forces, résultat qui doit concorder avec les besoins de la
vision.

79. De là, sans doute, tant de formes singulières qui
surprennent. La sclérotique, par exemple, n'est pas un
segment de sphère : si l'œil devait être invariable de figure,
elle devrait naturellement être sphérique et partout également épaisse; mais, si l'œil doit s'allonger dans certains
cas, il suffit que la pression intérieure augmente pour que
chaque partie mince prenne une figure plus rapprochée de
la sphère, en vertu de ce principe, qu'une calotte sphérique
quelconque, à surface égale, et tout d'ailleurs étant égal,

renferme un volume qui est un maximum : d'où il suit que l'enveloppe cède à une faible force, et que, sous ce rapport, le défaut de sphéricité devient un moyen et se trouve justifié.

80. De même, la sclérotique étant plus épaisse en arrière qu'en avant, et la cornée plus mince vers son centre qu'à son pourtour, ces deux membranes, avec leur élasticité, se prêtent aux déformations qui ont pour résultat un petit allongement du globe.

81. Cela posé, revenons aux muscles obliques et examinons bien la *fig.* 5, pour tâcher de nous expliquer leurs effets possibles. Il est évident qu'en se contractant, ils serrent le globe contre l'orbite et contre le muscle droit interne du côté de l'attache (π, π') et de la poulie (θ, θ'); il est évident aussi que, en même temps, ils pressent la sclérotique dans le plan $\pi\mathrm{RVT}$, du côté postérieur externe; donc leur contraction tend tout à la fois à retenir le globe en avant et à l'allonger.

82. Imaginons que l'axe $(\mathrm{OP}, \mathrm{O'P'})$ [*fig.* 6] de l'œil soit porté en dedans, le muscle droit interne se trouvera contracté et le muscle externe allongé. Et comme la partie postérieure du globe est enfermée dans des graisses et attachée au fond de l'orbite par le nerf optique, il y aura une certaine résistance, très-petite sans doute, mais non pas nulle, opposée à l'arrière, au mouvement de l'œil tiré en avant; l'axe, en conséquence, se ploiera et sa partie postérieure nv prendra une direction $n'v'$, qui fera un angle obtus, ouvert du côté du plan médian, avec la partie antérieure OP. La substance oculaire tendrait donc à se porter vers $\mathrm{R}\,m\mathrm{V}$, et toute l'économie du mécanisme se trouverait bouleversée, si l'action de l'oblique supérieur, et surtout celle de l'oblique inférieur, ne venaient pas resserrer le globe et maintenir, dans une certaine mesure, l'éloignement premier de l'axe et de la partie $\mathrm{R}\,m\mathrm{V}$.

83. De même, si l'œil se porte en dehors, le droit externe se contractera, la partie $\mathrm{O}mn$ se resserrera, et pour

que le globe ne se développe pas en dedans, de manière à détruire l'économie du mécanisme, il faudra que la contraction des obliques, en serrant l'œil contre la partie interne de l'orbite, prévienne le développement qu'il prendrait dans la portion O hn' de sa périphérie.

84. De même, si l'axe de l'œil se porte en bas, le droit inférieur étant contracté, il faudra, pour que le globe ne se renfle pas en dessus, que les obliques préviennent le gonflement qui s'effectuerait sans leur action (*). Et si la vision se portait en haut, ce serait la partie inférieure du globe qui tendrait à se développer, et il n'y aurait encore que les obliques qui pussent maintenir le mécanisme dans des conditions normales.

85. Il est donc manifeste que l'action des obliques est nécessaire pour que, dans certaines circonstances, les proportions de l'œil ne s'altèrent pas d'une manière préjudiciable à la vision. Mais ce qui précède ne donne sur le rôle qu'ils remplissent qu'un aperçu fort incomplet, prêtant même, par l'infléchissement de l'axe (82), à des objections qui méritent examen. Le chapitre II de la IVe Leçon complétera l'exposé de ce qui concerne le jeu nécessaire des obliques.

86. Il est bon toutefois d'éclaircir, dès à présent, les doutes que les lecteurs peuvent concevoir en voyant attribuer à des organes grossiers, comme la poulie et comme les muscles, la fonction d'ajuster convenablement un instrument aussi délicat, aussi minutieusement combiné que l'œil, de façon que, à chaque instant, il agisse avec la promptitude et la précision qui le caractérisent. Tout ce qu'on peut répondre à cette observation, c'est que l'organisation

---

(*). Afin que la poulie se voie bien sur les *fig.* 4, 5 et 6, nous l'avons placée un peu plus haut qu'il ne fallait. Si l'on imagine qu'elle soit abaissée d'environ 2 millimètres, on comprendra que l'action de l'oblique supérieur contribue sensiblement à empêcher que le globe se renfle en (T, T').

animale et végétale nous présente un grand nombre de phénomènes non moins extraordinaires : ainsi les vaisseaux chylifères et le tube intestinal sont les organes qui distribuent les produits de la digestion de manière à donner à l'iris ses belles couleurs, au cristallin ses belles formes et sa transparence ; ainsi la queue d'un petit fruit comme la fraise est le conduit où rien de délicat, de bien combiné, de précis n'apparaît, et, cependant, c'est par ce conduit que passent les sucs dont la distribution donne successivement la fleur, ses pétales, ses étamines, ses pistils ; les nuances du calice, de la corolle, des stigmates ; puis la fraise elle-même, avec sa couleur extérieure, son goût si agréable, ses graines, leur brillant et le germe destiné à reproduire le fraisier. Ainsi, chez les êtres vivants, la simplicité des moyens de la nature, et même leur extrême grossièreté, n'exclut pas la diversité des résultats et leurs admirables perfections.

87. Il n'en est pas de même dans les œuvres humaines. Une bonne machine a toutes ses parties travaillées avec rigueur ; vous voyez, dans ses diverses pièces, des lignes droites, des cercles, des sphères, des surfaces d'une figure bien calculée ; partout vous vous rendez compte des procédés de l'inventeur ; vous vous le figurez la règle et le compas à la main ; tandis que dans nos organes tout s'enveloppe sous des formes indéfinissables ; la science n'apparaît pas, et vous ne voyez ni lignes droites ni cercles : c'est que le grand Architecte n'en était pas, comme l'humanité, aux éléments de la géométrie (610 *bis*).

TROISIÈME LEÇON.

FAITS RELATIFS A LA BASE FONDAMENTALE DU SYSTÈME DE LA VISION.

CHAPITRE PREMIER.

L'ŒIL EST UNE SORTE DE CHAMBRE NOIRE.

88. On sait que lorsqu'une chambre *abcd* [*fig.* 9] n'est éclairée que par une petite ouverture *mn*, les objets R, S, T, placés d'une manière quelconque, en face de cette ouverture, envoient sur la paroi *cd*, que nous supposons blanche, des rayons dont les couleurs sont celles des points rayonnants eux-mêmes, et que ces rayons peignent sur la paroi *cd* des images renversées *r*, *s* et *t* des objets R, S et T.

Ainsi, en supposant que le premier de ces objets soit rouge, le second jaune, le troisième violet, et qu'ils n'aient derrière eux, par rapport à l'ouverture *mn*, que l'azur du ciel, il se peindra sur la surface *cd*, qui sera d'un blanc azuré, un objet rouge en *r*, un objet jaune en *s* et un objet violet en *t*. Et si R, S et T, au lieu d'être trois objets, sont trois points colorés d'un même objet, ces points se trouveront représentés en *r*, *s* et *t*, avec leurs couleurs sur le tableau *cd*.

89. Il est vrai que si l'ouverture *mn* n'est pas très-petite, la représentation de chaque point, R, S, T, ayant nécessairement de notables dimensions, l'image sera confuse, et que si l'ouverture est petite, la même image ne sera pas pour cela entièrement nette à beaucoup près ; elle se trouvera produite par des teintes de faible intensité, et en consé-

quence elle sera peu apparente. Cependant si ce sont, par exemple, un jardin, des statues, des arbres ou d'autres objets fort différents les uns des autres, qui sont devant l'ouverture *mn* [*fig.* 9], l'image correspondante à chaque objet sur le mur *cd* fera parfaitement reconnaître cet objet, pourvu qu'on se rende bien compte du renversement de ses parties.

90. Pour donner à l'image tout à la fois plus de vivacité dans les couleurs et plus de netteté, on modifie l'appareil qui précède en mettant dans l'ouverture *mn* [*fig.* 10] un verre lenticulaire d'une convexité propre à amener les foyers des objets R, S, T, qui doivent se peindre sur la surface CD, justement à une distance de la lentille égale à l'écartement des parois AB et CD.

L'image AB, que l'on obtient alors, est incomparablement plus satisfaisante que celle qui se trouvait produite avec l'ouverture libre, et la chambre ABCD est ce qu'on appelle une *chambre noire*. Afin que ses parois ne reflètent pas sur le tableau CD des couleurs qui altéreraient la pureté de ce tableau, on peint en noir toutes les faces de la chambre, sauf la face CD. Et en cela, il y a une analogie frappante entre la chambre noire et l'œil, à cause du pigment (14) qui recouvre les parois intérieures du globe oculaire.

91. Cette idée, que l'œil est une chambre noire, est la base fondamentale de la théorie de l'œil. On la doit à Léonard de Vinci. Il a vu, en homme de génie, que le devant de l'œil servait de lentille; que le fond du globe servait de tableau, et que la sensation de l'image nous donnait la perception des formes, des positions et des couleurs des objets.

92. Kepler, qui est né en 1571, cinquante-deux ans après la mort de Léonard de Vinci, a examiné la question de plus près, et il a d'abord reconnu qu'en amincissant convenablement le sclérotique d'un œil de bœuf ou de

mouton, on voyait sur cette membrane l'image renversée d'une bougie. C'est un fait qu'il est aisé de vérifier.

93. Mais M. Magendie a rendu à la science le service de faire apprécier la configuration de l'image par un moyen beaucoup plus commode et beaucoup plus satisfaisant ; le voici :

Il extrait l'œil de l'orbite d'un lapin albinos ou d'un pigeon albinos fraîchement tué ; avec des ciseaux il dépouille cet œil des chairs et des graisses qui y sont adhérentes, de manière que le globe soit bien propre, et comme la sclérotique des albinos est translucide, cette membrane présente sur la sclérotique une image des corps situés en avant de l'œil, admirablement dessinée, et teinte de couleurs pareilles à celles de ces corps.

94. Après cette première et importante observation, si l'on fait mouvoir un objet de droite à gauche ou de haut en bas, et *vice versâ*, en avant de l'œil, on verra que son image se meut en sens contraire sur la sclérotique, et l'on reconnaîtra que l'image du fond de cet organe est le tableau renversé des objets placés en avant du globe oculaire.

CHAPITRE II.

IMAGE DU FOND DE L'OEIL CONSIDÉRÉE DANS SA PERSPECTIVE, DANS SES PARTICULARITÉS, DANS LE TABLEAU QUI LA REÇOIT ET DANS LA TÉNUITÉ DE SES PARTIES SENSIBLES.

95. Nous nous sommes demandé suivant quelle loi géométrique était construite la belle image du fond de l'œil, et nous avons fait sur les yeux de lapin albinos et de bœuf, dans l'intention d'étudier cette question, d'assez nombreuses expériences décrites dans le chapitre XV de la *Théorie de l'œil.*

3

Par des opérations aussi soignées que possible, nous avons construit la projection *er e′w* [*fig.* 11] de l'œil droit du lapin, l'axe étant parallèle au plan de projection, et nous avons trouvé qu'une bougie, successivement placée en R, S, T, U, avait ses images en *r, s, t, u*. Les mêmes opérations ont été faites relativement au plan de projection FG, et l'examen des résultats obtenus nous a fait voir que les droites R*r*, S*s*, T*t*, U*u*, qui joignent des points rayonnants quelconques R, S, T, U, et leurs images respectives *r, s, t, u*, droites auxquelles nous donnons le nom de *rayons virtuels* (T. 251), sont, ou tout au moins paraissent être exactement normales à la sclérotique.

96. Nos expériences sur les yeux de bœuf, faites en entaillant la sclérotique opaque pour avoir sur la choroïde des images visibles correspondantes à ces trous, ont confirmé la conclusion précédente (T. 257).

97. Nous avons en conséquence cru devoir poser en principe, avec d'Alembert (T. 261), que, dans l'œil en général, les rayons virtuels menés des points rayonnants à leurs images sont normaux au fond de l'œil. La perspective de l'image diffère en conséquence de ce qu'on appelle communément une perspective, 1° en ce que le tableau est courbe; 2° en ce que les rayons qui la déterminent, au lieu de se croiser au point de vue, sont assujettis à la condition d'être normaux à la surface du tableau. De là se tirent des inductions utiles dont nous parlerons bientôt (106-108).

98. On remarquera, en passant, qu'on voit par la *fig.* 11 que, chez le lapin, les objets situés du côté externe EZ ont une image *ez* plus développée que celle *er* des objets situés du côté interne ER; et que, pour le côté externe EZ, le champ *ez* de la vision est de 95 à 98 degrés, tandis que du côté interne il n'a guère, de *e* en *r*, que 90 degrés.

99. On s'explique ces deux circonstances par l'importance de la vision d'un vaste ensemble d'objets, plus grande chez les animaux et chez l'espèce humaine, pour chaque

œil, du côté externe que du côté interne, où l'autre œil le supplée. Il est clair, d'après cela, que malgré la disposition des yeux de l'homme en avant de la tête, le globe oculaire, cependant, ne doit pas être symétrique par rapport à un axe, et que, chez les animaux qui voient de côté, le défaut de symétrie doit encore être plus prononcé (VIII⁽ᵉ⁾ leçon, chapitre IV).

100. Après ces considérations relatives à la figure de l'image, on se demande naturellement sur quelle membrane du fond de l'œil elle se trouve peinte. Une belle expérience de Mariotte se rapporte à cette question. On colle sur un mur, à la hauteur des yeux, deux pains à cacheter de couleurs bien apparentes; on se place de manière que l'œil droit soit tout auprès du pain à cacheter situé à gauche; on s'éloigne du mur dans une direction perpendiculaire à ce mur, sans cesser de regarder le pain correspondant à la perpendiculaire, ce qui n'empêche pas d'avoir le sentiment du pain à cacheter de la droite, et bientôt ce sentiment se perd : ce dernier pain est comme non avenu; puis, en continuant de s'éloigner, il reparaît pour ne plus cesser d'être vu que par l'effet d'un éloignement qui peu à peu le rend insensible (453 *bis*).

101. En rapprochant ce phénomène de l'existence du *punctum cœcum*, ou trou de la choroïde, par lequel le nerf optique se joint à la rétine (18), on a reconnu, et nous avons reconnu nous-même au moyen de mesures exactes (T. 264 et 265), que le pain à cacheter de droite, quand il cesse d'être vu avec l'œil droit, se projette sur ce trou, qui est situé, par rapport au plan médian, du côté interne. De même le pain à cacheter de gauche, vu avec l'œil gauche, fixé sur le pain de droite, disparaît quand il se projette sur le *punctum cœcum*, lequel, dans chaque œil, est toujours situé du côté du plan médian.

102. Or, la vision nous faisant défaut à l'endroit du nerf optique où la choroïde manque, c'était une raison de croire

que cette membrane est le tableau sur lequel se trouve l'image. On ne pouvait guère admettre, en effet, qu'elle fût sur une membrane transparente comme la membrane hyaloïde, ni sur la rétine, transparente aussi, et de plus ayant une surface interne fort inégale, ni à plus forte raison sur la sclérotique, à laquelle la lumière arrêtée par le pigment ne peut arriver que très-affaiblie. Ajoutons que la choroïde, lisse et unie comme un parchemin, paraît en cela convenable pour faire office de tableau. Cependant la question dont il s'agit est de celles qui peuvent être encore indécises (679).

Lorsque Mariotte a fait son observation, l'image portait le nom d'*image de la rétine*, et ce nom s'est conservé, bien que celui d'*image de la choroïde* et celui d'*image du fond de l'œil* aient paru plus rationnels. Nous les emploierons tous les trois.

103. Nous avons appliqué l'expérience de Mariotte à la détermination, dans nos yeux, de la position du trou de la choroïde. Pour cela, nous nous sommes placé dans une chambre obscure, où deux petits trous, percés dans un diaphragme, et laissant voir la lumière de deux lampes, étaient substitués aux deux pains à cacheter. Nous avons trouvé que les distances de disparition n'étaient pas exactement les mêmes pour notre œil droit et pour notre œil gauche, mais qu'elles s'accordaient assez bien, d'une part, avec les mesures qui donnent sur le mort la position du trou ; d'autre part, avec le principe de la perpendicularité des rayons virtuels sur la choroïde (97).

104. Ces expériences nous ont amené à déterminer à peu près le point où se coupent, en dedans de l'œil, le rayon virtuel correspondant au point rayonnant sur lequel se porte l'attention, et le rayon virtuel correspondant à un autre point rayonnant très-voisin du premier. Les mesures de Krause relatives à la voûte du fond de l'œil, toutes défectueuses qu'elles soient (T. 267-273), nous ont aidé dans

ce travail, d'après lequel le point v [*fig.* 1] dont il s'agit, est placé aux deux tiers environ, à partir de la choroïde, sur la partie *dh* de l'axe comprise dans les milieux transparents du globe, partie que nous nommons le *diamètre optique* (T. 274).

105. Dans l'œil que représente la *fig.* 1, le diamètre optique est égal à 23.9583 (T. 46); ainsi, le point de croisement v des rayons virtuels qui sont très-peu inclinés sur l'axe, est à $15^{mm}.97$ environ en avant du tableau.

106. Au moyen de ce chiffre, nous pouvons déterminer la largeur de l'image d'un petit objet lorsqu'il atteint à peu près la limite des distances où on peut le voir avec un très-bon œil. Nous avons reconnu qu'un cheveu de la collaboratrice citée chapitre VI de notre XIV\u1d49 Mémoire, ayant été tendu sur une feuille de papier blanc clouée contre un mur, elle voyait ce cheveu à la distance de $8^{m}.80$, avec son œil gauche, et que trente-deux tours jointifs du même cheveu enroulé sur une aiguille occupaient une longueur de $2^{mm}.40$, d'où l'on voit que son diamètre était d'environ 0.075. Il était à l'ombre; l'observatrice avait le visage au soleil, et ses cheveux sont châtains; ainsi les circonstances n'étaient pas des plus avantageuses à la vision. On peut dire, d'après cela, qu'un très-bon œil voit un cheveu de 0.075 de diamètre à la distance de 9 mètres, ce qui donne en millimètres la proportion $9008 : 0.075 :: 16 : x$, l'inconnue x étant la largeur de l'image : on a donc $x = 0.00013$.

107. C'est-à-dire qu'une image fort peu intense d'un dix-millième environ de millimètre de largeur est sensible dans l'œil. Nous avons vu plus haut que l'image de la rétine est d'une admirable beauté; il est donc bien établi que la vue est un organe d'une très-grande perfection.

108. Pour que des impressions aussi délicates que l'image d'un dix-millième de millimètre soient senties, on conçoit qu'il faut un appareil nerveux parfaitement adapté à cette fonction, et la rétine, 1° parce qu'elle commu-

nique au cerveau par le moyen du nerf optique ; 2° parce qu'elle est de nature nerveuse ; 3° parce qu'elle se superpose sur l'image, comme pour en palper toutes les parties, est, selon l'opinion générale des physiologistes, le siége de la sensation de cette image. Elle présente une organisation très-compliquée (456), ce qui s'accorde très-bien avec l'importance de son objet.

CHAPITRE III.

RENVERSEMENT DE L'IMAGE.

109. La question de savoir comment une image renversée des objets nous donne la sensation d'objets droits a beaucoup occupé les philosophes. Elle n'a cependant rien d'embarrassant, et il suffit de suivre pas à pas les impressions qu'éprouve successivement un enfant qui vient de naître, pour comprendre comment il arrive à utiliser ses yeux.

110. Avant qu'il les ait ouverts, l'image n'existe pas, et l'enfant ne peut rien voir. Ouvre-t-il ses paupières ; un spectacle tout nouveau s'offre à lui. Ce spectacle, lors même qu'il se réduirait à la sensation du jour, serait déjà fort intéressant ; mais il se diversifie selon les divers degrés de clarté et selon les changements qui s'opèrent dans l'ensemble des objets qui occupent le champ de la vision.

111. L'enfant apprend d'abord à ouvrir et fermer ses paupières, suivant sa volonté, comme il apprend à se servir de ses muscles pour fléchir et faire mouvoir ses membres. Bientôt il sait se procurer la sensation, curieuse pour lui, des objets qui s'offrent à sa vue. Au bout de sept à huit jours, il sait tourner ses yeux en haut, en bas, à droite et à gauche, selon son caprice, ou plutôt selon l'intérêt que lui présentent les changements d'impression dont il acquiert

le sentiment. Puis il parvient à suivre, par exemple, le mouvement de la bougie qui éclaire la chambre où il est et que l'on transporte d'un endroit dans un autre. Il suit de même, après de nouvelles épreuves, les mouvements que fait sa nourrice pour lui prodiguer les soins qu'exigent sa nourriture, son sommeil et son habillement.

112. Il arrive ainsi à s'observer lui-même. S'il remue sa main, l'image de sa main remue; s'il la tient en repos, l'image demeure fixe. Il reconnaît donc qu'il y a un rapport entre l'image de sa main, de son bras, des mains et des bras de la nourrice qui l'étreint, le lève, le couche, etc. Et dès qu'il a compris que ce rapport existe, il l'étudie nécessairement; car il veut entrer dans la vie; il veut connaître et juger, et il comprend que l'œil lui enseignera quelque chose de ce monde extérieur dont il est environné : en un mot, il pressent, en quelque sorte, que s'il acquiert la conscience du rapport qui lie l'image à sa cause; il se rendra compte des positions des objets sans qu'il soit indispensable qu'il les touche.

113. L'étude à faire est-elle bien difficile? Non. Et d'abord, il est évident que le rapport dont il s'agit est tout aussi simple dans le cas de l'objet renversé que dans le cas de l'objet droit. De plus, on passe naturellement de l'objet droit à l'image renversée : en effet, si l'enfant lève sa main, il sent que l'image s'abaisse; s'il la passe de gauche à droite, il sent l'image aller de droite à gauche. Le clignement des paupières vient aussi faciliter ses observations; si c'est celle du dessus qui s'abaisse, et s'il est debout, les objets d'en haut et leurs images situées en bas disparaissent; s'il est couché, il en est autrement, et ce sont les objets placés du côté de sa tête qu'il cesse de voir. Il acquiert, en conséquence, la notion de plus en plus précise des directions correspondantes aux objets et à leurs images respectives et au croisement de ces directions dans la partie antérieure de l'œil.

114. Il est clair que tout est rationnel dans cet apprentissage de l'enfant. Si l'image était en avant de l'œil, il faudrait qu'elle fût droite, puisque ce serait une perspective ordinaire, dans laquelle le point de vue, c'est-à-dire l'endroit du croisement des rayons, laisse d'un même côté le tableau et l'objet ; mais, ici, le point de vue se trouvant entre l'objet et le tableau, il faut, pour le maintien de la concordance entre les points rayonnants, leurs images et le point de vue, que la peinture des objets soit renversée : le renversement est donc chose toute simple et toute naturelle.

115. Ainsi, Buffon et les philosophes de son école (T. 82) se trompaient en disant que nous voyons d'abord les objets renversés, parce que leurs images sont renversées, et que l'expérience, redressant peu à peu notre erreur, nous finissons par les voir droits. C'est un *faux pas* d'invention humaine prêté à l'éducation de l'œil. Il fallait dire : 1° que nous ne voyons pas, bien que tout d'abord nous sentions l'image ; 2° qu'elle ne nous sert à voir que lorsque nous avons appris qu'elle a un rapport avec l'objet, et, de plus, que nous avons acquis la conscience de ce rapport.

116. Le premier point est établi par les observations de Cheselden sur un aveugle auquel ses opérations avaient rendu la vue. Cet aveugle, lorsqu'il vit pour la première fois, ne sentit que les impressions reçues dans ses yeux : *il ne distinguait aucune chose d'une autre ; lorsqu'il commença à voir les objets, il les observait avec soin pour les reconnaître une autre fois...; et il oubliait mille choses pour une qu'il retenait : il se passa plus de deux mois avant qu'il pût reconnaître que les tableaux représentaient des corps solides ; il demandait quel était le sens qui le trompait, de la vue ou du toucher.* Et ces observations de Cheselden, dit M. Magendie (*Physiologie,* page 83, 1ʳᵉ édition), *ne sont pas uniques ; il en existe d'autres, et toutes ont donné des résultats à peu près semblables.*

117. Sur le second point, nous rapporterons ce que dit l'abbé Duval (*Essais sur différents sujets de philosophie,* page 6) : « Si, quand je verrai un arbre, je le vois ren-
» versé, le pied me paraîtra en haut, et la tête en bas ; le
» pied tient à la terre, la terre me paraîtra donc aussi en
» haut : mais mes propres pieds sont appliqués sur le
» même plan ; donc ils sont encore en haut, et ma tête sera
» en bas, aussi bien que la tête de l'arbre ; donc le pied de
» l'arbre répondra aux miens, et la tête de l'arbre à la
» mienne : donc, dans quelque cas que ce puisse être,
» il n'y aura jamais pour moi de renversement possible. »
Cette conclusion est parfaitement juste.

Aussi Kepler ne se laissa-t-il jamais ébranler par la répulsion mal entendue éprouvée, de son temps, pour admettre que des images renversées faisaient voir des objets droits ; et, *sous la main puissante de ce grand homme, l'œil devint définitivement le simple appareil d'optique connu sous le nom de chambre obscure* (*Éloge de Young,* par Arago, page lxviij).

118. Il y a toutefois, sur cette matière, un fait auquel nous devons nous arrêter un moment. On a dit que les poulets, dès qu'ils sont nés, se servent de leurs yeux, si bien que, aussitôt leur naissance, ils vont becqueter les choses propres à les nourrir. Mais cela n'est pas tout à fait exact ; car ils restent sans rien prendre au moins trente heures après qu'ils ont crevé leur coquille. En réalité, il n'y a pas lieu d'être plus surpris qu'ils apprennent promptement à voir, que de ce qu'ils courent et connaissent leur nourriture dès le second ou troisième jour ; tandis que l'enfant ne sait manger et marcher qu'après une multitude d'essais qui ne fructifient qu'au bout de douze à quinze mois.

CHAPITRE IV.

DISTANCE DE LA VISION DISTINCTE. — YEUX NORMAUX,
PRESBYTES ET MYOPES. — OPTOMÈTRES.

119. DISTANCE *de la vision distincte*. — Dans l'instrument qu'on appelle *chambre noire* (90), pour que le foyer F [*fig.* 3] correspondant au point rayonnant R soit juste sur le tableau AB, il faut, en raison du plus ou moins de convexité de la lentille *st*, et selon qu'elle est formée d'un verre plus ou moins dense, que la distance du point rayonnant R à la lentille soit convenable; car les lois de la réfraction sont telles, que si le point rayonnant s'éloigne et vient, par exemple, en R′, le foyer vient en F′, ce qui donne sur le tableau AB une image circulaire diffuse *xy*, et que, s'il se rapproche en R″, le foyer s'éloigne et vient en un certain point F″, ce qui donne également une image circulaire diffuse *uv* (*voir* la Note I).

120. L'œil étant une sorte de chambre noire, il doit présenter des phénomènes analogues à ceux dont il s'agit, et c'est en partie ce qui arrive. Si le point rayonnant est très-rapproché, on voit confusément un cercle; si le point rayonnant s'éloigne, le cercle se rapetisse, et pour une certaine distance c'est un point vu très-nettement. La distance de ce point à la cornée, c'est-à-dire son éloignement au moment où il cesse d'être vu confusément, est ce qu'on appelle la *distance de la vision distincte*. Il sera question de cette distance à chaque instant dans ce livre : on voit qu'elle se rapporte au point sur lequel l'œil est dirigé et qui captive l'attention.

121. Une expérience bien simple fait apprécier tout d'un coup ces résultats. Elle consiste à observer une droite dirigée sur l'œil et faisant avec l'axe un angle très-petit.

Soit AVB [*fig.* 12] cette droite que nous supposerons tracée en noir sur une feuille de papier blanc : l'œil étant un peu au-dessus du papier, on a le sentiment d'une image objective *aa'vb*. Cette image est pâle en *aa'*, parce que la lumière se dissémine, pour chaque point de AV, sur une image circulaire qui donne la sensation d'un cercle *aa'* peu intense ; à mesure que le point considéré sur AV s'éloigne, le diamètre du cercle vu diminue, et sa teinte noirâtre devient plus foncée jusqu'à ce que, placé en V à la distance de la vision distincte, il nous donne la sensation très-nette d'un point noir.

122. Mais au delà du point V la vision se portant successivement sur les points de VB, ces points continuent d'être vus nettement, tandis que dans la chambre noire ils seraient peints de plus en plus confusément : l'œil en cela diffère donc de la chambre noire de nos cabinets de physique, et il est plus parfait, puisque la netteté de l'image ne tient pas à un éloignement particulier tout à fait déterminé. L'examen très-important de la vision, dans le cas des points situés au delà de la distance du point V à l'œil, sera l'un des objets de la leçon qui suit.

123. C'est à cette distance, nommée distance de la vision distincte (120), que nous distinguons le mieux les objets délicats que nous voulons observer avec soin. Il s'ensuit qu'elle doit être dans un rapport convenable avec les proportions de nos bras et de nos mains, afin qu'ils puissent placer facilement, et sous tous les aspects possibles, les corps dont une appréciation exacte nous importe.

Il y a toutefois, on va le voir, beaucoup d'exceptions à cette règle.

124. YEUX NORMAUX, *presbytes et myopes.* — Lorsque la distance de la vision distincte excède 50 à 60 centimètres, on est dans le cas d'une des exceptions dont nous venons de parler ; car les mains ne peuvent plus tenir commodément à la portée des yeux le livre qu'on lit, l'étoffe que

l'on brode, la plume avec laquelle on écrit. On dit alors que l'œil est *presbyte*, ou qu'il est affecté de *presbytie* ou de *presbyopie*. Mais les personnes presbytes voient les objets éloignés, à quelque distance qu'ils soient ; elles ont ce qu'on appelle la *vue longue*.

125. Si la portée de la vue est petite au contraire, si c'est, par exemple, à 8 ou 10 centimètres de distance qu'on voit le plus distinctement, on est aussi très-gêné, parce que l'action des mains doit maintenir entre des limites fort resserrées l'éloignement des choses dont on veut bien connaître les formes. Les yeux de cette sorte s'appellent des yeux *myopes*, et les personnes qui ont de tels yeux sont affectées de *myopie*, ou, ce qui revient au même, ont la *vue courte*. Elles éprouvent, en outre, un désavantage très-grand, c'est qu'elles ne voient pas les objets éloignés.

126. Entre ces deux extrêmes, l'œil myope et l'œil presbyte, se trouve l'*œil normal*, au moyen duquel les objets éloignés se voient jusqu'à l'infini, et les objets rapprochés à partir d'une distance de la vision distincte assez petite pour permettre, comme on l'a vu plus haut (123), qu'on tienne commodément avec les mains un petit objet parfaitement vu.

127. Pour nous, en 1821, époque où nous avons publié la *Science du dessin*, la distance de la vision distincte était de 20 centimètres (S. 911). Notre vue était alors excellente ; ni parmi les habitants des montagnes, ni parmi les paysans des plaines, ni parmi les marins, nous ne trouvions de gens qui découvrissent mieux que nous les objets éloignés, et la vision de près nous permettait de dessiner les figures les plus ténues. Il y a toutefois des personnes dont la vue est nette jusqu'à l'infini, et chez lesquelles la distance de la vision distincte est au-dessous de 20 centimètres ; mais ces personnes sont très-rares.

128. Il faut remarquer d'ailleurs que, pour l'adulte

d'une taille ordinaire, il n'y aurait pas d'avantage notable à pouvoir lire, graver, coudre à une distance, par exemple, de 15 centimètres, puisque l'action des mains, pour tenir le livre, le burin, l'aiguille à une aussi faible distance, serait très-gênante (123). De plus, ainsi qu'on le verra dans la leçon qui suit, cette faible distance imposerait au mécanisme de l'œil des conditions de déformation difficiles à réaliser, de sorte qu'il faut la considérer comme constituant un défaut plutôt qu'une qualité de cet organe.

129. En conséquence, nous pensons que le chiffre $0^m.25$ doit être adopté pour la distance de la vision distincte de l'œil normal. Ce chiffre est celui que nous avons toujours admis dans nos calculs.

130. OPTOMÈTRES. — Toute personne peut déterminer aisément pour ses yeux la longueur de la vision distincte, puisque c'est là distance de l'œil à un petit objet, comme une mouche, qu'on voit le mieux possible. Mais pour opérer avec une certaine précision, il faut se servir d'un des instruments que l'on nomme *optomètres*, parmi lesquels nous distinguons l'*optomètre simple*, la *règle optométrique* et la *lunette optométrique*.

131. Concevons qu'une carte soit percée de deux trous d'épingle assez rapprochés pour être contenus dans le cercle pupillaire, et imaginons que cette carte étant placée contre l'œil, on regarde une droite AB [*fig.* 20], comme celle dont il a été question plus haut (121). Le point A, au lieu de porter sur le tableau de la rétine l'impression d'un cercle, y portera l'impression de deux points r et r'; de même les points M et N peindront chacun sur ce tableau deux points m et m', n et n'. A mesure qu'on s'éloignera du point A, ces points auront des écartements rr', mm', nn', de moins en moins grands, et pour le point V de la vision distincte ils se confondront en un seul v. D'où il suit qu'on verra, au lieu de la droite AV, deux lignes rv, $r'v$. Si donc la cornée est en CC' et qu'on mesure la

distance Dv [*fig.* 20], elle sera celle de la vision distincte pour l'œil soumis à l'expérience.

132. Ordinairement, on cloue la carte sur le bord XY d'une planche ; on trace la droite AB perpendiculairement au bord XY ; l'expérimentateur étant placé commodément pour observer, on estime, une fois pour toutes, la distance D de la cornée à la carte ; on mesure la distance d de la carte XY au point v, et la distance cherchée est égale à D $+ d$, en supposant que la hauteur de l'œil au-dessus de la droite AB soit négligeable.

Enfin, pour que les lignes vues rv, $r'v$, soient plus intenses, on remplace les deux petits trous d'épingle par deux petites fentes verticales parallèles.

133. Lorsque l'œil, après quelques tâtonnements, a bien reconnu la position du point v, et qu'il reste fixé sur ce point, on voit au delà de ce même point v, ou plutôt on a le sentiment de deux lignes vb, vb', qui vont en s'écartant de plus en plus. Young, à qui, d'ailleurs, on doit de bonnes observations optométriques, a dit que dans cet état de choses le point v était le point de *croisement* des deux lignes rvb', $r'vb$ (*Trans. phil.*, année 1801) ; et comme ses idées ont eu un grand succès, on a répété presque partout que les lignes rvb, $r'vb'$, se *croisaient* en v : c'est une erreur de géométrie. En effet, l'image noirâtre aperçue $rr'vbb'$ a manifestement pour contour deux lignes rvb, $r'vb'$, qui sont indépendantes l'une de l'autre, et séparées par une largeur égale à celle que peut avoir AB ; de sorte que si cette largeur était, par exemple, de 1 ou 2 millimètres, comme dans des expériences que nous rapporterons plus loin (240), l'écartement de ces lignes serait de 1 ou 2 millimètres, et que si, de plus, un côté de AB était droit et l'autre sinueux, les deux lignes rvb, $r'vb'$ ne seraient pas symétriques entre elles. Il est aisé de voir, d'après cela, que si la ligne AB est très-fine, le point v sera un point de contact, et non pas un point de croisement ou d'intersection.

134. L'appréciation de la position de ce point v est par conséquent assez difficile ; et comme on néglige presque toujours de tenir compte de la hauteur de l'œil au-dessus de la droite objective, on n'a jamais qu'un résultat grossièrement approximatif (*). Nous ajouterons qu'on juge de la position du point v, à l'œil nu, à peu près aussi exactement qu'au moyen de la carte qui constitue ce qu'on nomme l'*optomètre simple*.

Si l'on veut obtenir plus de précision, on emploie la *règle optométrique* ou la *lunette optométrique*, dont nous renvoyons la description à la *Théorie de l'œil* (T. 206-212).

135. La portée des yeux de chacun, d'après ses habitudes, étant toujours connue à quelques centimètres près, on a été conduit à une remarque intéressante, c'est que l'œil myope est ordinairement bombé et saillant, que l'œil presbyte est peu convexe et peu saillant, et que l'œil normal tient le milieu entre ces deux extrêmes. Cela indique, et c'est un fait qui concorde avec la théorie de la chambre noire, que, relativement à l'œil normal, les yeux myopes sont allongés et les yeux presbytes raccourcis. Cette considération va être utilisée au commencement de la leçon qui suit.

(*) Nous sommes porté à croire, d'après nos expériences optométriques (S. 903-915), que la distance de la vision distincte éprouve, chez une même personne, des variations journalières. L'œil étant un organe très-sensible, fortement secondé par la circulation du sang, vif dans un moment, terne dans un autre, et qui s'adapte plus ou moins bien selon l'énergie momentanée des muscles, il est tout naturel que ses courbures et même les densités de ses milieux soient liées jusqu'à un certain point, et toutes choses d'ailleurs égales, à la digestion, à l'état du pouls, aux variations météorologiques de l'air, etc., etc. Lorsque ces circonstances auront été bien étudiées, et qu'on prendra, pour opérer avec l'optomètre, des précautions convenables (T. 240), cet instrument sera sans doute beaucoup plus utile. On ne peut avoir des résultats comparables pour les deux yeux d'une personne qu'en opérant sur l'un et sur l'autre dans le même instant.

QUATRIÈME LEÇON.

VARIATIONS DE FORME DE L'OEIL SELON LES BESOINS DE LA VISION.

CHAPITRE PREMIER.

ALLONGEMENT DU GLOBE. — RAPPORTS DE L'ALLONGEMENT ET DES VARIATIONS DE FORME INTERNES ET EXTERNES.

136. L'image d'un point rayonnant éloigné, réfractée sur un tableau par une lentille, ne se maintenant nette sur ce tableau, lorsque le point rayonnant se rapproche, qu'à la condition d'un plus grand éloignement du tableau, et de la lentille, Kepler en a conclu, il y a deux cent cinquante ans, que l'œil s'allonge dans la vision quand les objets considérés se rapprochent.

Cette opinion, au fond, est une opinion vraie; mais pour la justifier il fallait un examen approfondi de faits nombreux et mal connus du temps de Kepler; aussi n'a-t-elle pas été généralement adoptée. Il y a plus : au commencement de ce siècle, l'opinion contraire, préconisée par le Dr Th. Young, a été admise par beaucoup de savants, et, dans ces derniers temps, par Dulong (*Mém. sur la vision,* Journ. de Phys., ann. 1818), par Arago (*Éloge de Young*), et par M. Sturm (*Mém. sur la vision*). C'est donc à de grands noms que nous avons à faire en établissant la vérité de l'opinion de Kepler.

137. Il faut dire, toutefois, que les physiologistes, dans ces derniers temps, se sont pour la plupart accordés à reconnaître que, dans sa forme extérieure comme dans la disposition et les figures de ses parties intérieures, l'œil se

déforme, s'ajuste, s'accommode, s'adapte (ce sont les expressions reçues) dans le phénomène de la vision à différentes distances.

138. C'est qu'en effet il y a solidarité entre l'enveloppe et les organes qu'elle renferme. Si le globe s'allonge, il faut nécessairement que le cercle équatorial se rétrécisse, que le diamètre optique (104) s'accroisse, et conséquemment que les milieux, ou quelques-uns des milieux que ce diamètre traverse, s'allongent dans le sens de l'axe. Et comme il y a un de ces milieux, la cornée, qui ne peut pas varier sensiblement d'épaisseur, les épaisseurs nouvelles ont des rapports différents avec l'allongement total, c'est-à-dire que l'œil allongé, dans ses proportions, diffère beaucoup de l'œil raccourci. Réciproquement, si un ou plusieurs des milieux changent d'épaisseur, la figure extérieure, comme on doit le penser et comme on le verra plus positivement par la suite (283), devra aussi changer.

139. Tout d'abord on doit se demander si le globe et ses parties internes sont absolument invariables de forme. Non; car la prunelle s'agrandit et se resserre dans l'exercice de l'œil. C'est ce qui se voit aisément en observant l'œil humain, et incomparablement mieux en examinant le perroquet (11 et 368), dont l'iris se contracte et se dilate à chaque instant dans de fortes proportions.

140. Ces mouvements de l'iris, qui, selon les idées admises, n'est pas un organe musculaire, mais bien un organe éminemment vasculaire (39) et nerveux, ne peuvent s'expliquer que par l'afflux du sang dans cet organe. Or, par un calcul que nous croyons modéré, nous avons trouvé (T. 517) que le gonflement de l'iris peut bien, dans de certains cas, atteindre 10 millimètres cubes, le volume de l'œil étant de 7237, ou l'équivalent d'une sphère de 12 millimètres de rayon : c'est la 700e partie environ de ce volume. Il est clair qu'une telle augmentation de volume, à côté de substances incompressibles comme le liquide du

4

corps vitré, comme le cristallin et comme l'humeur aqueuse, doit obliger l'enveloppe à se déformer.

141. Les efforts qu'il faut pour cela sont sans doute très-faibles, car il suffirait à la rigueur que cette enveloppe, dont la figure n'a rien de sphérique (4), prît par l'augmentation de la pression intérieure une forme un peu moins différente de la sphère. Imaginons, par exemple, que la cornée, dans l'œil raccourci, soit intérieurement parabolique, ainsi que le suppose le Dr Krause (T. 57); cette membrane pressée en dedans tendra à s'arrondir pour augmenter la capacité de l'enveloppe; et comme la cornée est disposée d'une manière qui favorise ses déformations (5), on conçoit qu'il est difficile d'admettre qu'elle reste invariable.

142. Et ce serait plus difficile encore si les procès ciliaires, organes vasculaires (38), comme l'iris, et communiquant avec lui, se gonflaient en même temps; car le calcul qui nous a donné 10 millimètres cubes d'augmentation du volume de l'iris pourrait bien doubler ou tripler ce chiffre, et c'est sans doute beaucoup plus qu'il ne faut pour obtenir les déformations nécessaires, parce que l'augmentation du volume de l'œil n'est pas la seule force agissante, et qu'elle est aidée, notamment, ainsi qu'on le verra bientôt, par l'action musculaire (ch. III).

143. Pourquoi, d'ailleurs, si l'œil devait être invariable de figure, aurait-il autant de mollesse (78)? pourquoi le corps vitré serait-il si souple? pourquoi le cristallin serait-il formé de fibres arrangées de façon à favoriser son allongement et son raccourcissement (175)? pourquoi l'iris présenterait-il des vaisseaux circulaires flexueux qui, en se gonflant, se redressent nécessairement et produisent le double résultat d'augmenter son volume et de changer ses formes (140)? pourquoi les procès ciliaires seraient-ils élastiques (38)? pourquoi, etc., etc.? Il est évident que tout est disposé en vue de l'allongement du globe et des déformations de ses nombreuses surfaces réfringentes.

144. Considérons maintenant les choses sous un autre aspect. L'œil presbyte, comme on l'a dit plus haut (135), doit être aplati, et l'œil myope allongé; d'où il semble résulter que l'œil normal, qui est propre à la vision de près et de loin, lorsqu'il est disposé pour voir au loin, doit pouvoir s'allonger pour qu'on voie de près. Ce n'est là, il est vrai, qu'un argument fort conjectural; mais il a une certaine force, et nous croyons que l'invariabilité du globe n'en a pas d'aussi puissant en sa faveur.

145. L'expérience de l'optomètre (134), ou la simple observation d'une droite AB [*fig.* 20] à l'œil nu, viennent encore à l'appui de ce qui précède. En effet, si le rayon visuel se fixe sur le point V, le plus rapproché de ceux qui peuvent se voir distinctement, la figure vue est $rr'v$; si le point sur lequel il se fixe est en V', l'image est $ss'v'$; s'il se fixe en V", l'image est $tt'v''$: or, l'objet vu AB ne varie pas; donc, si rien dans les formes intérieures et extérieures de l'œil ne changeait, on ne pourrait pas voir des images différentes $rr'v$, $ss'v'$, $tt'v''$.

146. Enfin, nous ajouterons en terminant que M. Jules Guérin, à l'occasion de ses opérations de strabisme, dit avoir vu et fait voir à M. Arago (T. 401 et 483) des personnes opérées sur lesquelles les déformations de la cornée et l'allongement du globe prenaient des proportions considérables, et parfaitement sensibles sans le secours d'aucun instrument.

147. Nous pourrions, en conséquence de ce qui précède, et notamment d'après le n° 145, dire qu'il est prouvé que l'œil se déforme pour voir nettement à des distances différentes; mais, tant d'autres faits vont venir se joindre aux précédents, que nous ne nous hâtons point de poser en principe la vérité dont il s'agit.

4.

CHAPITRE II.

DÉFORMATIONS DIVERSES A CONSIDÉRER. — CALCULS RELATIFS A LEURS EFFETS.

148. Ainsi qu'on vient de le voir, Kepler a pensé que, pour satisfaire aux besoins de la vision à des distances différentes, l'œil s'allonge purement et simplement; la Hire a émis l'opinion que les déformations de la cornée pourvoient à ce besoin, d'autres auraient pu dire que le cristallin, en se portant d'arrière en avant, doit résoudre la question; Young, pensant que le globe est invariable dans sa forme extérieure, a doté le cristallin du pouvoir de s'allonger; enfin, on peut supposer que toutes ces causes agissent ensemble.

149. Cette dernière supposition est certainement la plus philosophique; car il n'arrive guère, dans l'économie animale, qu'une fonction soit le produit d'un seul organe, alors que le concours de plusieurs peut la remplir. D'une part, la tension de cet organe sortirait des limites modérées entre lesquelles agit ordinairement la nature; d'autre part, il suffirait que l'organe en question, par l'effet d'un accident ou d'une maladie, fût troublé dans son action, pour que la fonction qu'il remplissait devînt imparfaite ou cessât, tandis que si plusieurs organes la produisent, un d'eux faisant défaut, les autres le suppléent. C'est ainsi, par exemple, que le muscle droit interne étant coupé, les trois autres muscles droits suffisent pour tourner le globe oculaire de dehors en dedans.

150. Pour se rendre compte des choses, le point le plus important, c'est de connaître le degré d'efficacité de chacune des causes qui viennent d'être indiquées et celui de leur ensemble. C'est le calcul qui nous sert pour cela, et la

Théorie de l'œil fait foi que nous n'avons pas épargné nos peines pour arriver par son concours à des résultats concluants.

Aussi est-il établi dans l'ouvrage précité que, pour maintenir nette l'image du point vu, situé à l'infini, alors qu'il vient se placer à la distance de $0^m.25$, il faudrait :

1°. Si c'était uniquement le globe qui s'allongeât par l'augmentation d'épaisseur du corps vitré, un allongement d'environ un *treizième* (T. 388);

2°. Si c'était le rayon de la cornée qui seul éprouvât un changement, que ce rayon fût diminué de plus d'un *dixième* (T. 399):

3°. Enfin, si c'était le déplacement du cristallin d'arrière en avant qui maintînt l'image nette, il faudrait que ce déplacement fût d'environ un *douzième* du diamètre optique (T. 408).

Avant d'aller plus loin, voyons jusqu'à quel point de tels chiffres de déformation pourraient être acceptables.

151. L'œil allongé d'un *treizième* ou d'un *dixième* serait évidemment gêné pour exercer ses mouvements rotatoires dans l'orbite; d'ailleurs, le globe a été observé au microscope avec beaucoup de soin, sans qu'on ait remarqué (157) aucun changement dans sa disposition, lorsque la vision se porte alternativement sur des objets rapprochés et éloignés: or, un allongement d'un *treizième* est par trop considérable pour qu'il ait pu rester inaperçu dans les expériences faites (T. 169-172); donc cet allongement ne peut être admis. Il est clair également qu'on ne peut admettre un déplacement, pour la lentille cristalline, d'un *douzième* de la longueur du diamètre optique; car l'iris est rapproché du cristallin (154), et il serait poussé en avant par ce corps d'une manière extrêmement sensible qui ne se décèle pas.

152. De là il suit que ni l'allongement de l'œil, ni la déformation de la cornée, ni le déplacement du cristallin,

considérés chacun en particulier, n'expliquent la vision depuis la distance de $0^m.25$ jusqu'à l'infini.

Mais il faut remarquer que cette conclusion n'attaque pas, au fond, les idées premières émises par Kepler et par la Hire. En reconnaissant que les déformations de l'œil étaient nécessaires, ils étaient dans le vrai; et comme la physique et l'anatomie, de leur temps, étaient peu avancées et que l'on ne pouvait guère alors, faute de mesures un peu satisfaisantes et faute d'indices inspirant quelque confiance, procéder comme nous par la voie des calculs, ils ne pouvaient fournir que des aperçus dans lesquels d'ailleurs se reconnaît la justesse de leurs vues.

153. D'après une propriété démontrée dans notre VIIe Mémoire, ch. III, et que nous rapportons plus loin (Note IV), l'allongement du cristallin, notamment, s'annonce sous les auspices d'une puissance d'action plus propre à le faire admettre. Cette propriété consiste en ce que ce corps, en s'allongeant sans que sa densité change, présente à ses pôles des rayons de courbure qui diminuent dans le rapport des cubes de l'axe allongé et de l'axe primitif, ce qui donne à l'allongement dont il s'agit une si grande efficacité que, pour l'œil décrit n° 622, cet allongement étant d'un *dix-neuvième*, ou de 0.216, la vision se maintiendrait nette pour la distance de 250 millimètres (628).

154. Ce chiffre peut-il être admis? Suivant les mesurages du Dr Krause (T. 46), le devant de l'iris, pour l'œil n° 1, est à 0.231 de la capsule cristalline, et pour l'œil n° 2 à 0.463. Il a mesuré aussi les épaisseurs du cercle irien, et il a trouvé (T. 517) qu'elles varient de 0.10 à 0.579. Mais, pendant la vie, les vaisseaux artériels étant pleins, il doit être plus épais que dans le cadavre sur lequel Krause opérait. Supposons son épaisseur seulement de 0.20; il ne resterait d'écartement entre le plan postérieur de l'iris et le pôle antérieur du cristallin que 0.013 pour l'œil n° 1, et 0.263 pour l'œil n° 2. Or, c'est assez, très-cer-

laînement, quant à ce dernier œil ; et, quant au premier
on remarquera, 1° que l'ouverture de la pupille est telle
que le cristallin, surtout lorsqu'il est allongé, peut s'a-
vancer dans l'épaisseur de l'iris sans le toucher ; 2° que
les bords pupillaires sont taillés en biseau (voir les *fig*. 1
et 7), ce qui permet un plus grand avancement sans qu'il y
ait attouchement ; 3° que le mesurage de l'œil n° 1 peut très-
bien être fautif (42), et qu'il est possible que le cristallin
arrive sans inconvénient à toucher l'iris (*) : d'où il faut conclure que l'allongement d'un *dix-neuvième* de l'axe du cristallin est parfaitement admissible, quant à son amplitude.

155. Mais nous verrons plus loin (480 et 481) que ce
corps, par sa nature, ne peut pas avoir en lui-même la faculté de s'allonger, ce qui force à repousser l'explication
qu'il semble fournir du maintien de la vision nette de l'infini à la distance de 250 millimètres.

Nous ne nous arrêtons pas à l'examen des solutions qui
seraient dues à la combinaison de deux ou de trois des quatre
causes qui viennent d'être examinées, et nous passons tout
de suite à l'appréciation des déformations dont le système
doit être accepté.

156. On comprend d'abord qu'il est impossible de se faire
des idées justes sur la valeur absolue de chacune des déformations dont il s'agit ; mais, ainsi qu'on le voit par les
Notes V et VI, c'est un fait acquis à la science que :

1°. Avec un allongement du corps vitré d'un 274e ;
2° un allongement du cristallin d'un 30e ; 3° un allongement de l'humeur aqueuse d'un 131e ; 4° enfin, avec un
allongement négatif, c'est-à-dire un raccourcissement d'un
35e du rayon de la cornée, la vision qui était nette pour la

---

(*) Ces deux organes se touchent continuellement chez certains animaux
(*voir* les *fig*. 35-44, 49 et 53 de la *Pl. II*), et c'est un argument en faveur de
l'ajustement de l'œil ; car ils seraient exposés à contracter des adhérences,
si leurs mouvements divers n'étaient pas des causes propres à maintenir leur
séparation.

distance infinie, sans ces allongements, demeure nette par leur concours. Examinons ces déformations dans leur ensemble, et chacune en particulier.

157. L'allongement total du globe est en somme de 0.220 (666) ou d'un 213ᵉ; or, c'est un allongement si minime qu'on ne saurait lui opposer l'objection de la gêne qu'il ferait éprouver aux mouvements rotatoires du sphéroïde oculaire dans l'orbite. Quant aux observations faites avec le microscope (151), par lesquelles on a prétendu avoir constaté l'invariabilité du globe, ou tout au moins de la cornée, on les regardait déjà comme étant d'une *exécution difficile* (T. 171), alors qu'on croyait nécessaire un allongement de l'œil d'un 6ᵉ (479), et maintenant qu'il est constaté que cet allongement peut satisfaire aux besoins de la vision et n'être que d'un 213ᵉ, on doit reconnaître que, faites sur un corps agité par le mouvement des artères, elles ne prouvent rien contre un si faible allongement.

158. Ces dernières considérations s'appliquent aussi à la réduction d'un 35ᵉ, ou de 0.249 du rayon de la cornée : cette réduction nous semble en conséquence parfaitement admissible. Nous pensons qu'aucune objection ne s'élèvera contre l'allongement de l'humeur aqueuse d'un 131ᵉ ou de 0.026, ni contre celui d'un 274ᵉ du corps vitré ou de 0.057; d'ailleurs nous reviendrons plus loin (177) sur ce dernier, ainsi que sur l'allongement d'un 30ᵉ ou de 0.137, de l'axe du cristallin (178). Nous ferons toutefois remarquer ici, en ce qui concerne ce chiffre 0.137, que l'épaisseur de l'humeur aqueuse étant augmentée de 0.026, il ne diminue pas, par le fait, la distance du cristallin à l'iris; il l'augmente au contraire, et d'une si notable quantité que, si l'allongement de ce corps, au lieu d'être du 30ᵉ était du 25ᵉ, la capsule ne viendrait pas toucher l'iris.

159. Tout cela milite beaucoup en faveur des déformations que nous présentons comme formant, dans leur ensemble, un exemple rationnellement admissible. Ces dé-

formations constituent *l'œil allongé* ou disposé pour voir à o^m.25 de distance, celui qui sert à voir à la distance infinie recevant le nom *d'œil raccourci*.

CHAPITRE III.

COMMENT S'OPÈRENT LES DÉFORMATIONS NÉCESSAIRES A LA VISION.

160. Demandons-nous, en premier lieu, quelle est la disposition des axes des deux yeux lorsque la vue se porte à l'infini, ou, par exemple, lorsqu'on regarde en mer une barque située à quelques lieues de distance. Il est clair que ces axes sont des droites horizontales AX, BY [*fig.* 19], parallèles au plan médian. En second lieu, demandons-nous comment les mêmes axes sont disposés lorsqu'on regarde avec soin un petit objet placé à o^m.25 de distance. Il est clair qu'ils sont dirigés du dehors en dedans et de haut en bas, suivant des droites AR, BR. Et si l'on a recours à l'expérience pour déterminer plus précisément leurs directions dans ce dernier cas, on trouvera (R., t. XII, p. 76) que le point vu R est au-dessous du plan horizontal XABY d'une hauteur d'environ 1 décimètre ; d'où il résulte que les deux axes, lorsqu'on passe de la vision à l'infini à la vision du point R, tel que AR = BR = o^m.25, décrivent des angles XAR, YBR, égaux chacun à environ 23 degrés.

161. Le changement de direction du globe est donc considérable ; et il faut remarquer que la vision est parfaitement pure, soit qu'on regarde le point R, soit qu'on regarde à l'infini, soit qu'on regarde un point situé sur l'intersection RZ des deux plans XAR, YBR, tandis que si le point rayonnant vu était à gauche ou à droite du plan médian, on éprouverait le besoin de tourner un peu la tête pour que, amené dans ce plan, on le vît aussi bien que possible.

162. Cela posé, quelle sera l'action des muscles pour faire passer les axes des positions AX, BY, aux positions AR, BR? Ce qui a été dit ch. II et ch. III de la deuxième leçon, va nous aider à résoudre cette question.

Supposons que l'œil représenté *fig.* 6 soit celui qui est disposé pour voir le point rayonnant situé, comme nous venons de le dire, à $0^m.25$ de distance dans le plan médian, et que l'axe ait la direction (OP, O'P'). En jetant les yeux sur la *fig.* 5, on verra que pour donner cette position au globe, les muscles droits inférieur et interne auront dû se contracter, et les muscles supérieur et externe se relâcher. Le globe se trouvera donc pressé contre la partie inférieure interne de l'orbite, ce qui devra tendre à le gonfler dans sa partie externe postérieure supérieure (V, V'). D'un autre côté, les attaches des muscles droits au fond de l'orbite étant demeurées les mêmes, et les muscles relâchés ne s'étant allongés que des quantités strictement suffisantes pour produire l'équilibre entre leur action et celle des muscles contractés, la partie postérieure de l'œil se trouvera retenue: le nouvel axe $v'n'$ [*fig.* 6] et l'ancien vn devront en conséquence faire en arrière un angle moindre que l'angle de 23 degrés qu'ils feront en avant, d'autant que le nerf optique $yu\,u'y'$ aura dû, ainsi que les graisses du fond de l'orbite (60), restreindre l'écartement produit entre le plan médian et le trou uu' de la sclérotique. D'où il suit que l'œil, à part l'action des muscles obliques, qui, ainsi que nous allons le dire tout à l'heure, opérera dans le même sens, aura dû s'allonger en même temps que son axe se sera ployé de manière à présenter sa convexité du côté externe.

163. Les muscles droits inférieur et interne étant contractés, le globe serré contre l'orbite du côté interne tend à se gonfler du côté externe postérieur supérieur V'T' [*fig.* 4] et à se porter en arrière; mais les obliques $(\pi RV, \pi'R'V')$, $(\sigma\theta T, \sigma'\theta'T')$, sont justement disposés

de manière que, en se contractant, ils préviennent ces altérations qui changeraient toute l'économie du mécanisme oculaire.

164. Maintenant, figurons-nous la sclérotique et la cornée avec leurs épaisseurs et avec un organisme tout à fait spécial tel que ces membranes se prêtent aux déformations sollicitées par les muscles, ce qui a lieu effectivement quant à la grande épaisseur de la sclérotique au pôle postérieur (6) et à l'amincissement de la cornée au pôle antérieur (5), et nous comprendrons que le globe doit naturellement s'allonger dans le sens de son axe et se rétrécir à son pourtour équatorial, quand la vision se porte de l'infini à la distance $0^m.25$ du point vu.

165. Une considération de quelque intérêt vient à l'appui de ces doctrines. On sait que, dans les maladies d'yeux, on défend de lire et de travailler à des ouvrages minutieux qui exercent la vision de près, et que si, en se promenant on ne regarde que des objets éloignés, la vue se repose. Or, il faut conclure de là que, dans la vision à $0^m.25$ de distance, l'œil agit vivement, et comme le sang se porte dans les organes en action, la pression intérieure qu'il éprouve doit augmenter lorsqu'on lit. Et comme le globe est plus étendu à l'équateur que dans la direction de l'axe (52), il s'allonge nécessairement par l'augmentation de pression intérieure, afin que, moins éloigné d'avoir la figure sphérique, il comprenne un plus grand volume.

166. L'allongement de l'enveloppe admis, voyons ce qui doit se passer à l'intérieur. L'organe le plus volumineux, c'est le corps vitré (27); il est enfermé comme dans un sac par la périphérie hyaloïdale au-devant de laquelle est attaché le cristallin au moyen des procès ciliaires (13). Si donc le grand segment du globe se rétrécit à l'équateur, le cristallin sera poussé en avant, et ce déplacement aura pour effet, d'après ce qu'on a vu plus haut (150), de concourir avec l'allongement de l'œil au maintien de la vision nette.

167. D'après le Dr Krause, comme on le voit par la *fig.* 1, et comme il le dit très-positivement dans son Mémoire, c'est en *my* et *nx* que la sclérotique a le moins d'épaisseur; et, par conséquent, c'est dans ces parties qu'elle doit avoir le plus de flexibilité. Rapprochons cette circonstance du déplacement du cristallin d'arrière en avant : ce déplacement étant produit par la puissance des deux obliques, il est manifeste que le cristallin GBE [*fig.* 25], au moyen de la membrane hyaloïde et des procès ciliaires, rapprochera de l'axe la partie mince V*m* de la sclérotique, ou, ce qui est la même chose, rétrécira le globe dans sa zone, en forme de cône tronqué engendré par V*m*, comprise entre la couronne ciliaire *mxt* et l'iris VU, ce qui diminuera le diamètre de la base circulaire de la cornée. La chambre postérieure de l'œil perdra donc un peu de son volume, et l'humeur aqueuse passant en partie de cette chambre à la chambre antérieure, poussera la cornée en avant, pour augmenter l'allongement dû à la constriction produite par les obliques.

168. L'iris, dans ces déformations, jouera nécessairement un rôle. On sait qu'il se dilate et que la pupille se rétrécit (11) quand on passe de la vision d'un objet éloigné à celle d'un objet rapproché; d'où il peut résulter que le rétrécissement du cône tronqué correspondant à V*m* soit notable, surtout dans le plan VU correspondant à la base de la cornée. Concevons que le vaisseau circulaire flexueux extérieur de l'iris, lequel vaisseau, suivant M. J. Cloquet, est le plus gros (T. 526), soit tout à fait distendu : ses flexuosités seront fortes, et son rayon sera petit. Concevons, en outre, que le sang affluant vivement dans les vaisseaux rayonnants, ils soient gonflés et redressés; si, par la liaison de toutes les parties, ces vaisseaux s'appuient sur le gros vaisseau extérieur, il arrivera : 1º que l'iris sera dilaté; 2º que la pupille sera rétrécie; 3º que le cercle extérieur de l'iris sera étroit, ce qui, en ajoutant du côté du plan

irien VU [*fig*. 25] une petite action à celle qui rétrécira le
tronc du cône, portera l'effet maximum du rétrécissement
à peu près dans le plan VU, qui est celui qui sépare les deux
segments. Ainsi, la cornée poussée en dehors par la pression
intérieure, et appuyée sur une plus petite base, présentera un moindre rayon de courbure en A.

169. On nous dira peut-être que ces considérations relatives à l'iris sont fort peu prouvées : c'est vrai. Mais on
remarquera que nous n'en avons besoin que surabondam-
ment, et seulement pour expliquer une plus facile diminution du rayon de la cornée. Nous n'avons pas cru, toutefois, devoir les passer sous silence; parce que, suivant
nous, elles sont très-rationnelles, et parce que la grande
complication de l'iris montre que cet organe doit remplir
des fonctions importantes (377).

170. La structure du cristallin est aussi très-compliquée
et très-remarquable (21-26), et il importe ici de la décrire
avec quelque soin. Leuwenhoeck, qui ne pouvait se servir
que du microscope et du scalpel, et M. Brewster qui, dans
ses deux Mémoires de 1833 et 1836 (*Trans. phil.*), a joint
au secours de ces instruments le secours non moins puissant
des découvertes de ce siècle sur la polarisation et les interférences, vont nous servir de guides dans une matière où, nous
devons le dire, on n'a encore que des connaissances très-
superficielles.

171. Retiré de sa capsule, le cristallin se compose de
couches concentriques, et ces couches se composent de
fibres. Chaque lame d'une couche, séparée de la masse,
réfracte parfaitement la lumière; ainsi le rapprochement
des fibres en fait une plaque homogène.

Observées dans le cristallin de la morue, elles sont plates
et dentelées sur leurs bords, de manière à former un ensemble parfaitement lié. M. Brewster porte le nombre des
dents du cristallin de cet animal à 62 trillions et demi, ce
qui implique l'idée d'un mécanisme d'une très-grande per-

fection. Le nombre des fibres de chaque enveloppe est de
2 500 ; elles sont plates et plus larges à l'équateur qu'aux
pôles ; leurs épaisseurs sont du 5ᵉ environ de leur largeur,
et cette largeur est de $0^{mm}.0046$ à peu près. Vers le centre
elles se distinguent mal.

172. Quant à la disposition des fibres, elle est toujours
très-régulière ; mais elles se groupent différemment chez les
animaux de divers genres. Dans la morue, elles forment des
méridiens. Chez l'homme, d'après ce que les micrographes
et les physiologistes ont constaté, elles sont, dans chaque
couche, distribuées comme il suit :

173. MNR [*fig.* 17] étant le cercle équatorial d'une
couche, la fibre la plus rapprochée du pôle a la figure tréfoïdale *mnr* ; et les parties *ms′* et *ms*, *nt* et *nt′*, *ru* et *ru′*, se
juxtaposent. Les autres fibres, à mesure qu'on s'éloigne du
pôle, conservent la même figure tréfoïdale ; elles se touchent les unes les autres et s'évasent de plus en plus. Celle
xx′ ww′ y′ y, qui a le plus d'étendue, serpente en dessus et
en dessous de l'équateur ; elle appartient autant à un hémisphère qu'à l'autre, et les fibres, telles que *m′ n′ r′* de l'hémisphère opposé, présentent les mêmes formes. Enfin, les
saillants des trèfles d'un hémisphère répondent aux rentrants de l'autre, et réciproquement. De là une division du
globe cristalloïdal en six fuseaux de chacun environ 60 degrés,
dans lesquels se distribuent les parties tréfoïdales saillantes
et rentrantes de toutes les fibres.

174. On appelle *septa* (480) sur chaque hémisphère, les
portions de méridien partant du pôle et aboutissant sur la
fibre principale *xx′ ww′ y′ y* au milieu des arcs *xy*, *y′w′*, *wx′*.
D'après ce qu'on vient de voir (172), il n'y a pas de *septa*
dans la morue. Chez l'homme il y en a trois. Le lapin n'en
a que deux. Dans quelques animaux, les *septa* se bifur-
quent à de certaines distances du pôle.

175. Une conséquence importante de cette organisation,
suivant l'idée émise par Young, idée très-heureuse, quoiqu'il

en ait tiré une fausse théorie (480), c'est que le cristallin est parfaitement disposé pour qu'il se déforme avec une extrême facilité. D'après M. Brewster, il est entièrement isolé de sa capsule, et l'on sait qu'il en est séparé par l'humeur de Morgagni (25), sorte de synovie qui, dans les allongements et raccourcissements de l'axe du cristallin, a pour effet inévitable d'adoucir les frottements.

176. A l'extrémité antérieure de cet axe, suivant tous les auteurs, sans aucune exception, ce nous semble, le rayon de courbure est plus grand qu'au sommet de la cornée; et comme l'extérieur du cristallin est plus dense que l'humeur aqueuse, afin qu'il réfracte plus fortement les rayons, on est surpris de ce que, dans le même but, le rayon du cristallin n'est pas plus petit. Mais l'étonnement cesse dès qu'on admet nos déformations. En effet, les rayons alors doivent être considérés dans le cas de l'œil raccourci et dans le cas de l'œil allongé; ce qui donne, pour chacun de ces cas, deux rayons, savoir (633) :

Pour la cornée,

$$8.72 \text{ et } 8.471, \quad \text{moyenne } 8.595;$$

Pour l'extérieur du cristallin,

$$9.000 \text{ et } 8.157, \quad \text{moyenne } 8.578.$$

On a donc, en somme, un rayon plus petit pour le cristallin que pour la cornée.

CHAPITRE IV.

CONSIDÉRATIONS QUI MILITENT EN FAVEUR DES DÉFORMATIONS DONT LE CALCUL EST PRÉSENTÉ CHAP. II.

Les considérations dont il s'agit vont se trouver exposées en répondant aux questions suivantes :

177. PREMIÈRE QUESTION. — L'allongement du corps

vitré (156 et 158) d'un 274ᵉ, ou de 0.057, n'est-il pas trop petit par rapport aux autres déformations mentionnées au n° 156? C'est ce qu'on peut croire au premier abord; mais on doit remarquer, premièrement, que l'enveloppe oculaire *dk* LO *g* [*fig.* 1] étant fort épaisse en arrière (6), et mince à la partie antérieure du grand segment de l'œil (5), l'action constrictive des deux obliques s'exerce principalement au delà du centre du corps vitré; secondement, que le resserrement du cercle équatorial permet qu'avec un très-petit allongement de l'épaisseur de ce corps, vu qu'il prend une forme plus rapprochée de celle de la sphère, son volume se maintienne le même; troisièmement, enfin, c'est que la pression intérieure de l'organe étant augmentée (165), les formes rentrantes de la sclérotique doivent s'amoindrir, ce qui tend encore à lui donner plus de sphéricité.

178. DEUXIÈME QUESTION. — L'allongement du cristallin d'un 30ᵉ (156 et 158), ou de 0.137, ne doit-il pas être repoussé comme trop considérable par rapport à celui de l'humeur vitrée? Non, sans doute : car la substance du cristallin ne pouvant pas se réfugier, comme celle de cette humeur, dans des espaces rentrants qui disparaissent en partie lorsque la sclérotique se porte en dehors, il n'y a que son allongement qui puisse maintenir son volume quand l'action des obliques réduit son pourtour équatorial. De plus, il faut considérer que l'épaisseur du fond de la sclérotique, ainsi que nous venons de le dire (177), ramène l'action constrictive à s'exercer sur la périphérie correspondante au cristallin, lequel étant constitué d'une manière éminemment convenable (175) pour qu'il cède aux pressions équatoriales qui le sollicitent, doit s'allonger d'une manière très-sensible.

179. TROISIÈME QUESTION. — L'allongement de l'épaisseur de l'humeur aqueuse (156 et 158) est-il bien satisfaisant? Nous sommes loin et très-loin de prétendre que les

déformations énumérées n° 156 soient justes : leur quotité, quant à l'œil admis pour exemple, est certainement fautive ; mais nous pensons avoir établi que, considérées en gros, elles sont rationnelles (638). Pour l'allongement d'un 131e ou de 0.026, dont il s'agit, il faut uniquement qu'il soit assez fort pour que le volume de l'humeur aqueuse, rétréci à son pourtour, se retrouve par une augmentation de longueur. Peut-être cet allongement de 0.026 est-il un peu faible : c'est un point sur lequel nous nous serions éclairé au moyen d'un dessin en grand de l'œil, si, pour notre objet, nos chiffres du n° 156 n'étaient pas tout aussi satisfaisants qu'on peut le souhaiter.

180. Quatrième question. — La diminution d'un 35e du rayon de la cornée (156 et 158) ou de 0.249, n'excède-t-elle pas les limites acceptables ? Cette question, comme la précédente, est une question délicate à laquelle il serait difficile et superflu de répondre péremptoirement. Nous nous bornerons à dire, d'une manière générale, qu'en prenant pour le cristallin un allongement d'un 25e, contre lequel il n'y aurait certainement rien à objecter, nous aurions amoindri sensiblement le chiffre précité 0.249, et augmenté le chiffre 0.026 du numéro précédent.

CINQUIÈME LEÇON.

CONTINUATION DU MÊME SUJET.
THÉORIE DES IMAGES RÉFLÉCHIES ET RÉFRACTÉES.
RÉALITÉ DE L'ADAPTATION DE L'ŒIL.

CHAPITRE PREMIER.

THÉORIE DE LA RÉFLEXION ET DE LA RÉFRACTION
DES SURFACES.

181. Les rayons qui émanent de chaque point d'un objet vu ne sont assujettis qu'à la loi d'être des lignes droites qui se coupent en ce point. Ceux qui émanent d'un point, et qui arrivent à l'œil après avoir été réfléchis ou réfractés sont assujettis à une autre loi : c'est celle d'être les normales d'une même surface, lesquelles sont tangentes aux deux nappes d'une seconde surface, qui est le lieu des centres de courbure de la première. Il résulte de là que la vision des objets, par réflexion ou par réfraction, s'opère dans des conditions particulières ; et comme les corps vus sont très-distincts, bien qu'ils ne soient pas à la place où on les voit, et qu'ils aient des formes différentes de ceux d'où émanent les rayons, on conçoit que l'étude de la vision des images réfléchies et réfractées est du plus haut intérêt pour la science.

182. Aussi Bouguer et d'Alembert, après Barrow, Newton, Smith et le père Tacquet, s'en sont-ils occupés, ainsi que Hachette et Malus dans ces derniers temps. Mais ils ont tout simplement vu les difficultés, et, sur le fond de la question, ils n'ont guère commis que des erreurs (T. 290 et 291). Pour la traiter avec le soin qu'elle mérite, nous devons

exposer d'abord la théorie de la réflexion et de la réfraction des surfaces.

183. Soient R [*fig. 13*] un point rayonnant submergé dans l'eau; RC la verticale élevée par ce point; C le point où cette verticale rencontre la surface du liquide; SQ une droite menée sur cette surface par le point C, et voyons ce qui se passera dans le plan vertical SQR. Si, pour les rayons émergents Ra, Rb, Rd, etc., on construit les rayons réfractés aM bN, dP, etc., tels que pour chacun d'eux, pour Rd par exemple, le sinus de réfraction xx' soit égal aux $\frac{4}{3}$ (l'indice de l'eau étant 1.33) du sinus d'incidence ss', les rayons réfractés aM, bN, dP, etc., seront tangents à une courbe HOzFpnmH' qu'ils détermineront, chaque point de cette courbe, qu'on appelle *courbe caustique*, étant l'intersection de deux rayons réfractés consécutifs, c'est-à-dire infiniment rapprochés l'un de l'autre, situés dans le plan SQR.

184. Les choses se passeront de la même manière dans tout autre plan vertical, tel que CT, mené par la droite CR; et la courbe caustique, pour ce plan, sera une ligne ho'F, parfaitement égale à HOzF : d'où il suit que l'ensemble de ces courbes caustiques formera une surface de révolution dont HOzF sera la méridienne. Une telle surface est ce qu'on nomme une *surface caustique*.

185. Nous venons de considérer les rayons qui, émanés du point R, rencontrent la surface de l'eau suivant une droite SQ ou CT, menée par le point C; considérons ceux qui arrivent sur le plan SCT suivant les points d'un cercle lvVra, dont le centre soit en C. Il est clair que les rayons émergents RV dirigés du point R sur des points quelconques l, v, V, r, a, de lvVra, feront le même angle avec RC, et il s'ensuit que les rayons réfractés WVo correspondants formeront un cône dont le sommet sera en un point o, et dont la base sera le cercle lvVra. Or, le sommet o est un de ces points qu'on appelle *foyers*, et il est manifeste que si le rayon

5.

du cercle prend successivement toutes les valeurs possibles, à partir de zéro, ce foyer o [*fig.* 13] s'élèvera à partir du point F et décrira la droite FC, droite à laquelle on donne le nom de *caustique*, parce qu'elle se compose de foyers contigus. Pour distinguer cette caustique de celle dont FzOH est la méridienne, nous nommons la première FC *caustique linéaire*, et la seconde *caustique non linéaire*.

186. Cela posé, si l'on veut passer d'un point V de la surface réfringente à un point voisin v ou v' de la même surface, de façon que la direction oVW, du rayon réfracté par le point V, soit rencontrée par la direction vo ou $v'o'$ du rayon réfracté correspondant au point d'émergence voisin v ou v', il faut cheminer sur l'une des deux lignes rectangulaires entre elles, savoir : la ligne circulaire Vvl, ou la ligne droite Vv' C. En effet, dans toute autre direction Vy, le rayon réfracté du point d'arrivée y serait dans un plan méridien autre que TCR, et dans un cône autre que celui qui a pour sommet le point o et pour base le cercle lvVra; d'où il suit qu'il ne saurait rencontrer WVo, et que chaque foyer, tel que o' [abstraction faite de la dispersion (250)], est uniquement formé par la rencontre de deux rayons.

187. Si, au lieu du plan réfringent STQ, on considère une surface réfléchissante ou réfringente quelconque, cette surface, en raison de la position du point rayonnant R, présente toujours deux systèmes de lignes analogues aux droites telles que CT et aux cercles tels que lvVra, qui partout se coupent rectangulairement, et qui jouissent de la propriété que deux points consécutifs de ces lignes réfléchissent ou réfractent les rayons de manière qu'ils se coupent. Ces lignes s'appellent *lignes de réflexion* ou *de réfraction* (T. 279).

188. Les rayons consécutifs réfléchis ou réfractés correspondants à une de ces lignes se coupant deux à deux, c'est-à-dire chacun étant coupé par le précédent et coupant le suivant, la suite des points d'intersection tels que m, n, p, forme toujours une courbe caustique FpnmH'; et les lignes

contiguës d'un même système donnant lieu à des courbes caustiques contiguës, ces courbes caustiques forment une surface caustique. Ainsi, pour un point rayonnant donné, une surface réfléchissante ou réfringente, en général, est le produit de deux générations, au moyen de deux systèmes de lignes rectangulaires entre elles, qui sont ses lignes de réflexion ou de réfraction, et deux rayons réfléchis ou réfractés consécutifs, correspondants à deux points voisins de ces lignes, se coupent sous des angles infiniment petits sur les deux surfaces caustiques (T. 281).

189. Il est d'ailleurs aisé de voir que ces nappes, comme nous l'avons dit n° 181, sont, chacune, le lieu des centres d'une des courbures d'une certaine surface, laquelle a conséquemment pour normales les rayons réfractés.

190. Cette loi générale a été établie par Malus, pour le cas d'une réflexion ou d'une réfraction ; M. Cauchy a prouvé qu'elle se maintient dans le cas de deux réflexions ou réfractions ; M. Dupin a montré par des considérations relatives aux déblais et remblais qu'elle se conserve, quel que soit le nombre des réflexions ou réfractions, et nous l'avons démontrée synthétiquement, d'une manière générale, dans notre IIe Mémoire sur la vision, n°s 85-86, inséré dans le tome XII du *Recueil des Savants étrangers*.

CHAPITRE II.

POSITION APPARENTE DES CORPS VUS PAR RÉFLEXION OU RÉFRACTION.

191. De ce qui précède et du théorème que nous démontrons dans la Note VIII, il suit que les rayons émanés d'un point, réfléchis ou réfractés et envoyés dans l'œil, forment un pinceau resserré dans un sens sur l'une des nappes de

la caustique, et resserré dans un sens perpendiculaire au premier sur l'autre nappe. Ainsi, au lieu de pénétrer dans la cornée AB [*fig. 22*], comme s'ils divergeaient d'un point émergent ordinaire, ils sont tangents à deux petites calottes *mn*, *uvx*, des deux nappes d'une surface caustique, lesquelles, pour un rayon RR′, qui les touche en deux points *r* et *r*′, ont leurs plans tangents à ces mêmes calottes, en *r* et *r*′, rectangulaires entre eux.

Où doit être le point vu ?

192. Newton a pensé qu'il était situé quelque part (T. 290) entre les points *r* et *r*′ correspondants au rayon RR′ dirigé suivant l'axe optique. Il est clair qu'il ne résolvait pas la question : il la tranchait.

193. Depuis, elle a été tranchée d'une autre manière, et plus absolument, par les auteurs des Traités de physique. Ils ne s'occupaient guère que du cas où l'une des nappes de caustique est linéaire ; ils s'accordaient pour placer l'image vue sur la caustique non linéaire, où elle n'est pas, comme nous le verrons bientôt (196), et ils ne disaient rien de la caustique linéaire sur laquelle cette image se trouve. Hachette a même construit avec beaucoup de soin les images réfléchies et réfractées dans les cas les plus remarquables, et toujours il a placé le point vu sur la caustique non linéaire (T. 291).

194. Enfin, l'auteur de la belle théorie des lignes de réflexion et de réfraction, Malus, s'est occupé du lieu de l'image, et, sans chercher à approfondir la question, il a adopté les idées de Newton (T. 292).

195. Les surfaces réfléchissantes et réfringentes que l'art sait construire avec quelque rigueur étant des surfaces sphériques, cylindriques ou coniques, pour lesquelles, ainsi que pour le plan réfringent (183-188), l'une des caustiques est toujours linéaire, nous avons fait sur ces surfaces, à l'occasion de notre *Traité de la Science du dessin*, diverses expériences, et nous avons émis dans ce Traité et

dans un Mémoire présenté à l'Académie en 1821, l'idée toute naturelle que, chaque point d'une caustique linéaire réunissant en lui tous les points d'une courbe caustique relative à un cas plus général de surfaces, il est un véritable foyer, c'est-à-dire un point où se croisent une infinité de rayons qui arrivent à l'œil soumis pour ce point à la même loi que s'ils émanaient d'un point émergent ordinaire, et que, par conséquent, dans le cas d'une caustique linéaire, le point vu doit toujours se trouver sur cette caustique, et non pas sur la caustique non linéaire.

196. Dans la théorie de l'œil (chap. XVII et XVIII) nous avons achevé de développer cette doctrine, et nous avons fait voir que, pour le cas des miroirs cylindriques, concaves et convexes; pour celui de l'épée que dans les cabinets de physique on présente devant un miroir concave et qui, dans l'image, revient sur l'expérimentateur; enfin, que, pour le cas des objets vus dans l'eau, l'objet est constamment donné par la caustique linéaire. Les faits et la théorie sont donc d'accord sur ce point.

197. Notre explication laissait toutefois beaucoup à désirer (T. 348). En effet, pour un point S [*fig.* 14] submergé dans l'eau, tous les points d'une petite partie *rr'* de la caustique linéaire envoient chacun, en général, des rayons lumineux en nombre infini dans l'œil OO'; donc, ils devraient porter sur la rétine l'impression, que nous nommons *aigrette* (R., t. XII, p. 116), de la petite droite *rr'*, et non pas celle d'un point. Ainsi, pour la droite horizontale MN placée dans l'eau à la profondeur TS, on devrait percevoir la sensation d'une bande horizontale *mn*, ayant une largeur finie *rr'*; et pour une droite TV, inclinée dans l'eau, l'image devrait présenter la figure T *vv'* qui se trouve comprise entre les deux droites T *v*, T *v'*.

198. Mais cela n'est pas; car, pour une droite submergée horizontale MN, verticale TS, ou inclinée d'une manière quelconque TV, l'objet vu est une droite comme dans les cas

ordinaires de vision. Nous nous sommes beaucoup occupé d'expliquer ce fait (T. 330-348), et, comme nous l'avons dit (T. 341), nos essais d'explication n'étaient pas faciles à admettre. Nous croyons que le chapitre suivant lève toutes les difficultés.

CHAPITRE III.

COMPLÉMENT DE LA THÉORIE DES IMAGES RÉFLÉCHIES ET RÉFRACTÉES.

199. Les questions difficiles relatives à l'œil nous préoccupant toujours, nous avons résolu, dans notre VIIe Mémoire sur la *Théorie de l'œil*, les problèmes qui, au moyen des surfaces normales à des faisceaux de rayons, surfaces que nous avons nommées *antécédentes* et *conséquentes* (R., 139), servent à transformer un système de rayons incidents donné, en un autre système de rayons réfractés par une surface connue. Ces problèmes nous avaient préalablement conduit à un théorème important (R., t. XII, 92).

200. Voici l'énoncé de ce théorème :

Étant données deux surfaces Σ et Σ', on peut toujours trouver une surface réfringente S, passant par un point p et agissant avec une valeur quelconque l du rapport des sinus d'incidence et de réfraction, telle que les rayons incidents étant normaux à la surface Σ, les rayons réfractés soient normaux à la surface Σ'.

Nous avons de plus indiqué (R., t. XII, 93) les constructions au moyen desquelles, étant donnés les surfaces Σ et Σ', le rapport l et le point p, on peut déterminer la surface S, qui est ce que nous appelons une *optoïde composée* (*).

____

(*) Nous avons donné le nom d'*optoïde simple* à la courbe $S_1 A_1 s_1$ [*fig.* 50] qui, supposée réfringente, renvoie en ligne droite vers un même point F_1 tous les rayons en ligne droite partant d'un point L. Si des réflexions ou réfractions brisent les rayons de façon qu'ils ne soient pas des lignes droites.

201. Il suit du théorème dont il s'agit et du théorème de la Note VIII, que si des rayons émanés originairement d'un point R [*fig.* 24], réfléchis ou réfractés ensuite d'une manière quelconque, sont réfractés par des surfaces S_1, S_2, S_3, etc., comme celles de l'œil, et projetés sur un tableau CC' tel que celui de la choroïde, il suffira que l'une de ces surfaces, celle S_1 par exemple, prenne, sans cesser de passer par un point p, une figure convenable d'optoïde composée, pour que les rayons admis dans l'œil se réunissent tous en un foyer F situé sur CC'.

202. On peut déjà présumer, d'après cela, que la cornée, en s'accommodant aux besoins de l'œil, doit se déformer et prendre la figure d'optoïde nécessaire, pour que la vision des objets réfléchis ou réfractés s'opère absolument comme celle des objets vus à la manière ordinaire.

203. Or, l'anatomie fournit ici de puissants arguments à cette théorie; car elle prouve que la cornée est en effet une membrane exceptionnellement soumise à un grand nombre de forces; savoir :

« Premièrement, les actions des fibres des quatre mus-
» cles droits, fibres qui, distribuées à son pourtour, agissent
» dans les plans tangents au globe : et nous ferons remar-
» quer, en passant, que ces actions sont jusqu'à un certain
» point indépendantes de l'action générale de chaque mus-
» cle pour tourner le globe dans une direction donnée ou
» pour l'allonger (*);

» Secondement, les actions des cordons rayonnants de

---

uniquement infléchies par la surface $S_1 A_1 s_1$, cette surface, en vertu de la propriété de réunir tous les rayons en F_1, est l'*optoïde composée.* Sa nature géométrique dépend des surfaces réfléchissantes ou réfringentes qui brisent les rayons et des deux points L et F_1.

(*) Ceci est extrait du n° 95 de nos Mémoires, insérés dans le tome XII du *Recueil des Savants étrangers.* Nous ignorions, à l'époque de l'impression, que Home eût attribué aux muscles droits, par l'insertion de leurs tendons au bord de la cornée (**71**), une action sur cette membrane : c'est un fait qui appuie bien positivement la doctrine importante qni nous occupe.

» l'iris, lesquelles actions sont aussi distribuées au pour-
» tour de la cornée, mais comprises, comme forces, dans le
» plan de l'iris;

» Troisièmement, les actions des cordons circulaires
» iriens;

» Quatrièmement, les actions des fibres des muscles
» obliques, lesquelles, comme dans le cas des muscles
» droits, sont jusqu'à un certain point indépendantes de
» l'action générale des obliques;

» Cinquièmement, les résistances qu'opposent aux dé-
» formations les différentes parties de la cornée et de la
» sclérotique, d'après les épaisseurs diverses que présentent
» ces membranes dans leur périphérie;

» Sixièmement, les résistances de même sorte produites
» par la conjonctive, qui adhère à la cornée, et dont la ri-
» gidité, en dehors du segment qui leur est commun, ne
» peut être sans influence sur les variations de forme du
» devant de l'œil;

» Septièmement, les actions de l'enveloppe mince et
» flasque appelée *fascia*, laquelle part du cercle extérieur
» de séparation des deux segments, enferme la partie pos-
» térieure du globe, est traversée par tous les muscles, leur
» est soudée, et produit entre eux et le pourtour de la cor-
» née une certaine solidarité de mouvements;

» Huitièmement, l'afflux plus ou moins grand du sang
» dans l'œil, ce qui, en augmentant ou diminuant la pres-
» sion intérieure, tend à rapprocher ou à éloigner le globe
» de la forme sphérique, et fournit en chaque point de sa
» surface une action nouvelle, qui change les rapports de
» toutes les autres actions, et qu'on sent en soi pendant la
» durée des observations que l'on fait avec soin. »

204. Et à ces causes on pourrait ajouter que, dans l'a-
daptation de l'œil, les surfaces des lobes du cristallin changent; que les surfaces de même densité qui existent dans le
corps vitré (267) changent aussi; que si la cornée se com-

pose de lames, comme on l'a cru (T. 29), leurs surfaces changent également, ce qui doit aussi influer sur la forme de la cornée.

205. Mais cette membrane, avec ceux des moyens de déformation que nous venons de citer qui sont absolument irrécusables, se déforme-t-elle réellement comme nous venons de l'indiquer, dans la vision des objets réfléchis ou réfractés? Il nous semble que ce qui suit résout affirmativement cette question.

Concevons qu'un spectateur placé, comme pour prendre un bain, dans une baignoire non remplie d'eau, considère un bouquet tenu en sa main à la distance de la vision distincte et à 12 ou 15 centimètres au-dessous de ses yeux, dont un soit fermé; il verra très-distinctement ce bouquet. Supposons qu'on remplisse la baignoire; que l'eau submerge le bouquet, et que rien n'ait changé ni dans l'œil ouvert, ni dans les positions respectives de l'œil et du bouquet: l'image de ce bouquet sur la rétine sera-t-elle demeurée la même? Non, car nous avons démontré que chaque point du bouquet, après la submersion, porterait sur la rétine l'image d'une petite droite de longueur finie, appelée *aigrette* (197); donc le tableau du fond de l'œil au lieu d'être peint par des points dont chacun doit avoir sa couleur, serait peint par de petites droites parallèles ayant chacune la couleur du point correspondant; donc le bouquet, peint d'une manière impropre à une vision nette, serait vu confusément. Mais on sait que, plongé dans l'eau, il est aussi bien senti que s'il était hors de l'eau; donc notre œil se modifie, à notre insu, dès que, le bouquet étant submergé, nous voulons encore le voir distinctement.

206. De pareils arguments ne peuvent pas être repoussés; il est donc prouvé que la cornée, en prenant une forme optoïdale, s'adapte aux circonstances dont il s'agit, et que l'œil est doué des qualités nécessaires pour que les rayons admis dans la pupille aient toute l'efficacité possible, malgré

les changements éprouvés par les rayons dans les réflexions ou réfractions opérées en dehors du globe oculaire.

207. On pourrait dire à la rigueur que ce n'est peut-être pas la cornée qui subit des changements ; mais, dans ce cas, il faudrait admettre qu'il s'en opère d'équivalents dans quelqu'une des autres surfaces réfringentes de l'œil, ce qui n'infirmerait en rien le fond de la théorie. Et comme on ne voit que la cornée qui soit munie des moyens convenables d'action, il faut nécessairement admettre que c'est elle, et elle seule, qui se déforme pour donner une sensation nette du point vu sur la caustique linéaire.

208. Cette solution que procure la cornée s'applique-t-elle au cas où les deux caustiques sont non linéaires? On doit le penser, puisque la question, quant à cette membrane, est toujours celle de lui faire prendre la figure d'une optoïde composée ; cependant les difficultés oculaires devant être, en général, plus grandes, puisque les rayons incidents sont plus loin de remplir la condition de diverger uniquement d'un point, comme dans le cas des objets vus directement, il faut que la déformation de la cornée ait une plus grande amplitude, et l'on conçoit que cette amplitude a ses limites.

S'il arrivait, par exemple, que les deux nappes de la caustique fussent en arrière de l'œil, les rayons incidents convergeraient vers la cornée, et il faudrait qu'elle se changeât en une surface concave vers l'extérieur, ce qui serait évidemment impossible.

209. Des expériences sur cette matière pourraient avoir beaucoup d'intérêt, mais les pénibles constructions géométriques à faire pour se rendre compte des choses feront sans doute ajourner longtemps un tel travail.

Il y a toutefois un exemple que nous avons étudié, parce que M. Arago, même dans ces derniers temps, l'opposait à nos idées sur l'achromatisme, idées qui, suivant lui, étaient renversées par cet exemple. C'est celui des points très-éclatants que l'on voit au travers d'un prisme (T. 543). Il est traité au chap. IV de notre XIVe Mémoire avec beaucoup de détail, et non-seulement il réfute l'opinion d'Arago, émise d'après Young et Wollaston, mais il confirme notre théorie des images réfléchies et réfractées.

210. Un autre exemple qui mériterait une étude faite à fond, est celui des besicles qu'emploient les myopes et les presbytes. Il est évident que les deux surfaces des verres rompent la loi des rayons incidents de chaque point qui, dans la vision ordinaire, seraient des droites passant par le point vu; il faut donc que la cornée se déforme pour que la vision soit distincte avec les besicles. Le moyen d'accommodation dû aux déformations de cette membrane est, d'après cela, d'un usage fréquent dans l'exercice de l'œil.

CHAPITRE IV.

RÉALITÉ DES SIX MODES DE CHANGEMENT DE FIGURE DE L'OEIL DANS L'ACTE DE LA VISION.

211. Il suit des trois chapitres précédents, et des quatre chapitres de la IVe leçon, que l'œil, pour s'adapter aux besoins de la vision, éprouve dans ses parties six sortes de changements lorsqu'il porte son action d'un point vu, situé à l'infini, à un autre point vu, situé entre l'infini et la distance de la vision distincte, savoir :

1º. L'allongement de l'épaisseur du corps vitré (177);

2º. L'allongement du cristallin (178);

3º. L'allongement de l'épaisseur de l'humeur aqueuse (179);

4°. La diminution du rayon de courbure de la cornée (180);

5°. La figure d'optoïde composée que prend la cornée (206);

6°. L'action de l'iris, qui rétrécit ou élargit la pupille (169).

212. Les quatre premiers de ces six changements, établis par les faits cités aux n°s 160-176, n'ont sans doute ici aucun besoin de confirmation; cependant, nous ajouterons deux observations à celles sur lesquelles nous nous sommes appuyé. L'une, c'est qu'il convenait, pour que l'œil se déformât avec facilité, qu'un des milieux qu'il renferme fût liquide, et que ce liquide fût en contact avec le cristallin, qui est le corps qui se déforme le plus : or, ce milieu est l'humeur aqueuse, laquelle agit sans frottement sur la capsule pour se répartir dans la chambre postérieure, en raison des rapports nécessaires pour chaque cas d'adaptation.

213. L'autre observation porte sur ce que les quatre premières déformations du n° 211 laisseraient fort imparfaite la vision des objets réfléchis et réfractés, si la cornée n'avait pas la propriété de prendre, à l'aide de nombreux moyens d'adaptation (203), la forme qui convient pour donner une image dessinée par des points, et non par des aigrettes (205). Cette propriété n'a pas seulement l'avantage d'expliquer les images réfléchies et réfractées d'une manière pleinement satisfaisante; on verra, par la suite, qu'elle est d'une très-haute importance, notamment en ce qui concerne la vision nocturne (358).

214. Quant aux changements que l'iris éprouve, ils ne peuvent pas être méconnus (139); mais nous n'avons pas pu, dans ce qui précède, nous occuper de cet organe comme il convient. Ce sujet sera traité dans le ch. IV de la leçon précitée.

215. Cependant on peut, dès à présent, conclure de ce

que les déformations de l'œil citées plus haut (211) pourvoient à des besoins manifestes de la vision; de ce qu'elles découlent de l'organisation anatomique du globe oculaire; de ce qu'elles sont très-petites; de ce qu'il est prouvé par le calcul que, malgré leur petitesse, elles suffisent pour maintenir la vision nette, dans la direction de l'axe, à toutes les distances où nous voyons avec perfection; enfin, de ce que la théorie des images réfléchies et réfractées est exactement expliquée, que les six changements de figure, énumérés n° 211, existent réellement et doivent désormais être hors de contestation.

Il sera parlé, plus loin, d'un septième moyen d'adaptation, non de l'œil, mais des deux yeux (451).

SIXIÈME LEÇON.

VISION DANS LES DIRECTIONS OBLIQUES A L'AXE ET DANS L'AXE.

CHAPITRE PREMIER.

CRISTALLIN DE MOINS EN MOINS DENSE DE L'EXTÉRIEUR AU NOYAU.

216. Admettons d'abord l'idée reçue, dans la première moitié de ce siècle, que les lobes du cristallin sont de plus en plus denses en approchant du centre, et, de plus, qu'il n'ait qu'un nombre très-limité de lobes, cinq ou six par exemple.

Cela posé, soit LM [*fig.* 21] un rayon, oblique par rapport à l'axe, situé dans un lobe quelconque, numéroté k en partant de l'extérieur, et tangent en un point B à la surface ABC du lobe intérieur voisin, dont $k + 1$ sera le numéro. Il est clair que tous les rayons situés, comme lm, au delà de LM, seront réfractés en m et n par le lobe $k + 1$, tandis que les rayons tels que $l'm'$, situés en deçà de LM, ne seront aucunement brisés jusqu'à leur sortie en m' du lobe k; d'où l'on voit que les rayons tels que lm et $l'm'$, qui font partie d'un même faisceau en quittant la surface $l'Ll$, appartiennent à deux pinceaux différents en sortant de la surface $m'Mo$.

217. De là il faut conclure que les rayons qui traversent le lobe n° 1, et qui évitent le lobe n° 2, éprouvent dans le lobe n° 1 deux réfractions et forment un pinceau isolé Ff [*fig.* 23], à la sortie du cristallin; que ceux qui, en dedans de ce pinceau, évitent le lobe n° 3, sont réfractés quatre fois et sortent en formant un pinceau isolé Ff', et que, en définitive, le faisceau émergent se trouve divisé, en arrivant au corps vitré, en autant de pinceaux isolés qu'il y a de lobes dans le cristallin.

218. Pour connaître ce sujet plus à fond, nous avons construit, au moyen des surfaces que nous nommons *antécédentes* et *conséquentes* (R. t. I, 137-140), la forme de l'image de la rétine pour l'œil mesuré par Krause et représenté *fig.* 1. Nous avons choisi nos indices de façon que le foyer d'un point rayonnant fort éloigné situé sur l'axe fût sur la rétine; l'image correspondait à un point aussi fort éloigné placé à 30 degrés du même axe, et nous opérions sur une échelle de vingt fois la grandeur naturelle. Avec ces données, qui sont détaillées dans notre VIe Mémoire, dont l'insertion dans le *Recueil des Savants étrangers* est ordonnée, nous avons trouvé que l'image se composait d'une partie orbiculaire $vxyz$ [*fig.* 15], correspondant au noyau, et d'un croissant MNP, correspondant au lobe unique enveloppant, lobe dans lequel Krause n'a pu distinguer qu'une seule couche. La distance de N en z était, avec l'échelle de grandeur naturelle, de 2^{mm}65.

219. Ces résultats sont pleinement d'accord avec ce qui précède (216-218), et ils font voir que si l'on avait n lobes, y compris le noyau, l'image nZ [*fig.* 16] serait formée de $n-1$ croissants et d'une partie orbiculaire, les écartements des n images partielles étant des quantités finies. De plus, il est aisé de voir que chacune de ces images partielles serait irisée de violet, indigo et bleu du côté interne, et de rouge, orangé et jaune du côté externe, les franges ayant des largeurs calculables.

Il est évident qu'avec de telles images la vision serait confuse, et que les faits admis répugnent absolument.

220. Maintenant considérons que, d'après Leuwenhoeck, le cristallin de l'homme paraît avoir 2000 couches; que M. Brewster en a trouvé aussi 2000 dans celui de la mo-

rue (171 et 172); et admettons, comme fait rationnel bien établi, que la substance cristalline varie de densité par degrés insensibles. Enfin, supposons que la densité s'accroisse de l'extérieur au centre. Le premier lobe brisant les rayons deux fois; le premier et le second ensemble quatre fois; le premier, le second et le troisième ensemble six fois, et ainsi de suite, le faisceau émergent, pour un point rayonnant placé obliquement par rapport à l'axe, s'épanouira dans le sens du méridien de l'œil, et tout ce qu'on peut admettre de moins défavorable à la vision, dans le cas dont il s'agit, c'est que la partie orbiculaire $vxy\,Z$ [*fig.* 16] se réduise à un point matériel, et que les hauteurs des croissants soient égales à la largeur de ce point, ce qui donne une image linéaire d'une longueur finie dirigée suivant le méridien, laquelle est rouge du côté de l'équateur et violette vers le pôle. C'est une image encore inadmissible.

221. Et il résulte de là nécessairement que le cristallin ne peut pas s'accroître en densité de l'extérieur au centre. Mais, comme cette conclusion contredit les idées reçues, et qu'elle est d'une haute importance, nous devons nous appliquer à la rendre dès à présent bien plausible, la suite devant toutefois l'établir très-positivement.

Soit Pm [*fig.* 28] un rayon incliné avec l'axe AB du cristallin, et arrivant sur la cornée $c\,Am$ d'un point rayonnant blanc P, placé à une distance quelconque plus grande que $0^{m}.25$. Ce rayon se réfrangera en m; le rouge prendra une direction mn, et le violet une direction mn'. Après l'entrée dans le cristallin, supposé de plus en plus dense en partant de l'extérieur, les rayons mn, mn', prendront de nouvelles directions, et, brisés par chaque lobe, ils décriront des courbes nsr, $n's'v$, jusqu'à leur entrée en r et v dans le corps vitré. Et comme le rayon violet $n's'v$ passera plus près du centre C, il rencontrera plus de lobes; donc il sera plus courbé que le rayon rouge nsr : donc le pinceau correspondant au rayon P*m* se sera élargi de plus en plus en traversant, 1° la cornée; 2° l'humeur aqueuse; 3° le cristallin.

222. Or, on s'était persuadé, en restreignant l'examen à ce qui concerne le point vu sur l'axe optique, que l'appareil composé de ces trois milieux était un appareil éminemment concentrateur et tout à fait propre à rendre les images obliques et plus nettes et plus vives : on voit qu'il en est autrement, et que cet appareil, au contraire, serait disposé de manière à rendre confuses toutes les images des objets placés obliquement; et l'on verra bientôt qu'il aurait même cet inconvénient quant à la vision du point rayonnant situé sur l'axe optique (336).

223. Mais que faudrait-il pour que l'appareil antérieur du globe eût les avantages qu'on lui supposait? Il faudrait la condition opposée à l'hypothèse que l'on a admise, c'est-à-dire des couches diminuant de densité à partir de l'extérieur et allongeant les distances focales. Peut-être que des personnes qui ont adopté trop légèrement les idées de Young n'accepteront pas sans difficulté, malgré le suffrage de l'Académie, cette décroissance de densité des couches; toutefois, allons en avant, et tous les doutes, nous l'espérons, s'évanouiront peu à peu.

Soient mn et $m'n'$ [*fig.* 18] deux rayons réfractés par la cornée, émanant, comme au n° 221, d'un point rayonnant éloigné de l'œil de $0^m.25$ au moins, et rencontrant le cristallin en n et n'. A chaque réfraction des couches cristallines ces rayons s'infléchiront, et ils décriront dans ces couches des courbes nvo, $n'v'o'$, dont les convexités seront tournées vers le centre C des lobes; et comme le rayon $m'n'v'o'$ passe plus près de ce centre que le rayon $mnvo$, il rencontre plus de lobes, il est celui qui éprouve le plus d'infléchissements, et qui, par conséquent, présente de nn' en oo' la courbure la plus forte. Les rayons mn, $m'n'$ se rapprochent donc l'un de l'autre en décrivant les lignes nvo,

$n'v'o'$, et l'on conçoit que, à leur entrée dans le corps vitré, en o et en o', ils peuvent, avec leurs voisins, si la dégradation des densités des couches est convenable, se trouver dans les conditions nécessaires pour former un foyer F sur la rétine, soit avec un corps vitré homogène, soit avec un corps vitré croissant de densité, mais dans une faible proportion (267), en approchant de la rétine.

224. Cette disposition du cristallin ne serait-elle pas, jusqu'à un certain point, incompatible avec ce que nous avons dit précédemment (211-215) sur les déformations qui maintiennent la vision nette à toutes les distances ? On peut voir par la Note VII qu'il y a des indices admissibles au moyen desquels la petitesse des déformations dont il s'agit peut se maintenir parfaitement.

Nous croyons, d'après cela, qu'on ne doit plus hésiter entre les idées qui étaient acceptées sur le cristallin et la réalité du décroissement des indices des lobes en partant de l'extérieur. Ce décroissement sera justifié encore dans ce qui suit par des faits nombreux ; mais on verra que, en ce qui tient au noyau et à la couche qui l'enveloppe, la densité s'accroît, comme on le croyait, en approchant du centre des lobes (444).

CHAPITRE II.

AMPLEUR ET ÉTROITESSE DES PINCEAUX.

225. Figurons-nous qu'avec un œil bien constitué on considère un point rayonnant P situé, par exemple, à $0^m.5o$ de distance. Les conditions d'adaptation étant réalisées (215), il y aura sur la rétine un foyer de rayons normaux à une calotte finie de sphère ; c'est-à-dire que la portion de cornée qui réfractera ces rayons sera une optoïde

(202 et 206), et que les points de contact de l'axe et des deux caustiques (192 et 248, *prop.* IV), points que nous appellerons φ et ψ, se trouveront réunis en un seul F.

226. Soient maintenant P′, P″, P‴,...., d'autres points rayonnants situés à la même distance, dans des directions de plus en plus inclinées avec l'axe jusqu'à la limite de 90 à 98 degrés du champ de la vision, qui est chez l'homme à peu près le même que chez le lapin (98).

Pour un quelconque P^n de ces points, l'œil étant toujours fixé sur le point P, la cornée ne pourra pas être une optoïde réunissant les foyers φ^n et ψ^n sur la rétine; car il faudrait qu'il en fût de même pour tous les autres points rayonnants P′, P″, etc., ce qui exigerait qu'elle eût à la fois toutes les figures optoïdales différentes (200) propres à réunir, pour chacun d'eux, les rayons admis par la pupille en un même point : donc il n'y aura qu'un des foyers φ^n ou ψ^n, soit φ^n, qui puisse être sur la rétine.

227. Quelle sera la nature géométrique de ce foyer φ^n? Il est aisé de voir que, pour le point P^n, l'axe du pinceau touchant les deux nappes de la caustique en des points séparés, le foyer φ^n sera un point comme le point o' [*fig.* 13], réunissant en toute rigueur seulement deux rayons (186), savoir : l'axe Wo et le rayon voisin $v'o'$. Mais il est évident que cet axe Wo se trouve entouré de rayons qui, sans le rencontrer, passent fort près du point o'.

Or, pour nos organes, dont la sensibilité est limitée, tous les rayons d'un petit pinceau dont Wo est l'axe, concourent au foyer o'. Toutefois, cette sensibilité, toute limitée qu'elle soit (384), étant très-notable, on conçoit que ce pinceau, pour des points un peu éloignés du point idéal P, doit être extrêmement étroit.

228. Partons de ce point idéal P, pour lequel les foyers φ et ψ sont réunis, et considérons un point P′ très-rapproché de P. La facette d'optoïde qui donnait le foyer F ne différera pas sensiblement de celle qui donnerait un foyer

F′ pour P′; donc les deux foyers $\varphi′$ et $\psi′$ ne seront séparés que par un très-petit intervalle, et, conséquemment, ils participeront jusqu'à un certain point, à l'avantage du pinceau principal de correspondre à une petite calotte de sphère. Mais, à mesure que les points P″, P‴, etc., seront plus éloignés de P, les foyers φ et ψ seront plus écartés; ils participeront moins à l'avantage dont il s'agit, et les images efficaces projetées sur le fond de l'œil seront peintes par des pinceaux extrêmement étroits, enfermés dans une sorte de fourreau de rayons inutiles dont nous parlerons plus loin (239 et 426).

229. D'autres considérations vont éclaircir et confirmer cette doctrine, et nous nous hâtons, pour la faire apprécier, de citer deux faits qui sont complétement en harmonie avec elle.

Le premier consiste à observer un objet, tel qu'un arbre, par un trou d'épingle percé dans une carte. On sait que cet objet, dès que le trou acquiert 1 millimètre ou $1^{mm}.20$ de diamètre, est vu à peu près aussi purement qu'à l'œil nu, quoique la vision puisse alors être gênée par la diffraction exercée sur les bords du trou. D'un autre côté, remarquons bien que le pinceau correspondant au point vu sur l'axe optique est le pinceau pour lequel la cornée use de toute sa puissance d'adaptation, et que, si ce pinceau n'a pour base qu'un cercle de $1^{mm}.00$ à $1^{mm}.20$ de diamètre, on peut dire que les pinceaux correspondants aux points rayonnants notablement écartés de P ne sont en quelque sorte que des filets de lumière (*).

____

(*) On nous a fait observer qu'avec les diamètres de $1^{mm}.00$ à $1^{mm}.20$ du pinceau efficace sur la cornée, on ne s'expliquerait pas les deux images que donnent, pour un point vu, les deux trous d'épingles d'un optomètre (131), lesquels trous sont ordinairement écartés d'une largeur presque égale à celle de la pupille : c'est vrai. Il faut conclure de là, suivant nous, que la base optoïdale s'agrandit quand l'objet vu se rapproche beaucoup de la distance de la vision distincte. En effet, l'œil étant alors plus allongé, la force constrictive (168) de l'iris UV [*fig.* 25] agit sur la cornée D*n*V sous un

Le second fait se rapporte à la construction et à l'emploi de diverses lunettes. On sait que l'ouverture par laquelle la lumière arrive de l'oculaire à l'œil, n'a quelquefois que la grandeur d'un trou d'épingle, et que, malgré les petits mouvements que prend la tête de l'observateur, cette grandeur suffit à la vision (*).

230. Voici d'autres faits, déduits des expériences sur les yeux du lapin albinos mort. La cessation de la vie empêche l'adaptation; donc il n'y a dans les expériences relatives à ces yeux, ni pinceau principal d'une notable ampleur, ni foyer principal d'une intensité maximum. Et il arrive en effet que des bougies placées à $0^m.5o$ en avant de l'œil ont des images pareilles et d'une même intensité, soit que ces bougies soient sur l'axe, près de cet axe, ou à 80, 90 et 95 degrés de distance angulaire.

---

angle nVU plus grand, ce qui augmente sa puissance; d'un autre côté, la vision acquérant sur l'axe une très-grande importance à la distance $d = 0^m.25$, il est probable qu'à cette distance le pinceau efficace a plus d'ampleur; enfin, tout cela concorde avec ce qui est dit plus loin sur l'adaptation optoïdale (361).

(*) Pourquoi, dans ces petits mouvements inévitables, l'objet ne cesse-t-il pas d'être vu avec netteté? Cette question difficile ne paraîtra peut-être pas insoluble aux personnes qui se pénétreront des idées émises dans notre IXe leçon.

Nous avons remarqué plusieurs fois qu'un microscope étant monté à notre point pour voir un objet, si nous nous occupions de quelque autre chose et qu'ensuite nous revinssions à cet instrument, notre vision était alors défectueuse et qu'il fallait un certain temps pour qu'elle redevînt satisfaisante. Or, il nous semble que l'adaptation à la distance s'opère avec rapidité, et que, en conséquence, on doit présumer que c'est l'adaptation optoïdale qui, par le temps qu'elle exige pour s'opérer au moyen d'une sorte de tâtonnement, éloigne le moment où l'on commence à bien voir. D'un autre côté, il faut considérer que la vision avec un microscope étant difficile par le défaut de lumière, lequel oblige à éclairer vivement l'objet, la calotte optoïdale de la cornée doit avoir une forte ampleur (361); d'où il suit que si cette ampleur donne sur la cornée une calotte optoïdale plus grande que celle qui répond au pinceau envoyé par le microscope, les mouvements de l'observateur, tant qu'ils ne font pas sortir cette dernière calotte de la première, n'empêchent pas le foyer d'être toujours le même : c'est-à-dire celui qui répond à la calotte optoïdale.

231. Il y a plus, c'est que, ainsi que l'a constaté M. Magendie (*Précis élémentaire de Physiologie*, p. 63, 1re édition), la bougie étant placée dans une même direction, quelle que soit cette direction, à une distance variable au-dessus de 12 à 15 centimètres, elle a toujours une image de même intensité (235). Or, si cette image était donnée par un foyer rigoureux, elle serait très-vive pour la bougie rapprochée et beaucoup moins intense pour la bougie éloignée.

232. Nous sommes, d'après cela, fondé à dire que, dans l'œil mort, le foyer de chaque point de l'image n'est pas même un foyer comme le foyer o' [*fig.* 13], composé d'un rayon v' o' rencontrant l'axe Wo et de rayons très-voisins (227); c'est ce que nous avons appelé, dans nos Mémoires adressés à l'Académie, un *foyer confus*, produit par un pinceau étroit rencontrant la rétine dans l'*intervalle focal* (495) des points φ et ψ, ou près de cet intervalle. On doit donc distinguer dans l'œil humain adapté à la vision d'un point P, 1° le foyer pur, intense, représentant ce point, lequel foyer correspond à une calotte de grandeur finie optoïdale de la cornée : nous l'appellerons le *foyer principal* ou *de premier ordre*; 2° les foyers correspondants aux points rayonnants qui, voisins du point P, sont confus aussi, mais participent, pour nos organes qui n'exigent pas le concours rigoureux des rayons, de l'intensité du foyer principal : nous donnerons à ces foyers confus le nom de *foyers de second ordre*; 3° les foyers relatifs aux objets qui ne participent pas à l'avantage dû à la petite calotte d'optoïde qui sert de base au pinceau principal : ces foyers, conformément à ce qui précède, seront des *foyers confus* ou *de troisième ordre*.

233. A ces trois ordres de foyers correspondent évidemment trois ordres de pinceaux, savoir : le *pinceau principal*, les *pinceaux secondaires* et les *pinceaux tertiaires*, ces derniers donnant les foyers confus, qui peignent la partie du tableau confinant à l'équateur, laquelle prendra le nom de *zone équatoriale*. Celle qui contient les foyers du

second ordre s'appellera la *zone centrale*; et il faut bien remarquer que le foyer principal n'appartient pas à cette zone : il forme à lui seul une troisième zone que nous nommerons la *zone polaire*.

CHAPITRE III.

EXPÉRIENCES SUR L'ÉTROITESSE DES PINCEAUX.

234. Nous sommes arrivés théoriquement, dans le chapitre qui précède (225-228), à établir l'étroitesse des pinceaux qui, dirigés en tous sens, servent à peindre l'image de la rétine, et nous avons appuyé (229-231) cette théorie de plusieurs expériences. D'autres expériences, dont nous avons rendu compte avec détail dans notre XVe Mémoire, les unes relatives au mort et les autres au vivant, portent sur ce sujet une évidence complète.

235. Expériences *faites sur les yeux du lapin albinos.* — Le diamètre de l'œil observé était d'environ 15 millimètres, et celui de la pupille se trouvait double de sa longueur dans le vivant; il était de 7 à 8 millimètres. La distance de la vision distincte, d'après l'observation, était de 11 à 12 centimètres. Nous opérions dans une chambre obscure; et une très-petite bougie, à quelque distance qu'elle fût, entre 0^m.12 et 1^m.50, avait toujours des images affranchies d'irisation et de même netteté, soit dans les directions de l'axe, soit dans les directions perpendiculaires à cet axe, soit dans les directions obliques. Pressé d'arriver à l'examen que nous avions particulièrement en vue, nous n'avons pas porté l'éloignement de la bougie à plus de 1^m.50.

Ajoutons que l'œil, à la fin des expériences, devenant très-sensiblement flasque par déperdition de liquide, au delà d'une certaine limite, on cessait de distinguer, dans l'image, la bougie, la mèche et la flamme.

236. Voici maintenant l'expérience principale. En avant et tout auprès d'une petite lampe, on place un écran percé d'un trou d'épingle d'environ $\frac{1}{5}$ de millimètre de largeur; l'image vive de ce trou se voit sur la rétine et elle est environnée d'une auréole. Le diamètre de l'auréole nous a paru être de 3 millimètres. En agrandissant le trou d'épingle, l'auréole conservait sa largeur et l'image vive du trou s'élargissait.

237. Au pourtour extérieur de l'auréole se voyait, mais très-faiblement, une frange irisée.

238. En rétablissant peu à peu la clarté dans le lieu de l'observation, on voyait l'auréole s'affaiblir, et la chambre étant enfin bien éclairée, on ne voyait plus que l'image vive du centre.

239. Ces faits, comme on doit le voir, concordent parfaitement avec la théorie du chapitre précédent et justifient tout à la fois l'étroitesse des pinceaux efficaces et l'existence, autour de chaque pinceau, d'un fourreau composé de deux gaines de rayons dont l'une, intérieure, est de la couleur du point rayonnant, et l'autre, placée à l'extérieur, formée de rayons différemment colorés (**228**), qui irisent son pourtour.

240. Expériences *relatives à une raie noire observée à l'œil nu ou avec l'optomètre.* — Ces expériences sont exposées dans le chapitre VI de notre XIVe Mémoire. Young et Wollaston avaient remarqué que la raie vue était irisée. Il est clair, en effet, que les cercles colorés entourant l'extérieur de l'auréole, doivent, par leur croisement sur l'image en raccourci de la raie, acquérir une certaine intensité susceptible de les rendre perceptibles, et c'est ce qui arrive. Les franges sont très-apparentes et elles existent tout le long de la raie.

241. En soumettant à cette expérience des raies de 1, 2 ou 3 millimètres de largeur, tracées sur un papier blanc, les cercles qui correspondent aux deux bords blancs contigus à ces raies ont leurs centres disposés autrement que dans le cas précédent, et la coloration des franges n'est pas la même. Enfin, si la raie est tout simplement formée par le bord en ligne droite d'un papier blanc collé sur un papier noir, il n'y a qu'une série de cercles au lieu de deux, et les franges prennent de nouvelles nuances. Cela se comprend ; car la grosseur de la raie changeant l'écartement des deux séries de cercles colorés, les nuances doivent nécessairement se modifier, ainsi que dans le cas où il n'y a qu'une seule série de ces cercles.

242. Mais il n'y a que les observateurs qui ont une très-bonne vue, chez lesquels existe la faculté de bien percevoir les couleurs des franges. Le défaut très-commun d'avoir pour l'œil des portées diverses (304) brouille toutes les couleurs et empêche, lorsqu'il est un peu prononcé, que les franges soient apparentes.

CHAPITRE IV.

DU TABLEAU ENTIER QUE PRÉSENTE LA RÉTINE.

243. Il résulte péremptoirement de ce qui précède que le tableau de la rétine dans le vivant présente : 1° un point vivement peint, qui est le foyer correspondant au point vu sur l'axe et auquel nous donnons le nom de foyer principal (232) ; 2° autour de ce foyer une zone centrale (233) de points dont l'intensité décroît à mesure qu'on s'éloigne du centre ; 3° une zone extérieure ou équatoriale (233) dont les points donnés par des foyers confus, ont tous une même intensité, comme dans l'œil mort du lapin, laquelle intensité se fond avec celle de la zone centrale. Les divers degrés d'éclat des points de ce tableau, ainsi qu'on le verra tout à l'heure (245-247), sont tout à

fait convenables pour donner un sentiment juste et précis d'un ensemble d'objets.

244. On peut toutefois trouver très-surprenant que des points donnés par des foyers confus de pinceaux efficaces fort étroits puissent former un pareil tableau : c'est une idée en effet qu'on était loin de se faire avant la présentation de nos Mémoires; mais elle ne doit nullement répugner. Et d'abord il est clair que puisque les points des images de la rétine, dans le lapin albinos mort, ne sont autre chose que de tels foyers, un peu affaiblis par la dessiccation de la cornée et par l'attouchement des mains quand on prépare le globe, ces foyers, dans le vivant, ont une intensité suffisante pour donner le sentiment des objets, puisque les images de l'œil du lapin sont très-sensibles et très-belles.

245. Il y a plus, c'est que la peinture produite, au moyen de foyers confus, de tous les points du tableau de la rétine, donne à ce tableau des avantages de premier ordre dont il se serait trouvé privé par toute autre combinaison (impossible suivant ce qu'on a vu n°s 226 et 231, mais que nous admettons par hypothèse) propre à donner des foyers qui eussent, comme le foyer principal, une très-grande précision. En effet, chaque foyer de la rétine, dans ce cas, se serait rapporté à un point rayonnant d'un éloignement déterminé, et la vision d'un grand ensemble d'objets différemment éloignés aurait été défectueuse.

246. Pour éclaircir ce point, supposons l'œil composé de manière que tous les foyers de l'image répondant à des éloignements déterminés, il soit adapté, par exemple, à la vision d'un point ou d'un objet situé à une distance D, sa figure conviendra pour qu'on voie le mieux possible les objets situés sur une certaine surface que nous supposerons être la sphère du rayon D. Or, si le champ de la vision ne présentait que des points rayonnants situés à peu près à cette distance, et qu'ils fussent tous peints sur la rétine avec

des foyers non confus, l'ensemble serait bien vu. Mais admettons qu'un de ces objets, placé dans une direction oblique, se rapproche ou s'éloigne, et parcoure tout l'espace depuis la distance de $0^m.25$ jusqu'à l'infini, les foyers précis relatifs à cet objet cesseraient d'être sur la rétine; ainsi l'objet deviendrait confus : il formerait dans l'ensemble une masse embrouillée, une sorte de tache.

246 bis. Bien plus, pour une certaine distance, les foyers seraient oblongs dans une direction déterminée, parce qu'ils seraient de l'espèce du foyer o' [*fig.* 13], donné par deux rayons $Vo, v'o'$, se coupant rigoureusement, et situés dans un plan $o'Vv'$; et, pour une autre distance, les foyers, situés dans des plans tels que le plan oVv, rectangulaire sur $o'Vv'$, seraient oblongs dans le sens perpendiculaire à la direction du premier. Ainsi, les objets, selon leurs éloignements, seraient vus les uns bien, les autres mal, ceux-ci peints d'une façon, ceux-là d'une autre, et tous fort embrumés.

247. Imaginons que l'objet soit un convoi de wagons, s'éloignant sur un chemin de fer, et vu obliquement pendant que les yeux sont fixés sur un même point rayonnant; nommons R un point du convoi, et désignons par φ et ψ les points de l'axe du pinceau correspondant au point R, suivant lesquels il touche les deux nappes de caustiques formées par les rayons de ce pinceau. Le convoi étant très-rapproché, les caustiques seraient au delà de l'œil, les foyers φ et ψ ne seraient ni l'un ni l'autre sur la rétine, et le convoi serait mal vu. Un peu plus éloigné, l'un des foyers φ serait sur le tableau, les images seraient dessinées par des points oblongs, horizontaux par exemple, et l'objet, vu tout autrement que tout à l'heure, ne serait pas net. Pour une distance plus grande, les foyers redeviendraient confus et l'image changerait. Cette distance augmentant de nouveau, le foyer ψ serait juste sur la rétine, et l'image serait peinte par des foyers oblongs dans le sens vertical : ce qui changerait l'aspect, lequel changerait encore pour de plus grands éloignements du convoi : c'est-à-dire que l'apparence de ce convoi aurait cinq sortes d'aspects, ce qui donnerait un mécanisme de vision très-vicieux, que le grand Architecte a su parfaitement éviter.

248. Les faits précédents, relatifs aux pinceaux qui peignent l'image de la rétine, peuvent être établis rigoureusement comme il suit :

Proposition I. — Pour qu'une surface réfringente S, passant par un point π, réfracte en un même foyer F les rayons homogènes émanés d'un même point rayonnant L, il faut : 1° si les rayons vont directement du point L à la surface S et de cette surface au point F, qu'elle soit une surface de révolution engendrée par une optoïde simple (200, Note), dont nous avons donné l'équation (R., t. XII, 16 *bis*); 2° si les rayons sont réfléchis ou réfractés, entre les points L et F, ailleurs que sur la surface S, que cette surface soit une optoïde composée, dont la construction est géométriquement possible (R., t. XII, p. 93).

Proposition II. — *Corollaire*. Si la surface S n'est pas optoïdale, les rayons réfractés, toujours supposés homogènes, au lieu de donner un foyer F donneront deux foyers φ et ψ, tels que le foyer o' de la *fig.* 13, réunissant, en toute rigueur, chacun deux rayons seulement situés dans deux plans rectangulaires entre eux (186).

Proposition III. — *Théorème*. Pour que les points vûs en nombre infini, du champ de la vision, fussent peints sur la rétine au moyen de pinceaux d'une étendue finie en largeur, il faudrait que la cornée prît à la fois toutes les formes optoïdales différentes qui conviennent pour chacun de ces points : c'est impossible ; donc les points de l'espace, en général, ne peuvent pas se peindre sur la rétine au moyen de foyers précis et de pinceaux d'une ampleur finie.

Proposition IV. — Comme les forces principales qui sollicitent la cornée pour la rendre optoïdale sont réparties autour de sa base, elle ne peut prendre, à chaque instant, que la forme correspondante à une seule et unique optoïde; donc il n'y a qu'un seul point L du champ de la vision qui, en toute rigueur, et avec des rayons homogènes, puisse être peint par un foyer F, réunissant les foyers φ et ψ, de telle sorte que la base de ce pinceau sur la cornée ait une étendue finie. Les autres points de l'espace sont peints par des foyers confus (232).

Les trois premières de ces quatre propositions sont démontrées mathématiquement; la dernière est établie par des considérations puissantes de physique et de physiologie, et elles conduisent à ce que nous avons dit du foyer principal (232) et des deux ordres de foyers confus (233), c'est-à-dire à ce qui constitue la théorie des pinceaux efficaces les uns amples et les autres étroits. Cette théorie n'est donc pas une hypothèse; c'est un fait scientifique démontré et que confirment les expériences (234-242).

248 *bis*. Remarque. — Ces considérations lèvent toutes les difficultés qu'on se faisait relativement à l'aberration de courbure (T. 93). Elles font voir (245) que l'on pouvait, dès le temps de Kepler, poser en principe, à priori, que les foyers du fond de l'œil n'étaient pas formés, pour chaque point rayonnant, de tous les rayons admis dans la pupille, fait qui est devenu plus manifeste encore par l'expérience de M. Magendie (231), publiée en 1816. Mais on n'a fait aucune attention à cette expérience, parce que, faute de connaître l'adaptation optoïdale, qui donne les foyers par le moyen desquels la zone centrale de la rétine est peinte, on ne pouvait s'élever à l'idée si nouvelle, si étrange même, des pinceaux étroits qui, avec des foyers confus, peignent la zone équatoriale (233).

SEPTIÈME LEÇON.
ACHROMATISME DE L'OEIL.

CHAPITRE PREMIER.
CONSIDÉRATIONS GÉNÉRALES. — ACHROMATISME DE L'OEIL PAR VOIE DE COMPENSATION DE RÉFRANGIBILITÉS.

249. CONSIDÉRATIONS *générales*. — Si, dans une chambre obscure, on fait entrer un faisceau *mn* (*fig.* 27) de rayons solaires, par un très-petit trou fait dans un volet de cette chambre, et qu'on reçoive ces rayons sur un prisme de verre ABC, ils se séparent en rayons diversement colorés divergents, lesquels à leur rentrée dans l'air, de *v* en *r*, se brisent une seconde fois, et sortent en accroissant de nouveau leurs angles de divergence. Un écran blanc PQ étant placé le plus loin possible dans la direction des rayons émergents, ils peignent sur cet écran une image allongée RV, et cette image varie de couleur par degrés insensibles en passant du rouge, à l'orangé, au jaune, au vert, au bleu clair, à l'indigo et au violet, c'est-à-dire dans l'ordre même et avec les nuances exactes de l'*arc-en-ciel*, qui se produit, non pas par le moyen de prismes, mais par des effets de réfraction causés par des gouttelettes d'eau (S. 425).

250. On donne à l'image dont il s'agit, le nom de *spectre solaire*; le phénomène qui le produit s'appelle la *dispersion*; la propriété des rayons colorés de se séparer ainsi constitue la *réfrangibilité*, et l'on dit des rayons séparés qu'ils se sont *réfrangés*.

251. Si, avant qu'ils arrivent à l'écran PQ, on place

une lentille dans leur direction et qu'on reçoive l'image sur l'écran en deçà du foyer, ils se trouvent rapprochés et donnent du blanc; d'où l'on voit que la composition de la lumière blanche se démontre physiquement, par le prisme qui en fait l'analyse, et par la synthèse qu'on opère au moyen d'une lentille.

252. Ce dernier moyen s'applique aussi à la combinaison des couleurs deux à deux. Pour combiner le rouge et le vert, par exemple, on fait des trous dans l'écran à l'endroit de ces couleurs; par l'un de ces trous il passe des rayons rouges, par l'autre des rayons verts, et une lentille les réunissant tous, ils donnent du blanc. On reconnaît de même que l'orangé et le bleu, le jaune et le violet produisent aussi le blanc. On appelle *couleurs complémentaires*, les couleurs qui se complètent mutuellement pour donner du blanc.

253. Deux couleurs qui, dans le spectre, n'en comprennent qu'une, comme le rouge et le jaune, le jaune et le bleu, etc., donnent mélangées la couleur intermédiaire. Ces couleurs reçoivent le nom de *couleurs supplémentaires*.

254. Supposons maintenant que l'on substitue au trou du volet une fente composée de points d'une certaine étendue, ou plutôt de cercles A, B, C,..., Z, d'un quart de millimètre de hauteur, par exemple, placés les uns au-dessous des autres et se touchant deux à deux. Ces points A, B, etc., donneront sur l'écran des spectres a, b, c,..., z. Pour apprécier leurs effets de coloration, représentons-les [*fig.* 26] par des lignes verticales a, b, c, etc., la première a correspondant au cercle A, la seconde b au cercle B, et ainsi de suite; marquons sur ces lignes par des traits alternativement pleins et ponctués r, o, j, v, etc., les couleurs rouge, orangé, jaune, etc., de chaque spectre; donnons aux traits r, o, j, etc., des longueurs à peu près proportionnelles aux largeurs des sept couleurs principales sur le spectre solaire, et supposons que le diamètre $0^{mm}.25$, des points qui compo-

7

sent la fente, soit tel que les spectres b, c, d, etc., soient chacun, dans le faisceau émergent, plus bas que celui qui le précède d'une hauteur égale à la longueur r du rouge. Cela posé, les lignes a, b, c, etc., étant prolongées jusqu'à leurs extrémités inférieures, il est aisé de voir que les spectres partiels formant une image unique, on aura, pour une hauteur $\sigma\pi$, dans la verticale d du rouge, dans la verticale c de l'orangé, dans la verticale b du jaune et dans la verticale a du vert; d'où l'on voit que l'image, sur les lignes horizontales de la figure, sera, savoir :

En haut de
$\begin{cases}
a \text{ — rouge.} \\
b \text{ — rouge, rouge-orangé.} \\
c \text{ — rouge, rouge-orangé, jaune.} \\
d \text{ — rouge, rouge-orangé, jaune, vert.}
\end{cases}$

. . . .

Au milieu de
$\begin{cases}
m \text{ — rouge, rouge-orangé, jaune, vert,} \\
\quad \text{bleu, indigo-violet, violet.}
\end{cases}$

. . . .

En bas de
$\begin{cases}
v \text{ — violet, violet-indigo, bleu, vert.} \\
x \text{ — violet, violet-indigo, bleu.} \\
y \text{ — violet, violet-indigo.} \\
z \text{ — violet.}
\end{cases}$

Or, le mélange de toutes les couleurs donnant le blanc, ainsi que celui des couleurs complémentaires, et une couleur étant produite par les deux couleurs qui l'avoisinent dans le spectre solaire, on comprend que la partie moyenne de l'image sera blanche, que l'extrémité supérieure sera d'un rouge pur, suivi de jaune et de vert qui viennent se perdre dans le blanc, et qu'à l'extrémité inférieure on aura du violet, précédé de violet-bleu et de bleu tendant au vert.

D'après cela, si l'on regarde au travers d'un prisme vertical, dans un appartement très-éclairé, des bandes verticales blanches, on s'expliquera aisément les belles franges, colorées comme l'iris, que présentent ces bandes.

255. Les rayons blancs émanés d'un point lumineux

blanc, situé sur l'axe d'une lentille, produisent des phénomènes analogues. Il est clair que les rayons colorés rouge, orangé, jaune, etc., ont leurs foyers r, o, j, etc. [*fig.* 3], à des distances différentes de la lentille, le rouge étant le plus éloigné, et le violet, qui est le plus réfrangible, le plus rapproché. De là il suit que le faisceau, en sortant de la lentille, est rouge à l'extérieur. Si elle était masquée en partie par un papier circulaire $t's'$ collé sur la face ts du verre, l'image en forme de couronne reçue par l'écran AB aurait en dedans une frange finissant par le violet, en dehors une autre frange finissant par le rouge, et entre ces franges elle serait blanche.

256. Euler a prouvé qu'en associant à un verre lenticulaire ABCD [*fig.* 29], d'une faible densité, un verre de densité plus forte DBHE, concave du côté de la lentille et convexe du côté opposé, il était rigoureusement possible, par une compensation des effets de réfrangibilité des deux verres, de réunir en un même foyer F, pour un éloignement déterminé du point rayonnant L, les rayons extrêmes rouges et violets, et à très-peu près tous les autres. Dollong ensuite a exécuté des lentilles disposées selon la doctrine d'Euler, et qui, pour la distance admise du point rayonnant, donnent des images exemptes d'irisation. On donne à ces lentilles le nom de *lentilles achromatiques*; et depuis longtemps on a si bien utilisé les belles idées d'Euler et les procédés de Dollong, que toutes les lunettes sont munies d'un objectif achromatique. Les autres lunettes sont très-défectueuses.

257. L'œil a-t-il le défaut des mauvaises lunettes, c'est-à-dire est-il ou n'est-il pas achromatique? Il l'est; car, dans aucune circonstance de vision ordinaire, la sensation qu'il nous donne des objets ne nous les présente environnés d'iris, pas même lorsque nous regardons le ciel chargé de nuages blancs dont les franges colorées, si elles n'étaient pas prévenues, seraient très-apparentes. Aussi Euler, et

d'Alembert (516) ont-ils admis l'achromatisme de l'œil comme un fait manifeste. Depuis ces hommes illustres, une époque de décadence est venue. Ce fait a été nié, et on l'a nié par de mauvaises raisons (433), principalement fondées sur ce qu'on ne pouvait pas s'expliquer l'achromatisme oculaire par le moyen des compensations de réfrangibilités, moyen sorti de la science d'Euler et de l'habileté de Dollong, moyen au delà duquel, apparemment, on ne supposait pas qu'il pût en exister d'autres. Mais la science et l'habileté du grand Architecte ne sont pas aussi bornées que la science et l'habileté humaines (281 *bis*). Aussi avons-nous indiqué, dès l'année 1821, dans un Mémoire à l'Académie, un second moyen d'achromatisme; et, récemment, dans notre XIVe Mémoire, deux autres moyens, ce qui fait quatre sortes de procédés applicables à l'œil. Nous allons les examiner dans l'ordre où ils sont présentés dans nos Mémoires.

258. DE L'ACHROMATISME *par voie de compensation de réfrangibilités.* — Nous avons fait voir par des expériences (T. 239-241) que la distance de la vision distincte n'est pas la même pour les rayons diversement colorés, rouges, orangés, etc. On sait aussi que si l'on met une bonne lunette achromatique à son point pour observer une étoile, et qu'ensuite on place en avant de l'objectif un verre coloré, rouge par exemple, la lunette cesse d'être à son point. De ces faits il résulte que les différents milieux de l'œil n'amènent pas les divers foyers colorés à coïncider à la fois sur la rétine.

S'ensuit-il que les différences de densité des milieux n'exercent aucune action sur les compensations de réfrangibilités relatives à l'achromatisme? Nullement. Elles peuvent être favorables ou défavorables à cet achromatisme; et tout ce que les expériences constatent se réduit à ceci : c'est que, s'il existe, ce n'est pas du moins par le moyen d'une exacte compensation des réfrangibilités.

259. Rapportant toujours l'achromatisme à la combinaison de deux verres due à Euler (256), laquelle ne s'applique avec rigueur que pour une certaine distance, on a dit que si l'œil était achromatique, il ne le serait que pour un certain éloignement de l'objet. Cette erreur a été généralement admise ; mais, dans une addition à notre XIVe Mémoire, nous avons prouvé que les milieux de l'œil ne maintenant pas les surfaces réfringentes de cet organe à des distances invariables, comme dans une lentille composée de deux verres (256), l'œil pourrait, dans la direction de l'axe, et pour des éloignements quelconques, réunir le rouge et le violet au même foyer sans aucune difficulté.

260. Pour éclaircir ces diverses questions nous avons fait, sur les yeux des cataractés, des calculs dont il est rendu compte dans nos VIIIe et IXe Mémoires. Il résulte du premier de ces deux Mémoires que, en supposant le corps vitré homogène, et en admettant pour ce corps un pouvoir de dispersion plus grand que pour les autres milieux de l'œil, on obtiendrait un achromatisme meilleur, sans sortir des limites de dispersion admissibles, et que les indices du cristallin n'auraient pas besoin d'être aussi forts.

261. Dans le IXe Mémoire, nous nous demandons si, en supposant que le corps vitré augmente de densité en approchant de la rétine, le mécanisme de l'œil ne serait pas amélioré en ce que le cristallin exigerait des indices moins élevés. Nous avons trouvé qu'en effet l'œil n'a pas besoin d'indices aussi puissants que ceux qu'il exigerait, si toutes les réfractions, comme on l'avait dit, s'opéraient dans le même sens. (IXe Mém., ch. Ier et ch. II.)

262. Il faut conclure de là que les milieux de l'œil paraissent exercer une action qui, par les différences de leurs pouvoirs dispersifs, tend vers l'achromatisme, mais sans le produire totalement.

263. Les deuxième, troisième et quatrième moyens d'a-

chromatisme dont il va être question étant d'une efficacité très-puissante, et qui devra satisfaire les lecteurs les plus exigeants, nous ne nous arrêterons pas plus longtemps à l'examen de ce qui concerne les compensations de réfrangibilités des milieux, parce qu'elles n'ont guère pour objet que de faire connaître le mieux possible un organe où se trouvent utilisées toutes les ressources que la nature offrait.

CHAPITRE II.

DES TROIS MOYENS D'ACHROMATISME QUE NOS RECHERCHES ONT FAIT CONNAITRE.

264. ACHROMATISME *de courbure longitudinale*. — Concevons qu'un faisceau de lumière AaF [*fig.* 30], dont les rayons réfractés par la surface S concourent en F, soit réfracté successivement par d'autres surfaces S', S'', etc., et que chaque réfraction allonge la distance focale en portant les nouveaux foyers en des points successifs F', F'', etc. (223); il est clair qu'un rayon quelconque aa' décrira une ligne polygonale $aa'a''a'''$... convexe vers l'axe OP, et que les cônes dont les sommets sont en F, F', etc., seront de plus en plus aigus, ou que les distances focales seront allongées de plus en plus; d'où il suit que, toutes choses d'ailleurs égales, à la rencontre d'un tableau transversal, ils s'approcheront davantage, à chaque réfraction, de se confondre avec la droite OP. Or, l'irisation des images provenant de ce que les rayons diversement colorés se croisent en des points différents de l'axe, et portent sur la rétine des images dont une est un point et les autres des cercles, on voit que, plus les cônes sont aigus, moins l'irisation doit avoir d'amplitude.

265. Ainsi, dans le cas de surfaces réfringentes S, S',

S″, etc., infiniment rapprochées les unes des autres et présentant des différences de densité infiniment petites, chaque rayon aa' décrirait une ligne courbe $aa'a''a'''$....; et supposé que l'efficacité des réfractions fût telle que le dernier cône $A^n F^n a^n$, pour nos organes grossiers, ne différât pas sensiblement d'une droite, il réunirait en F^n les rayons réfrangés de toutes les couleurs : donc l'image qu'il donnerait sur un tableau $T T'$ serait tout à fait exempte d'irisation.

Les choses, toutefois, ne se passent pas comme nous venons de le supposer, et la courbure des rayons dans le sens OP de l'axe ne produit pas un achromatisme complet : mais il arrive, premièrement, que les réfractions des couches cristallines allongeant les distances focales (264), et que les augmentations de densité du corps vitré, du cristallin à la rétine devant agir dans le même sens (264), la courbure longitudinale qu'éprouvent les rayons amoindrit notablement les franges irisées, et concourt ainsi à l'achromatisme.

266. Achromatisme *de courbure transversale.* — Soit ab [*fig.* 31] le pinceau efficace très-étroit (VIe L., ch. II) qui peint sur la rétine l'image d'un point rayonnant que nous appellerons R et que nous supposons placé dans une direction inclinée à l'axe OP. Les rayons blancs se réfrangeront en entrant dans la cornée. Le rouge, qui est le moins réfrangible, suivra une direction br, et le violet, qui se réfrange le plus, une direction bv, ces deux directions comprenant entre elles les directions de tous les autres rayons orangés, jaunes, etc. Les rayons extrêmes br, bv se courberont dans le cristallin et décriront des lignes rRr', vVv', convexes vers le centre des lobes; et comme le rayon violet passera plus près de ce centre que le rayon rouge, il rencontrera plus de lobes, il subira un plus grand nombre de réfractions, il aura conséquemment une courbure plus grande, et ces rayons qui divergent en r et v, auront une certaine

convergence en r' et v', à leur sortie du cristallin ; d'où l'on voit que si les courbures des couches et la décroissance de leurs indices, en partant de l'extérieur (223), conviennent, le foyer aura beaucoup de perfection.

267. D'un autre côté, le corps vitré, bien que ses diverses parties aient des densités peu différentes, n'étant pas homogène (34) et paraissant devoir présenter des indices plus forts en approchant de la rétine (261), on doit présumer que ce corps courbera aussi les rayons, de façon que les figures des couches et la loi d'accroissement des indices étant parfaitement appropriées aux besoins, on conçoit que les rayons rouge r' F et violet v' F, pourront non-seulement se réunir en F, mais être en ce point à peu près tangents les uns aux autres. Donc, il est possible que les courbures transversales r R r' F, v V v' F des rayons puissent à la rigueur donner en F un foyer tout à fait achromatique, dont nous croyons qu'on ne pourrait pas expliquer autrement l'existence (220).

268. ACHROMATISME *produit par l'étroitesse des pinceaux efficaces*. — On a vu précédemment que les pinceaux efficaces n'occupent, à cause de leur étroitesse, qu'une partie de l'ouverture pupillaire ; et qu'ils sont compris, chacun, entre deux gaînes de rayons, l'une touchant le pinceau efficace, et l'autre extérieure qui est irisée (239).

Il est aisé de comprendre, d'après cela et d'après ce qu'on a vu dans le chapitre précédent (254 et 255), que dans la gaîne moyenne, et à plus forte raison dans le pinceau efficace contenu dans cette gaîne, les rayons de toutes les couleurs doivent être mélangés et donner le blanc, ainsi que nous le faisons voir plus positivement dans notre XIVe Mémoire, ch. II.

Ce moyen d'achromatisme présente évidemment, dans la direction de l'axe, une très-grande puissance.

CHAPITRE III.

CONCOURS DES QUATRE MOYENS PRÉCÉDENTS D'ACHRO-
MATISME A LA PRODUCTION DES IMAGES NON IRISÉES
DE L'OEIL.

269. Considérons d'abord le cas des objets vus obliquement, lesquels se peignent sur la zone de la rétine qui con-
fine à l'équateur de l'œil ; et, pour fixer les idées, donnons
à cette zone une soixantaine de degrés. Quand on supposait le cristallin de plus en plus dense jusqu'au centre des
lobes, un point rayonnant blanc devant envoyer sur la rétine des rayons colorés qui, réfractés toujours dans le même
sens s'épanouissent de plus en plus, on avait nécessairement des images irisées que l'observation ne nous montre
point et qui ne sont pas apparentes dans l'expérience du
lapin albinos (93). Mais avec des couches cristallines d'une
densité qui s'affaiblit en partant de l'extérieur, et que seconde l'action du corps vitré, qui ne peut pas être homogène (267), il est évident qu'on obtient, par l'effet des
rayons courbés transversalement, de très-bonnes conditions
d'achromatisme.

270. Les pinceaux étant toujours étroits dans les directions très-obliques, ce moyen d'achromatisme est fort important ; car, en outre de l'avantage de prévenir l'irisation,
il donne de l'intensité à des foyers confus (232) qui, sans
cela, auraient peu de vigueur, et dont l'utilité, comme nous
le verrons plus loin (274 et 345), joue un grand rôle dans
la vision. Ce sont là des arguments puissants contre les
idées qui étaient admises relativement au cristallin.

271. Dans la direction de l'axe, les effets de la courbure
longitudinale des rayons (264) sont aidés par ceux de l'é-
troitesse des pinceaux (268), et l'efficacité puissante de ces

derniers ne peut laisser aucun doute sur la perfection achromatique du foyer qui correspond au point rayonnant situé sur l'axe de l'œil.

272. Si nous passons, enfin, à l'examen de l'achromatisme des images situées sur la zone centrale de la rétine, nous reconnaîtrons qu'il participe des circonstances par le moyen desquelles l'irisation est prévenue, d'une part, quant au foyer principal, et, d'autre part, quant à la zone équatoriale, ce qui, sans doute, suffit aux besoins de la vision.

273. Ainsi l'achromatisme de l'image entière que présente la rétine peut se comprendre parfaitement sans le secours des compensations de réfrangibilités qui servent aux opticiens pour achromatiser les lentilles. Si donc ce moyen, comme on doit le présumer (280), vient jusqu'à un certain point en aide aux trois autres, la perfection obtenue sera plus grande et plus certaine.

274. Mais pourquoi, peut-on dire, ce dernier moyen laisse-t-il, comme l'expérience le prouve (258), quelque chose à désirer dans le sens de l'axe? On peut en donner une raison parfaitement plausible, c'est qu'il n'était pas dans la nature de ce moyen de satisfaire à l'achromatisme dans les directions obliques (273), et que ce même achromatisme étant essentiel, notamment pour les animaux qui ont les yeux placés de côté (345), il fallait disposer des courbures et des indices des couches cristallines de manière à le rendre excellent, et ne pas se préoccuper de la perfection surabondante qu'on aurait pu obtenir dans le sens de l'axe en tirant tout le parti possible du principe des compensations de réfrangibilités.

Tel est le génie créateur qui se montre partout dans l'organisation des êtres vivants : de petites causes, de grands effets, et la plus sévère économie des moyens.

CHAPITRE IV.

EXPÉRIENCES JUSTIFICATIVES.

—

275. E*xpérience de M. de Haldat sur les cristallins d'a-
nimaux.* — Cette expérience, citée dans notre VIIᵉ Mémoire
(ch. IV), est consignée dans plusieurs des ouvrages de l'auteur, et notamment dans son *Optique oculaire.* Elle a excité
un grand étonnement chez les savants, car M. Sturm, dans
son Mémoire sur la vision, dit qu'elle semble être *en opposition avec les lois de la dioptrique* (T. 753), et M. de Haldat
rapporte que M. Babinet, en sortant de vérifier le fait, s'est
exprimé ainsi : *Je le vois; mais je ne le crois pas* (*Optique
oculaire,* page 51).

276. Elle consiste en ce que le cristallin, employé comme
lentille instrumentale, dans la chambre obscure, donne,
dans toutes les directions et pour tous les éloignements, des
images plus nettes et mieux achromatisées que celles qui
s'obtiennent avec les lentilles achromatiques les plus habi-
lement construites.

D'après ce qui a été dit aux nᵒˢ 223 et 264-268, on conçoit déjà que ce résultat n'a rien qui doive surprendre, ni
qui soit le moins du monde en opposition avec les lois de la
dioptrique. Mais, plus il a causé de surprise, plus il est
intéressant de se l'expliquer avec soin.

277. En ce qui concerne l'achromatisme, il est d'abord
évident que, pour toutes les directions et pour toutes les
distances, le cristallin tend à prévenir l'irisation des images,
tandis qu'une lentille composée de deux verres n'est rigoureusement achromatique que pour une distance et dans la
direction de son axe.

278. Et quant à la perfection du foyer pour toutes les directions et pour tous les éloignements, il faut remarquer :

1° que le pinceau efficace, avec le cristallin plus dense à l'extérieur qu'au centre, est plus étroit qu'avec la lentille, puisque les réfractions des couches cristallines, en allongeant les distances focales, diminuent l'angle de convergence (264), ce qui, toutes choses d'ailleurs égales, rend les foyers plus nets; 2° que l'achromatisme, par voie de compensations de réfrangibilités, dans ce qu'il a de réel malgré son imperfection, réunit ou du moins rapproche tous les rayons colorés des foyers, ce qui rend ces foyers plus intenses; 3° que pour la lentille, et dans chaque direction, le foyer sur le tableau répond à un éloignement déterminé du point rayonnant, tandis que dans le cas du cristallin, l'étroitesse du pinceau et la vigueur donnée au foyer permettent que le tableau s'éloigne ou se rapproche, sans que la perfection de ce foyer change bien sensiblement.

279. EXPÉRIENCE *des yeux de lapin albinos devenus un peu flasques.* — Nous avions remarqué, il y a bien longtemps, qu'un œil de lapin albinos, après qu'il nous avait servi et qu'il s'était un peu desséché et affaissé, donnait encore, dans cet état, de très-belles images d'une bougie placée en avant ou de côté, et que, même, cet œil étant en outre pressé avec le doigt, de façon à déformer considérablement la sclérotique, les images conservaient beaucoup de pureté. Ce phénomène n'était pas moins étonnant que celui que M. Sturm et M. Babinet trouvaient, avec raison, fort extraordinaire (275), et nous étions bien loin, alors, de nous l'expliquer. Mais les théories exposées dans ce chapitre vont en rendre compte. En effet, avec l'organisation du cristallin (223) et celle du corps vitré qui doivent être admises (261), le pinceau efficace *ab* [*fig.* 31], émané d'un point rayonnant, se courbe, ainsi qu'on l'a vu n° 267, dans le cristallin, puis dans le corps vitré, et produit le foyer F, au moyen de rayons sensiblement tangents entre ceux en F. Or, ce résultat étant produit par une organisation de couches qui se maintient malgré la dessiccation du globe et malgré les pressions exté-

rieures que le doigt peut exercer, il arrive que le pinceau *ab*F, plus ou moins dévié de sa route normale, est cependant soumis dans son parcours entier aux mêmes conditions d'épanouissement et de resserrement, de sorte que les rayons du pinceau efficace, très-étroit, chez le mort (230), dans toutes les directions, quelles que soient leurs inclinaisons sur l'axe, subissent, comme un écheveau de fil qu'on ploie, les mêmes infléchissements, et ne laissent pas de conserver presque intacte leur propriété de concourir, d'où il résulte que le foyer F présente, non pas toute sa pureté normale, mais une netteté et une pureté surprenantes.

280. Et si cette netteté et cette pureté égalent sensiblement celle qui se fait remarquer dans l'œil tout frais qui n'a été altéré que par le desséchement de l'extérieur de la cornée, par le relâchement de l'iris et par l'évacuation du sang artériel, il faut en conclure que, dans le vivant, où la cornée est humectée par les larmes, la courbure des rayons, presque tangents entre eux en F, la transparence admirable des milieux et l'achromatisme, doivent donner pour l'image F un point, presque mathématique, d'une pureté extrême.

280 *bis*. Ce qui précède amène à se demander s'il ne serait pas possible de construire des lentilles qui imitassent le cristallin. Il est aisé de voir que, si ces lentilles étaient faites d'un seul morceau, elles ne pourraient pas varier de densité suivant des lois données, et que, si elles étaient formées de plusieurs verres de densités différentes, ces verres ne pourraient pas présenter des surfaces de juxtaposition identiques. En fait de lentilles, l'art est donc inférieur à cette étonnante perfection que la nature atteint.

HUITIÈME LEÇON.

ŒIL HUMAIN NORMAL ET ANORMAL. — YEUX A LA FOIS MYOPES ET PRESBYTES DE DIVERS ANIMAUX.

CHAPITRE PREMIER.

ŒIL NORMAL HUMAIN.

281. La théorie prouve (*voir* la Note X) que l'œil humain, réduit ou grossi avec les mêmes proportions, de façon qu'il convienne à la taille du ciron ou à celle de l'éléphant, toutes choses d'ailleurs pareilles, est également propre à la vision. L'œil de l'enfant et l'œil de l'adulte pourraient donc à la rigueur fonctionner parfaitement, malgré leurs différences de grosseurs ; mais, pour cela, il faudrait que toutes les parties homologues dans le petit et le grand œil eussent les mêmes densités et les mêmes pouvoirs dispersifs, en un mot les mêmes indices.

282. Il ne paraît pas que cela soit, car chez l'enfant le cristallin est plus mou, et il est présumable que les membranes sont moins denses. Ces différences peuvent toutefois se compenser par les dimensions et les courbures des milieux. L'enfant a besoin, sans doute, de voir très-bien les objets rapprochés (652) ; mais il est à croire qu'il lui est peu utile de voir aussi bien les objets éloignés, condition qui cesse probablement d'exister dès qu'il a un an ou deux.

283. A partir de cet âge jusqu'à la vieillesse la plus avancée, la vue humaine doit, dans le cas normal, se conserver excellente. Cependant les dimensions changent pendant la croissance, et l'on sait qu'à mesure qu'on avance en âge les membranes, les tendons et les muscles durcissent; on sait même que le cristallin s'aplatit et se condense. De là il faut conclure que, de la naissance à la mort, il se fait chez nous un travail continuel dont l'effet est de compenser par le changement des formes les changements qui s'opèrent dans les densités, de façon que le foyer principal soit toujours sur la rétine pour des distances de l'objet variables de o^m.25 à l'infini.

284. Ces changements sont nombreux (Xe Mémoire, chap. I). Ils peuvent porter sur les écartements des parties osseuses qui servent à l'attache des tendons musculaires ; sur les longueurs des muscles, lesquelles doivent être en rapport avec les distances des attaches et de la poulie; sur la sclérotique et la cornée qui peuvent perdre de leur courbure et de leur élasticité; sur les épaisseurs des milieux ; sur leurs courbures et sur leurs densités.

285. Il est évident, par exemple, que si les obliques étaient trop courts, soit par suite d'un écartement trop rapide des attaches, soit par un développement musculaire trop lent, le globe tiré sans cesse vers les points (π, π'), (θ, θ') [*fig.* 4], aurait la position insolite qu'il présente dans le strabisme (307). Il est de même évident que si l'attache (π, π') et la poulie (θ, θ') étaient trop en arrière, les obliques, en serrant l'œil, ne pourraient pas le tirer en avant assez pour aider à produire son allongement. Il est évident, enfin, que si les muscles droits avaient trop peu de force par leur excès de longueur, ou les défauts contraires, ils ne placeraient pas le devant de l'œil en avant ou en arrière dans une proportion convenable, ce qui amènerait la presbytie ou la myopie.

286. Plusieurs autres changements sont également d'une efficacité remarquable. Ainsi, pour le cristallin les lobes peuvent s'aplatir, et si, en même temps les densités s'accroissent plus fortement au pourtour que vers le centre, le foyer pourra demeurer à la même distance. Il est clair qu'il s'éloignerait, au contraire, ou se rapprocherait avec des changements autrement balancés. Le durcissement de la cornée doit avoir aussi beaucoup d'effet sur la vision, puisque, en perdant son élasticité, cette membrane fait défaut dans toutes les circonstances où il faudrait que son rayon de courbure parvînt à une certaine petitesse (156), ou que sa figure devînt, sur une notable étendue, celle de telle ou telle optoïde composée (213).

287. Il découle de tout cela que dans le développement qui s'opère avant l'âge mûr, et dans les altérations qui se font remarquer surtout vers l'âge de quarante à cinquante ans, les yeux peuvent contracter des vices d'une infinité d'espèces. Et comme ces vices ne croissent qu'avec lenteur, il arrive ordinairement que la vision perd quelques-unes de ses qualités sans que l'on s'en aperçoive.

Mais les altérations relatives à la portée de la vue sont, tout à la fois, et de celles dont on s'aperçoit bien, et de celles qui sont les plus communes.

288. Dans ces altérations, ou plutôt dans les changements que l'œil subit, il faut distinguer ceux qui diminuent la distance focale et ceux qui l'augmentent. Les premiers tendent à rendre presbyte, et les derniers à rendre myope. Lorsque tout se passe d'une manière normale, il y a entre eux une juste compensation; et quand les uns ou les autres dominent trop, il y a presbytie ou myopie.

Quelquefois les premiers dominent d'abord, les derniers sont en retard et l'on devient presbyte; puis, les derniers finissant par s'accroître convenablement, la bonne portée de la vue se rétablit. Mais cette circonstance ne se présente que rarement.

289. En général, le genre des occupations et les habitudes de travail, le jour et la nuit, souvent très-appliquantes, surtout dans les villes, influent beaucoup sur les phases diverses de la vue, et empêchent qu'elle se maintienne dans un état normal jusqu'à la vieillesse.

Cet état, en effet, se rapporte à un grand nombre de

conditions. Il suppose que les deux yeux sont de même force; que la vision en avant et latéralement est bonne; que la vue ne se fatigue ni du grand jour, ni d'un travail assidu; qu'on distingue bien toutes les couleurs, etc., etc., et surtout que l'œil, en se raccourcissant et en s'allongeant (211), est capable de s'adapter à la vision d'un point placé de l'infini à la distance de $0^m.25$, ou même, pour des vues très-rares, à une distance plus petite que 20 centimètres (127).

290. Un œil étant constitué de telle sorte qu'il satisfasse à ces conditions, on est amené à se demander quelle est sa figure quand il n'est ni raccourci, ni allongé, ni contracté en quoi que ce soit. Il est tout naturel de penser que sa forme alors est celle qui convient au repos qu'on éprouve dans le sommeil; mais cette forme est-elle plus rapprochée ou plus éloignée de celle de l'œil raccourci que de celle de l'œil allongé? Pour nous instruire sur ce point, nous nous sommes appliqué à sentir ce qui se passait dans l'organe quand, en nous éveillant, par exemple, nous regardions un objet éloigné ou rapproché, ou lorsque, en présence d'un vaste horizon, nous portions notre vue successivement d'un objet modérément éloigné, soit sur des objets difficiles à bien discerner, comme de petites barques aperçues en mer dans le lointain, soit sur des objets vus de très-près. Ces expériences répétées souvent nous font présumer que l'œil au repos est d'une figure intermédiaire entre celle de l'œil raccourci et celle de l'œil allongé, mais beaucoup plus rapprochée de la première que de la dernière.

291. L'œil mort semblerait devoir fournir sur ce point quelques données importantes. Il fait connaître seulement que, dans le cadavre, la pupille est très-dilatée, et que le brillant de la cornée a diminué beaucoup, circonstances qui s'expliquent par ce fait connu que, après la mort, les vaisseaux artériels se vident. Le globe devient donc en peu

d'instants plus mou et plus flasque qu'il n'était dans l'état de vie; toutefois, cette circonstance, à part le relâchement de l'iris, altère probablement moins la figure du globe et de ses parties intérieures que la pression des doigts qui le préparent pour le soumettre à des expériences.

CHAPITRE II.

PRESBYTIE. — MYOPIE. — YEUX A PORTÉES DIVERSES. — YEUX CATARACTÉS. — STRABISME.

292. L'œil qui, voyant très-bien les objets, quelque éloignés qu'ils soient, ne peut pas se modifier assez, en s'allongeant un peu (211), pour voir distinctement ceux qui sont placés à 0^m.25 de distance, est *l'œil presbyte* (124); et celui qui, au contraire, voyant bien les objets rapprochés, ne peut pas, en se raccourcissant (211), voir distinctement ceux qui sont éloignés, est *l'œil myope* (125).

293. PRESBYTIE.—La presbytie, en général, a été attribuée à de trop faibles convexités de la cornée et du cristallin. On avait raison, en cela que la diminution de la courbure des surfaces réfringentes, toutes choses d'ailleurs égales, augmentant la distance du foyer, l'image de la rétine, pour des points rayonnants éloignés de 25, 30, 40 centimètres, au lieu d'être un point quand l'œil est le plus allongé possible, devient un cercle, ce qui rend la vision confuse, et ne permet qu'elle soit distincte que pour un éloignement plus grand, propre à augmenter convenablement la distance focale. Mais cette explication, qui peut être admise quant à la presbytie native, ne peut pas l'être aussi bien, à beaucoup près, pour la presbytie la plus commune, celle qui survient dans la vieillesse.

294. En effet, si la cornée s'aplatit en vieillissant, ce

changement doit diminuer l'épaisseur d'un ou de plusieurs des autres milieux, et probablement rendre la cornée plus dense; si c'est le cristallin qui s'aplatit, à plus forte raison les épaisseurs changeront-elles, ainsi que la densité de ce corps; enfin, si la cornée et le cristallin s'aplatissent tous deux, il est parfaitement clair que de grands changements devront s'opérer dans les épaisseurs, et d'autres probablement dans les densités; et comme on ne peut pas dire quels seront ces changements, on ne sait pas s'ils allongeront la vue ou s'ils la raccourciront: on ne saurait, par conséquent, conclure de ce qu'ils s'opéreront qu'il y aura production de presbytie.

295. Il nous est donc permis, en ce qui concerne la presbytie des vieillards, de reprendre la question dans son entier. L'âge, comme on le sait (283), amène le durcissement des membranes, l'affaissement des organes, l'affaiblissement des muscles, et notamment l'aplatissement de la cornée et du cristallin, ainsi que l'agrandissement de la pupille et la diminution de ses variations d'amplitude. Or, il suit de là que l'action des muscles obliques propre à allonger l'œil, dans la vision des objets rapprochés, perd un peu de sa puissance, en même temps, sans doute, que la sclérotique et la cornée résistent plus fortement à la compression qu'ils exercent. Le cristallin est donc moins comprimé à son équateur, et puisqu'il est moins élastique, les rayons de courbure de ses lobes ne peuvent pas éprouver une diminution suffisante pour raccourcir convenablement la distance focale. Dans une telle question, d'ailleurs, tout doit se pondérer avec une extrême exactitude et sur des proportions très-minimes; on conçoit donc que les circonstances qui viennent d'être indiquées doivent amener la presbytie, pour peu que les circonstances antagonistes, et notamment le changement des indices, n'agissent pas avec une grande énergie.

296. Ce défaut, qui a l'inconvénient grave d'agrandir

la sphère dans laquelle les objets sont vus confusément, a
aussi celui de diminuer, sur la rétine, l'étendue de l'image
que présente un petit objet que l'on veut examiner avec
soin. En effet, supposons que la portée de la vue ait passé
de 25 à 75 centimètres; le fond de l'œil étant à peu près
sphérique et les points rayonnants étant situés sur les normales correspondantes à leurs foyers, le diamètre de l'i-
mage pour la distance 0.25 sera triple de celui de l'image
qu'aura l'objet éloigné de 0.75 ; c'est-à-dire que l'étendue
de cette dernière ne sera que du neuvième de la première.
Les vues presbytes, comme le prouve l'expérience, doivent
donc être tout à fait impropres à l'examen des objets d'une
grande délicatesse, et même à la lecture, surtout alors que
le caractère de l'impression est petit.

297. Il se pourrait, toutefois, que la base du pinceau
efficace sur la cornée crût à mesure que le point rayonnant s'éloigne, et dans ce cas une augmentation d'intensité
de l'image, chez les presbytes, compenserait jusqu'à un
certain point là diminution de son étendue. On n'a sur cet
objet encore aucune observation.

298. MYOPIE. — La trop grande convexité de la cornée
a été considérée, en général, comme la cause principale de
la myopie. Cette convexité, en effet, raccourcit la distance
focale, ce qui, en faisant rentrer trop fortement en dedans
le foyer des objets éloignés, empêche que le globe puisse
se raccourcir assez pour que la rétine reçoive ce foyer.

299. Nous savons que, pour distinguer bien les objets
éloignés, les quatre muscles droits se contractent et raccourcissent l'œil; or, si l'attache (π, π') [*fig.* 4] et la poulie
(θ, θ') sont placées fort en avant, et si par là elles ont,
pour allonger l'œil, une forte puissance, les muscles droits,
relativement seront trop faibles, et ce sera une cause de
myopie tout à fait étrangère aux courbures et aux densités
des milieux.

300. On a bien peu de données pour apprécier de pa-

reilles causes; mais on sait que si l'on prend l'habitude de lire dans un milieu obscur, la nécessité de rapprocher le livre le plus possible, afin qu'il soit plus éclairé, fortifiant sans doute les obliques qui tirent le globe en avant et en dedans, c'est-à-dire vers le point vu et vers le plan médian, et laissant les droits s'affaiblir, on s'expose à un peu de myopie. Et si l'on ajoute à ce moyen l'effet des besicles à verres concaves (316), lesquels augmentent la distance focale, ce défaut, comme on l'a vu chez beaucoup de sujets qui voulaient se faire exempter du service militaire, s'accroît rapidement.

301. Quelquefois, la cessation de ces pratiques, ou l'emploi des pratiques contraires, ramène la vue à son état normal; mais c'est rare : le mal fait, pour l'ordinaire, ne se répare pas facilement.

Quelquefois aussi la vieillesse qui allonge les vues normales (295) produit un effet analogue sur les vues myopes, ce qui remédie à la myopie : c'est chose rare aussi.

302. Mais, bien que l'excellence de la vue tienne principalement à une portée qui soit un juste milieu entre celle des myopes et celle des presbytes, il est certain que les personnes atteintes de myopie jouissent de l'avantage important de voir mieux que les autres quand la lumière est faible et d'apprécier les objets délicats avec une grande perfection : c'est ce qu'il est aisé de s'expliquer.

Supposons la portée d'un œil myope de $0^m.125$; il recevra d'un point rayonnant situé à la distance $0^m.25$ de la vision distincte ordinaire, en admettant pour les pinceaux efficaces des bases égales sur la cornée, quatre fois plus de lumière que n'en recevrait l'œil normal. D'un autre côté, l'image de l'objet auquel appartiendra ce point, toutes choses d'ailleurs pareilles, et en calculant comme s'il était sur l'axe (105), sera, en surface, quatre fois moins grande environ pour l'œil myope que pour l'œil normal; donc le premier aura les mêmes avantages de clarté, en même temps que l'avantage d'une image quadruple, ce qui le rendra plus apte à distinguer les petits objets.

303. Mais le grave inconvénient de la myopie, c'est qu'elle empêche de voir les objets éloignés. Cependant, armé d'un lorgnon, et en présence d'un beau paysage ou de monuments intéressants, le myope passe en revue un à un tous les objets ; il se refait l'ensemble avec son imagination, et, en définitive, avec une bonne foi surprenante, il se croit souvent très-bien partagé. Cela n'est pas fort étonnant, puisque l'aveugle lui-même ne se plaint guère de ses yeux ; il tâte et il connaît : or le myope, aidé par l'opticien, voit à toute distance ; il est donc plus avantagé que l'aveugle, et, pour lire un caractère très-fin, il est certainement le mieux traité des hommes.

304. Yeux *à portées diverses; strabisme.* — Pour l'œil normal et pour des yeux qui n'ont pas d'autre défaut que celui de la presbytie ou de la myopie, la portée, mesurée avec l'optomètre (130), est la même, quelque inclinaison qu'on donne aux fentes de l'instrument (132), pourvu qu'on opère avec la rapidité nécessaire pour que toutes les circonstances accessoires ne changent pas (135) ; mais il y a des yeux pour lesquels la portée varie quand on incline plus ou moins les fentes. Ces yeux peuvent même être myopes pour une direction A des fentes, et presbytes pour la direction perpendiculaire B. Concevons, par exemple, que la surface antérieure du cristallin soit un ellipsoïde allongé dans le sens A et resserré dans le sens B, de telle sorte que la cornée, en prenant la figure d'optoïde (202 et 206), ne puisse pas parvenir à ramener le résultat à la loi normale, la vision sera plus longue dans le sens A que dans le sens perpendiculaire B. De tels yeux sont ce que nous avons appelé des yeux à *portées diverses* (T. 226).

305. Que ce défaut provienne de ce que le cristallin n'a pas les formes convenables, ou de ce que la cornée est moins souple d'un côté que de l'autre, ou de ce que les

fibres des muscles droits attachées à son pourtour n'ont pas partout la même force, ou de ce que l'iris a une puissance qui varie dans de mauvaises proportions sur son cercle extérieur, cela importe peu; mais il faut conclure de l'existence des yeux dont il s'agit que le pouvoir d'adaptation de la cornée, comme surface (211), ne s'exerce, chez l'homme, que dans des limites restreintes.

306. Et, de même, il faut conclure de ce qu'il y a des yeux myopes et presbytes, que les quatre premiers moyens d'adaptation du n° 211 sont limités de manière à ne pas pouvoir prévenir toujours ces défauts. On doit même aller plus loin et reconnaître qu'il y a très-peu de vues d'une bonne portée, ainsi que nous l'avons déjà dit (289), et qu'il y en a très-peu aussi d'une même portée dans tous les méridiens.

307. Un autre défaut assez commun est celui du *strabisme*. Il consiste en ce que les deux yeux ne se dirigent pas sur l'objet vu, que l'un des deux se détourne et que la vision s'opère exclusivement avec l'autre; c'est ce qu'on appelle *loucher*. Un enfant contracte, en général, le défaut du strabisme lorsqu'on place son berceau de manière qu'un seul de ses yeux s'exerce. Cet œil se développe; et l'autre donnant des impressions moins propres à faire apprécier bien les objets, l'enfant le détourne en dedans le plus possible, pour éviter l'effet d'une image vicieuse de ces objets sur la rétine, ce qui amène peu à peu cette membrane à ne plus rien sentir; et c'est à ce point que certains individus qui louchent ne savent pas reconnaître avec leur mauvais œil s'il fait jour ou s'il fait nuit.

308. Il peut arriver aussi qu'à l'époque où se fait l'éducation musculaire, c'est-à-dire dans les premiers mois de la vie, quelqu'un des muscles étant gêné dans ses fonctions, par la disposition de ses attaches ou par un état maladif, la condition de tourner l'œil en dedans soit forcée, de telle sorte que, après un certain temps, l'autre œil s'étant exercé

et ayant acquis une certaine puissance de vision, il ne lui soit plus possible de s'associer le premier sans que le service de la vue n'ait tant à en souffrir qu'il vaille mieux continuer de loucher. En opérant la section sous-cutanée partielle du muscle trop rétracté, il se rallonge quelquefois dans la cicatrisation, et le strabisme se trouve guéri.

309. Ce défaut de l'œil, comme on le voit, et celui des portées diverses de cet organe, sont de véritables infirmités, empêchant les personnes qui en sont atteintes de savoir ce que c'est qu'une bonne vision; car, avec un seul œil on ne juge bien ni des petits éloignements (451), ni de la position des objets, ni de diverses autres circonstances (447-450), et avec les portées diverses les images ne sont jamais pures. Il n'en est pas de même de la myopie et de la presbytie : ces défauts n'empêchent pas de voir avec perfection les objets convenablement éloignés; ils changent les limites de la vision normale, mais ils ne constituent pas des infirmités.

CHAPITRE III.

USAGES ET EFFETS DES BESICLES.

310. VISION DES PRESBYTES *au moyen de besicles.* — On sait que si un faisceau de rayons lumineux dirigés vers un foyer rencontre un verre lenticulaire, le foyer se rapproche, et que si le verre, au lieu d'être lenticulaire, est concave sur ses deux faces, le foyer s'éloigne. Cela conduit à penser qu'au moyen des verres convexes et concaves, les vues longues peuvent être raccourcies, et les vues courtes allongées.

Pour examiner cette question, nous supposerons d'abord que le point rayonnant n'émette que des rayons homogènes, verts par exemple.

311. Soient Y [*fig.* 32] un œil presbyte, $YV = 0^m.750$ la distance de la vision distincte pour l'œil Y, R un point

rayonnant vert situé à une distance YR $= 0^m.250$ de l'œil, et mn un verre lenticulaire qui, placé devant le globe oculaire, réfracte les rayons de manière que leur foyer, à leur entrée dans la cornée, soit en V. Il est clair que si , de plus, l'adaptation est telle qu'un point placé en V soit vu distinctement sans l'interposition du verre mn, le point R , avec cette interposition, produira sur la rétine un foyer net : donc la vision du point R sera distincte.

312. Concevons qu'un objet circulaire vv' d'un millimètre de diamètre soit vu nettement en V à l'œil nu , et un objet pareil rr' vu nettement aussi en R avec le verre mn. Les rayons virtuels qui marquent la place des objets sur la rétine se croisant à 8 millimètres en arrière de la cornée et arrivant sur le tableau du fond de l'œil à 16 millimètres au delà du point de croisement (105), les dimensions des diamètres vv' et rr' sur l'image de la rétine sont données par les proportions, savoir :

$$\text{Pour } vv' \dots 750 + 8 : 1 :: 16 : x = 0.02;$$
$$\text{Pour } rr' \dots 250 + 8 : 1 :: 16 : x = 0.06.$$

Et comme les surfaces sont entre elles dans la proportion des carrés des dimensions semblables , l'image vv' est à l'image rr', en étendue , comme $1.0004 : 0.0036 :: 1 : 9$, ou dans le rapport inverse des carrés des distances 250 et 750. D'un autre côté, pour des bases égales des pinceaux efficaces sur la cornée, les intensités de la lumière envoyée des points V et R aux foyers de la rétine seraient entre elles aussi dans le rapport inverse des carrés des distances, ou de 1 à 9 : donc l'image de l'objet rr' aurait chacun de ses points peint avec la même vigueur que ceux des points de l'image de l'objet vv'; et comme l'image de rr' est neuf fois plus grande, elle serait beaucoup plus perceptible.

313. Si les pinceaux efficaces occupaient l'ouverture entière de la pupille, et en admettant qu'elle ne varie pas sensiblement lorsqu'un même point est vu à l'œil nu ou

avec un verre convexe, cette ouverture servira de base commune aux pinceaux, les calculs précédents seront justes et la puissance du secours des besicles sera expliquée. Mais les pinceaux efficaces étant étroits, cette explication, satisfaisante probablement, perd toutefois de sa valeur.

314. Ce qui est certain, c'est qu'avec des bases égales pour les pinceaux, tout se comprend. Ce qui est clair aussi, c'est que la supposition de l'égalité des bases n'a rien qui répugne. Or, si on se rend un compte philosophique des choses, on voit que la cornée étant un organe d'adaptation (214), il est tout naturel qu'elle prenne la figure qui, en donnant des bases peu différentes, les proportionne de façon que la vision s'opère dans les conditions convenables pour la bonne perception des objets. D'autres faits viendront appuyer cette opinion.

315. Supposons maintenant que le point rayonnant soit blanc. La dispersion des couleurs qui a lieu à l'entrée des rayons dans l'œil se trouvera accrue de celle que les verres non achromatiques, comme les verres des besicles, occasionnent nécessairement ; donc, avec ces verres, on devrait voir les objets irisés. Cependant, les presbytes qui se servent de besicles ne s'aperçoivent d'aucun effet d'irisation. Il faut en conclure tout simplement que les quatre moyens (257) qui produisent l'achromatisme de l'œil ont une puissance qui domine la difficulté dont il s'agit. Et cela ne doit pas surprendre ; car, d'après le calcul consigné dans notre Xe Mémoire, une lentille de crown-glass propre à réduire l'éloignement de o^m.5o à une distance focale de o^m.25, pour les rayons verts qui arrivent sur l'œil, convient aussi pour des éloignements de o^m.491 (rayon violet) et o^m.5o9 (rayon rouge), en place de o.5o, ce qui fait voir que la dispersion dans ce cas, où le verre est du n° 8 trois quarts, c'est-à-dire qu'il a 8 pouces 9 lignes de foyer, ne peut avoir qu'une faible influence.

Il faut toutefois remarquer que cette différence pourrait

être assez forte pour qu'elle dût amener l'irisation si l'achromatisme de l'œil n'était pas très-puissant.

316. VISION DES MYOPES *au moyen de besicles*. — Si l'œil Y [*fig.* 33] est myope, avec une portée YV $= $ o^m.125, au lieu d'être presbyte, et qu'on veuille que le point rayonnant R soit vu à une distance YR $= $ o^m.25, le verre *mn* devra être formé par des surfaces de concavités convenables. Et il est clair qu'avec un tel verre les rayons lancés par le point R et réfractés avant d'entrer dans l'œil, arriveront à cet organe comme s'ils émanaient du point V, et que le foyer conséquemment sera sur la rétine; c'est-à-dire que la portée naturelle YV sera remplacée par la portée double YC. Il est d'ailleurs aisé de voir que le point R enverra, pour des bases égales des pinceaux, quatre fois moins de lumière sur le foyer que n'en enverrait le point V vu à l'œil nu; et que l'image d'un petit objet *rr'* étant quatre fois plus grande que celle du même objet vu sans verre à la distance YV, l'objet *rr'* aura pour l'observateur, dans la même supposition de bases égales, l'intensité ordinaire.

317. Ajoutons à ces considérations que la cornée, comme organe qui concourt à l'adaptation (214), doit agrandir ou diminuer tant soit peu les bases des pinceaux pour que les besoins de la vision soient satisfaits le mieux possible (314), et nous comprendrons que le myope dont il s'agit, armé de besicles, doit voir aussi distinctement à la distance o^m.25, que s'il voyait sans besicles à la distance o^m.125.

On peut toutefois croire, au premier aperçu, que les besicles ne lui feront rien gagner, puisqu'il voyait parfaitement à la distance o^m.125; mais, s'il veut examiner une gravure par exemple, il ne sera pas obligé d'être dans une position gênée pour la tenir tout près de lui, et le champ des objets qu'il verra bien étant quadruplé, il jouira d'un ensemble qu'il ne pouvait apprécier qu'avec le secours de son imagination (303), après avoir examiné successivement le haut et le bas, la droite et la gauche.

317 *bis*. Cependant, les myopes, à moins que leur vue ne soit si courte qu'ils ne soient obligés de mettre leur livre ou leur ouvrage presque sur leurs yeux pour lire ou travailler, n'ont pas, autant que les presbytes, un grand besoin de recourir aux besicles.

En revanche, il leur faut des lorgnons pour voir au loin : c'est un grand inconvénient de leur vue.

318. CONDITIONS *d'emploi et de choix des besicles.* — Ce qui précède suppose, pour les presbytes et pour les myopes, que l'objet vu soit juste au foyer, et que les deux axes optiques coïncident avec les axes des verres. Sans cela, comme on va le voir un peu plus loin (320), les yeux se fatiguent beaucoup.

On doit donc choisir les besicles de façon qu'elles donnent la meilleure vision possible à la distance à laquelle on veut travailler. Ainsi, pour écrire à 35 centimètres de distance, il faut prendre des besicles qui conviennent à la portée de 35 centimètres, et avec ces besicles il faut éviter, pour lire, de mettre son livre en deçà ou au delà de cette distance.

319. Il faut aussi, évidemment, que les centres des verres soient un peu moins écartés que les centres des yeux, et que la différence d'écartement des centres des yeux et des centres des verres soit proportionnée à l'intervalle qu'il est commode qu'on mette entre les besicles et les cornées, cet intervalle devant d'ailleurs être toujours le même.

Et si, pour un individu qui veut écrire, il convient que le plan des axes optiques ait une inclinaison que nous supposerons de 30 degrés avec l'horizon, il faut que le plan des verres soit incliné de 60 (complément de 30), afin que l'axe optique coïncide avec celui du verre.

320. Tout cela se fait très-négligemment, et de la part des lunetiers, et de la part de ceux qui font usage de lunettes. Souvent les centres des verres n'ont aucun rapport d'écartement avec l'écartement des centres des yeux ; les

branches de la monture sont telles que les verres sont presque verticaux pour voir de haut en bas, en lisant ou en écrivant, et l'on ne prend aucunement soin de placer son livre pour lire et son papier pour écrire à la portée des verres qu'on emploie.

Par là on s'abîme très-promptement la vue.

Il arrive, en effet, que les axes optiques passant loin des centres des verres et se trouvant fort sensiblement inclinés avec les plans de ces verres, les objets seraient peints sur la rétine au moyen d'aigrettes au lieu de points (205), si la cornée ne prenait pas constamment des figures d'optoïdes qui doivent changer continuellement en raison des distances des objets vus et des inclinaisons des verres avec les rayons visuels. On conçoit combien ce travail de la cornée doit être fatigant et à la longue ruineux pour l'organe.

321. Il est cependant possible de se choisir des besicles convenables pour une portée donnée; il est possible même d'en avoir, comme nous, pour la portée où nous écrivons et pour celle où nous dessinons; il est possible de s'appliquer beaucoup à mettre les objets qu'on regarde à la portée des lunettes qu'on emploie; mais il est impossible que les conditions relatives au bon emploi de ces instruments soient réalisées, même à peu près, autrement que dans des circonstances rares produites par le hasard. Quelque soin qu'on mette à choisir ses besicles et à en user convenablement, elles doivent donc, si on s'en sert longtemps chaque jour, fatiguer la vue et à la longue la gâter. Et le mal s'accroît bien plus vite si les précautions utiles sont négligées.

322. Il y a une sorte de verres éminemment convenables pour les personnes qui, malgré les soins que nous venons d'indiquer, trouvent que leurs yeux se fatiguent : ce sont les verres *périscopiques*, imaginés par le Dr Wollaston. Ces verres sont terminés par deux surfaces sphériques ayant leurs centres d'un même côté, qui est celui de l'œil. Ils pro-

duisent **un** foyer comme les lentilles ordinaires ; mais leurs épaisseurs, en partant du centre, diminuant moins rapidement que dans le cas des lentilles, l'inconvénient qui tient à ce que l'axe optique ne passe presque jamais par le centre (321), se trouve atténué, ce qui soulage la cornée d'une partie des efforts d'adaptation qu'elle devait faire.

323. A l'inspection des verres périscopiques, on ne croirait pas, toutefois, qu'ils pussent avoir autant d'efficacité que, d'après notre expérience et celle de tous les presbytes qui s'observent avec soin, ils en ont réellement pour prévenir la fatigue de l'œil. Il faut en conclure, chose toute naturelle d'ailleurs, que l'action de la cornée décrite au n° 203 exige une tension précise et fatigante.

324. Les presbytes qui emploient des verres très-convexes, et les cataractés notamment, éprouvent un autre inconvénient ; c'est qu'en lisant, par exemple, les lignes d'impression leur semblent convexes ou concaves en dessus ou en dessous de l'axe, de sorte que la ligne lue prend des courbures diverses, selon les changements continuels de position relative des rayons visuels du lecteur et de l'écrit qu'il lit. On peut remédier à cet inconvénient avec des lentilles terminées par deux surfaces cylindriques convexes rectangulaires entre elles, lesquelles lentilles peuvent aussi être utiles aux personnes dont les yeux ont des portées diverses. (*Voir* la Note XI.)

CHAPITRE IV.

YEUX A LA FOIS PRESBYTES ET MYOPES DES ANIMAUX QUI VOIENT DE COTÉ.

325. La vision, chez les animaux vivant dans l'air et qui, ainsi que l'homme, ont les yeux placés en avant, comme le singe, se trouve expliquée par ce qui précède.

Mais les oiseaux, les ruminants et les autres animaux qui voient de côté, sont dans une catégorie à part. La poule et le cygne, par exemple, sans bouger leur tête, découvrent presque l'horizon entier, et ils ne voient, avec les deux yeux, que dans un espace très-restreint. Chez nous, la vision monoculaire et la vision binoculaire se confondent à peu près; chez eux, c'est tout autre chose, et, en ce qui les concerne, il faut distinguer, premièrement la vision binoculaire; secondement la vision monoculaire, soit de l'œil gauche, soit de l'œil droit.

326. Suivant Newton, dans une de ses Lettres à Briggs (London, 1850), le caméléon *regarde en haut d'un œil, et en bas de l'autre, à gauche de l'un et à droite de l'autre, tournant ses yeux séparément et comme il lui plaît*; et Lacépède confirme très-explicitement l'assertion de Newton. Il y a donc à considérer dans le caméléon trois appareils visuels, l'ensemble des deux yeux, l'œil droit et l'œil gauche, appareils qui fonctionnent, chacun, dans un cas auquel les deux autres ne s'appliquent pas. On voit par là combien il est important d'étudier les yeux des animaux qui voient de côté.

327. Ces yeux, en général, sont peu mobiles, parce que les muscles sont grêles et peu puissants; de plus, chez les oiseaux, la partie antérieure de la sclérotique se divise en deux lames, entre lesquelles se trouve une zone osseuse, invariable de figure, par conséquent, et que des hachures indiquent sur les *fig.* 35-40. Le pouvoir d'adaptation musculaire, dans de tels yeux, est donc très-différent de ce qu'il est dans l'œil humain. Cependant, les oiseaux voient très-bien, non pas peut-être comme l'homme, de façon à distinguer, par exemple, les tailles d'une fine gravure, mais de façon à happer prestement, avec un très-petit bec, comme l'hirondelle, un insecte qui vole, ou comme le serin, un grain de mil qu'il se donne à peine le temps de regarder.

328. Ces considérations et d'autres qui vont être expo-

sées successivement, nous ont conduit à penser que les yeux des animaux qui voient de côté sont à la fois myopes et presbytes. Prenons l'œil du cygne pour l'objet de notre examen. Le plan médian est à peu près situé en XY [*fig. 35*], l'axe de la cornée en AB, et le rayon visuel dirigé vers le bout du bec en DC. Or, on voit par notre dessin, extrait, ainsi que nos autres figures d'yeux d'animaux de la *Pl. II* (*) de l'ouvrage de D.-W. Sœmmering (49), que le globe est court dans le sens AB et le cristallin presque sphérique, ce qui concorde avec la pensée que le cygne est presbyte dans la direction de l'axe de la cornée. Dans le sens équatorial, au contraire, le globe aplati est très-étendu de m en y; on conçoit donc que, pour la direction DC, l'œil doit être myope. De sorte que, malgré le peu d'énergie de ses moyens d'adaptation, comparés à ceux de l'homme, le cygne doit voir à toute distance.

329. Si maintenant on examine les besoins de cet animal, on reconnaît que l'organisation dont il s'agit convient pour les satisfaire. Effectivement, au premier rang de ces besoins, est celui de voir de près, et avec une certaine perfection, les choses qui conviennent à son alimentation et qu'il prend avec son bec : or, pour ces choses, il jouit de la vision courte; les deux yeux lui servent, et la rencontre de la ligne DC avec celle de l'autre œil qui est son analogue par rapport à XY, précisent pour lui la position du point vu (451). Quant aux objets placés en avant, qui ne sont pas à peu près à la portée de son bec, ses besoins se trouvent évidemment réduits à celui d'une vision d'avertissement, laquelle, le cas échéant, appelle à son secours la vision presbyte. Et comme l'animal a un long col, il tourne aisément sa tête pour amener l'axe AB dans la direction convenable, et il perçoit alors la sensation exacte des objets.

(*) Toutes ces figures, ainsi que la *fig.* 1 de l'œil humain, sont des coupes horizontales de l'œil gauche représenté dans sa grandeur naturelle.

330. Cette constitution de la vue s'applique, non pas au chat-huant, au grand duc, à la chouette, etc., qui ont le col court et ne voient guère qu'en avant; mais aux poules, aux moineaux et à la plupart des oiseaux. A chaque instant on les voit, par un mouvement de leur tête, diriger de côté un de leurs yeux pour juger de ce qui se passe, et, sous ce rapport, leur col, avec sa longueur, fait l'office d'un organe oculaire.

331. Le cheval, dont l'œil est représenté *fig.* 44, et en général les animaux à sabot et les ruminants ayant, comme le cygne (328), le globe aplati et le cristallin doué d'un assez fort bombement, ont aussi la vision monoculaire un peu presbyte et la vision binoculaire un peu myope, mais avec plus de mobilité dans le globe et un pouvoir moins restreint d'une adaptation analogue à celle de l'homme.

332. Ces considérations expliquent aussi la vision du perroquet (*Psittacus aracanga*) [*fig.* 38], dont la pupille varie de grandeur avec beaucoup de fréquence. Cet animal, comme la grande majorité des oiseaux, paraît avoir la vue très-bonne; il l'exerce continuellement. Son bec lui sert tantôt pour prendre sa nourriture, tantôt comme agent de locomotion, et tantôt comme moyen de défense; la pointe de cet organe forme, avec les sommets des deux cornées, un triangle à peu près équilatéral de 3 à 4 centimètres de côté; la vision binoculaire chez lui, vision dont il use, d'après tout cela, dans des circonstances fort diverses, est donc très-courte, et pour que la vision monoculaire s'exerce à des distances assez grandes et assez petites (376 *bis*), il lui faut un pouvoir d'adaptation d'une forte énergie (368).

333. La vue du caméléon présente certainement ces qualités à un très-haut degré. Il pourvoit à sa nourriture par une chasse d'insectes exercée principalement avec sa langue, espèce de dard visqueux à l'extrémité, long de 15 centimètres quand l'animal en a 36, qu'il lance et retire rapidement, ce qui suppose une vision très-précise. D'un

autre côté, il a le cou extrêmement court, de sorte qu'une grande mobilité du globe lui est nécessaire. Enfin, il manque de moyens de défense, il se meut péniblement, et il a l'ouïe peu sensible; d'où il suit que sa sûreté est presque exclusivement confiée à la bonté de sa vue, qui, suivant Lacépède, est d'une perfection exquise. Les caméléons, bien qu'ils voient de côté, doivent, par ces motifs, jouir d'un ample pouvoir d'adaptation dans chacun des trois appareils de vision dont nous avons parlé plus haut (326). Nous reviendrons plus loin (376) sur les yeux de cet animal.

333 *bis*. Ces considérations, quand l'étude des faits relatifs à la vue des animaux sera plus avancée, pourront avoir beaucoup d'utilité, ainsi qu'on peut en juger dès à présent par des circonstances bien connues.

On sait qu'un lièvre courant vers un chasseur, à des distances de 100 mètres, 40 mètres, 15 mètres, ne le voit pas; et que, si le chasseur fait du bruit, le lièvre s'arrête, tourne la tête, aperçoit son ennemi et fuit de côté : or, cela se comprend dès qu'on admet chez cet animal, qui voit très-bien l'herbe qu'il broute, une vision binoculaire courte. On sait aussi qu'en avançant dans un champ où des vaches paissent, on est vu par celles qu'on aborde de côté, et qu'on ne l'est pas par celles dont on s'approche de front, ce qui doit tenir à ce que la vision des vaches est longue de côté et courte de face. Buffon dit, en parlant du buffle, que *sa vue est tellement courte et confuse que si, dans sa fureur, il poursuit un homme, il suffit de se jeter à terre pour n'en être pas rencontré :* cela est dû sans doute à ce que la vue binoculaire du buffle, dirigée de haut en bas, n'a qu'une faible portée, afin qu'il puisse parfaitement voir au bout de ses lèvres, disposition qui doit nuire à la vision des objets éloignés situés en avant. Enfin, nous avons observé que les lapins prenaient avidement le pain qu'on poussait contre leurs barbes, et n'en avaient aucun sentiment par le moyen de leurs yeux.

NEUVIÈME LEÇON.

DISPOSITIONS ORGANIQUES RELATIVES A LA LUMIÈRE QUI GÈNE LA VISION PAR ABONDANCE OU PAR DÉFAUT.

CHAPITRE PREMIER.

TROU DE LA CHOROÏDE. — NOYAU DU CRISTALLIN DE L'HOMME. — PROÉMINENCE IRIENNE DE L'OEIL DU CHEVAL, DES RUMINANTS ET DES ANIMAUX A SABOT.

334. TROU *de la choroïde.* — Un trou dans un tableau prive le spectateur de la sensation des objets qui répondent à ce trou; mais le trou de la choroïde, bien qu'il soit, dans une étendue de $2^{mm}.0833$ (*) en diamètre, une solution de continuité du tableau de la rétine, n'a, de fait, aucun inconvénient pour la vision. Cela tient : 1° à ce qu'il se trouve placé de côté, en sorte qu'il ne répond pas aux objets sur lesquels se porte plus spécialement l'attention; 2° à l'extrême mobilité de nos yeux, mobilité si grande que le regard qui se fixe rapidement sur un point ne s'arrête pourtant à la position qui convient qu'après des tâtonnements au moyen desquels l'ensemble est si bien senti, dans toutes ses parties, que le champ des objets, par le fait, n'a pas de lacune, malgré le défaut d'image à l'endroit du trou; 3° à ce que nous savons faire abstraction des impressions insolites que causent nos organes (T. 333-336). Cependant, c'est un

---

(*) Au lieu de ce chiffre, nous avons mis dans la *Théorie de l'œil*, n° 46, le chiffre 0.2083, parce que nous avions substitué par erreur le nombre 0.09 (en lignes) au nombre 0.9 donné par Krause.

9.

fait singulier très-remarquable, que l'existence et le peu d'inconvénients du trou de la choroïde.

Aurait-il pour unique but la liaison du nerf optique avec la rétine? non. On va voir qu'il a un autre objet, lequel tient à ce que le centre des lobes exige l'existence d'un tel trou.

335. Admettons d'abord que l'œil soit un solide régulier, et considérons un cristallin ABCD [*fig. 45*] rencontré par l'axe *mn* du pinceau de rayons émanés d'un point vu sur l'axe optique. Le rayon dirigé suivant l'axe *mn* passera par le centre des lobes; il les traversera normalement, et il ne subira aucune inflexion. Quant aux autres rayons, le cristallin étant supposé de moins en moins dense en partant de l'extérieur (224), ils formeraient, comme on le voit sur la figure, des lignes courbes convexes vers le centre, et ils divergeraient de plus en plus en approchant de la rétine; d'où il faut conclure qu'ils donneraient sur le tableau de la choroïde une lueur gênante et non un foyer, de sorte qu'aucun point rayonnant situé sur l'axe optique ne serait visible : c'est une conséquence qui répugne.

336. Et si, au lieu d'un œil d'une figure régulière autour de l'axe, on suppose l'œil tel qu'il est, et que l'on continue d'admettre pour le pinceau correspondant au point vu un axe qui passe par le centre des lobes, croissant tous de densité de ce centre à l'extérieur, les rayons continueront de diverger en lignes courbes au delà du centre; on aura toujours, au lieu d'un foyer, une lueur gênante sur la rétine, et l'on sera encore, sous ce rapport, dans le cas inadmissible du numéro précédent.

De plus, il est évident que dans le cas de ces dernières hypothèses, tout pinceau oblique dont l'axe passerait très-près du centre des lobes ne pourrait pas donner de foyer, et ne produirait encore que la lueur gênante dont il vient d'être question.

337. Au point de vue des anciennes théories, ces consi-

dérations seraient fort embarrassantes ; mais, puisqu'il y a un trou sur la choroïde et un noyau central d'une certaine densité au centre des lobes, la difficulté va se résoudre.

Le cristallin ayant la forme *abcd* [*fig.* 46], soient OR, U*t*, *ki*, *k'i'*, etc., les axes des pinceaux efficaces émanés de divers points rayonnants placés d'une manière quelconque dans l'espace ; ces rayons seront réfractés en lignes courbes par les lobes du cristallin décroissant de densité selon notre hypothèse du n° 335. Ces axes n'auront d'ailleurs qu'une faible courbure ; d'après la Note VIII, ils seront soumis à une loi, et ils devront être tangents à une caustique. Soient *xvy* cette caustique, ORS le rayon central correspondant à l'axe optique, U*tv* le rayon central tangent à la caustique suivant le point de rebroussement *v*, *c* le centre des lobes, et, sans nous arrêter aux formes que nous avons dû exagérer sur la figure, concevons que le rayon U*t* vienne du point central de la partie de l'espace qui, en ce qui concerne le tableau de la rétine, correspond au trou de la choroïde ; tous les points du champ de la vision se peindront sur ce tableau, sauf ceux qui, donnés par des axes voisins de U*t*, se peindraient dans le cercle de ce trou, s'il n'interrompait pas la continuité de la choroïde. Or, comme il l'interrompt, la difficulté qui nous occupe disparaît ; car le tableau ne sera restreint en rien par l'incapacité dont se trouveront frappés le pinceau U*t* et les pinceaux voisins de peindre des images sur le vide que présente ce tableau.

338. Noyau *du cristallin*. — Il reste toutefois un inconvénient à examiner, et cet inconvénient tient à ce que, si les lobes continuaient d'être de moins en moins denses jusqu'au centre *c*, la lumière se disséminerait au fond de l'œil et gênerait la vision, justement dans la zone centrale, où elle a le plus d'importance. Mais on sait que les physiciens et les physiologistes reconnaissent qu'il y a dans le cristallin un noyau de forme à peu près sphérique (22) ; nous savons aussi que ce noyau ne peut pas être absolument ho-

mogène (34), et qu'on l'a toujours trouvé d'une densité plus grande que celle des couches qui l'enveloppent. Partons de ces idées reçues, fondées et rationnelles : le noyau fera sur le pinceau U*t* et sur les pinceaux voisins l'effet d'une lentille ; et, si sa densité est convenable, il concentrera sur le trou de la choroïde toute la lumière de ces pinceaux : cette lumière n'aura donc pas l'inconvénient dont il s'agit.

339. Mais de là résulte une conséquence importante pour la théorie de l'œil, c'est que le pinceau efficace principal passant en dehors du noyau ; le rayon central de ce pinceau n'est pas normal aux surfaces qu'il rencontre ; et il s'ensuit que, dans tous les cas possibles de vision, ce pinceau donnerait sur la rétine une image oblongue, une aigrette (205), si la cornée ne prenait pas une forme d'optoïde propre à réduire cette image à un point convenable. Ainsi, les preuves accumulées au n° 203 et dans notre VIe Mémoire (*Recueil des Savants étrangers*, tome XII, n°s 110-114) pour établir la propriété de la cornée de prendre cette forme, en ce qui concerne les images réfléchies et réfractées, intéressent aussi la vision ordinaire. On va en voir de nouveaux exemples dans les chapitres suivants.

340. PROÉMINENCE *irienne de l'œil du cheval*. — Il résulte de ce qui précède que, dans l'œil humain, le pinceau efficace principal PQRS [*fig.* 47] doit être tout à fait en dehors du noyau N. Or, les lobes étant plus épais en avant qu'en arrière, ce noyau est rapproché de la périphérie postérieure du cristallin, et il est concevable que la surface *xvy* [*fig.* 46] trouve assez d'espace pour se développer dans le sens de l'axe de manière à distribuer également, à peu près, toutes les images sur un tableau sphérique. Il n'en est pas tout à fait ainsi pour un œil aplati, comme l'œil du cheval représenté *fig.* 44.

L'étendue équatoriale étant plus grande, à égale longueur d'axe, la courbe analogue à *xvy* [*fig.* 46] doit être plus raccourcie, ce qui probablement place le centre *c* moins en arrière. D'un autre côté, les rayons correspondants aux axes visuels AB, DC [*fig.* 44], devant, dans l'intérieur du globe, et à cause du raccourcissement de la courbe *xvy* [*fig.* 46], se dégager facilement du voisinage des petits lobes intérieurs, on peut penser que c'est un autre motif en faveur de la position moins enfoncée en dedans de l'œil du centre *c*, et l'on se demande si le noyau du cristallin, convenable pour l'homme, ne le serait pas beaucoup moins pour l'œil aplati du cheval.

341. En lisant l'ouvrage de D.-W. Sœmmering, on voit que cet œil présente une protubérance *t* [*fig.* 44], appelée *protubérance ou proéminence irienne*, de $4^{mm}.62$ environ de saillie, placée de manière que les pinceaux qui donneraient des images sur le trou de la choroïde, si ce trou ne causait pas une solution de continuité dans le tableau, ne puissent pas pénétrer dans le globe; et que cette proéminence existe chez les ruminants en général, et chez les animaux à sabot. Elle peut, comme on le voit, remplir l'office du noyau de l'œil humain, et il y a lieu de croire qu'elle le remplit, et qu'elle est en rapport avec les besoins et les habitudes de ces divers animaux (*voir* le XIe Mémoire).

CHAPITRE II.
PEIGNE OU BOURSE NOIRE DE L'OEIL DE CERTAINS OISEAUX.

342. Les pinceaux efficaces, auxquels sont dues les images des points rayonnants sur la choroïde, n'étant qu'une petite partie, le 10e peut-être (229) du volume entier des faisceaux admis par la pupille, il s'ensuit que le tableau du fond de l'œil reçoit une quantité très-considérable de lumière disséminée qui ne peut que gêner la vision.

Le noyau du cristallin de l'homme, la proéminence irienne des ruminants et des animaux à sabot, et le pigment noir répandu abondamment dans l'intérieur de l'œil, peuvent bien atténuer les mauvais effets de cette lumière ; mais s'ils suffisent pour certains êtres, ils ne paraissent pas devoir suffire pour les autres, surtout pour ceux qui, planant très-haut dans l'air, ne reçoivent des objets placés à la surface du sol, sur un même plan à peu près, relativement à la hauteur de l'œil, que des images peu différentes de ton. Aussi les yeux des oiseaux de proie et ceux de quelques autres oiseaux sont-ils munis d'un organe particulier propre à prévenir les mauvais effets de la lumière disséminée.

343. Cet organe existe dans l'humeur vitrée, et il se trouve appliqué sur la choroïde à l'endroit de l'insertion du nerf optique. A cet effet, le trou de ce nerf est remplacé par une fente, et sur cette fente s'élève l'organe en question, qui a le nom de *peigne* ou *bourse noire*, parce qu'il est couvert de pigment et environné de côtes plus ou moins nombreuses qui sont les dents du peigne ou les plis de la bourse. Cet organe se voit en *vp* sur la *fig.* 35 de l'œil du cygne, et il est indiqué sur les *fig.* 36, 37, 38, 39 et 40 des yeux de l'autruche (*Struthio camelus*), du faucon doré (*Falco chrysaëtes*), du perroquet (*Psittacus aracanga*), du grand lézard (*Lacerta monitor*), appelé *tupinambis* par Lacépède et *monitor* par Cuvier, et du chat-huant.

Suivant nous, cet organe remplit cinq fonctions.

344. PREMIÈRE FONCTION. — Il reçoit et absorbe les rayons des pinceaux efficaces qui, pour des yeux qui n'auraient pas de peigne et dont le cristallin présenterait un noyau, se projetteraient sur le trou de la choroïde (338). De plus, il reçoit et absorbe, en outre, les pinceaux lancés de la région de l'espace qui sépare en deux parties le champ de la vision de chaque œil, l'une *ury* [*fig.* 35], située en avant, relative à la vision monoculaire, l'autre *tnm*, située en arrière, et qui a son homologue dans l'autre œil, rela-

tive à la vision binoculaire. Les points rayonnants de cette région étant, en général, d'un faible intérêt, la rétine se trouve soulagée, sans grand inconvénient, par l'absorption des rayons qu'ils envoient.

345. Deuxième fonction. — La vision difficile, dans les yeux dont il s'agit, est la vision binoculaire; car les pinceaux confus qui arrivent dans le sens CD, et qui chez l'homme ne paraissent destinés qu'à l'avertir, ne peuvent produire autre chose que des images pâles, et comme la vision binoculaire des oiseaux de proie exige une assez grande perfection, puisqu'elle leur sert à peu près exclusivement dans les combats où leurs serres et leur bec doivent agir avec précision, avec force et avec promptitude, tout est disposé en sa faveur, ainsi qu'on va le voir.

346. D'abord, le tableau *mnt* présente une étendue convenable et très-suffisante pour recevoir les images des objets situés au bout du bec dans un espace fort restreint. Les pinceaux ont, il est vrai, beaucoup d'étroitesse, mais il ne faut pas oublier que l'achromatisme transversal (274), extrêmement nécessaire ici, en tant qu'il évite l'irisation et réunit toutes les couleurs sur un foyer précis, donne quelque vigueur aux images, et rend leurs impressions sensibles.

347. Toutefois, les objets placés en avant de la cornée envoyant beaucoup de lumière sur la partie *ur* [*fig.* 35], cette lumière, quelque peu qu'elle fût reflétée sur *mn*, gênerait la vision binoculaire. Or, c'est en cela que le peigne intervient; il sert d'écran (*) et préserve l'image délicate *mn* des reflets qui, en la noyant, ôteraient à ses nuances leur efficacité.

(*) C'est ce que disent MM. Magendie et Desmoulins, dans l'*Anatomie du système nerveux des animaux vertébrés*, page 353; mais ils ont tort, suivant nous, en ajoutant qu'*il rend inutile, dans les oiseaux de proie, la partie où son ombre est projetée*, etc. : c'est au contraire pour que cette partie puisse être d'une grande utilité.

348. TROISIÈME FONCTION. — Par le pigment qui l'entoure et qui, se trouvant en dedans de l'œil, agit plus fortement que celui de la partie postérieure de la choroïde, l'absorption de la lumière gênante est considérable.

349. QUATRIÈME FONCTION. — Au moyen de ses plis, cette lumière renvoyée en partie de chaque pli à ses voisins est absorbée en plus grande proportion.

350. CINQUIÈME FONCTION. — Il sert de digue transversale propre à empêcher que les fortes agitations de la tête, quand l'animal porte des coups de bec, n'occasionnent des lésions à l'œil. Les plis qui, comme des tenons, le lient au corps vitré, donnent de la vigueur à tout le système, lequel, dans quelques espèces, est en outre maintenu par la liaison du peigne au cristallin. Ces idées sont appuyées par l'opinion de Haller (*Anatomie comparée de Cuvier*, 2ᵉ éd., tome III, page 419).

351. RÉFLEXIONS *sur ce qui précède.* — On nous dira peut-être que le peigne est court chez le chat-huant, long chez le perroquet, et qu'on ne voit pas pourquoi ces différences. Nous répondrons que, d'après Sœmmering, qui a marqué sur ses dessins les limites de la rétine indiquées en lignes ponctuées sur les *fig.* 35, 36, ..., 44, 49 et 53, le peigne est court quand la rétine s'approche peu de l'équateur, et qu'il est proportionné dans chaque œil à la flèche du segment qu'elle occupe : c'est-à-dire que ses dimensions conviennent parfaitement à la destination d'arrêter les reflets envoyés d'un côté à l'autre et à les absorber. Rien n'est plus propre à justifier, ce nous semble, l'objet principal que nous lui attribuons.

352. Il faut remarquer encore que si la nature a prodigué, en quelque sorte, le pigment, il fallait que la lumière reflétée fût très-nuisible à la vision. Et il est possible, peut-être même présumable, que les cristallins, chez les oiseaux qui ont des peignes, n'aient pas de noyau central, ainsi que cela peut arriver pour le cheval (340), ce qui rendrait le peigne plus utile, parce qu'alors sans lui la lumière éparpillée (336) serait extrêmement gênante.

353. On peut nous dire encore que cet organe, chez le cygne, est bien mince et qu'il ne peut pas arrêter les pinceaux qui auraient une notable ampleur. Nous répondrons qu'il est tout naturel de supposer que les pinceaux qu'il intercepte chez cet animal sont très-étroits.

354. Mais, poursuivra-t-on, pourquoi le peigne a-t-il une grande épaisseur chez l'autruche? C'est apparemment parce que les pinceaux interceptés sont plus gros. Et l'on peut remarquer, en effet, que l'autruche ne volant pas, et ne se dérobant à ses ennemis que par la course, il faut qu'elle ait, dans la direction de l'axe, un pouvoir d'adaptation propre à donner des pinceaux moins étroits que ceux du cygne. On remarquera de plus que la tête de l'autruche étant douée d'un mouvement facile sur son col, la large base du peigne, base qui correspond nécessairement à un large espace mort dans le champ de la vision, n'a que peu d'inconvénients.

355. Au surplus, nous sommes loin d'avoir la prétention d'apprécier les causes qui différencient les yeux des divers êtres vertébrés; elles varient comme leurs habitudes et leurs besoins: on ne connaît guère encore ni les uns ni les autres, et nous voulons seulement mettre nos lecteurs sur la voie de recherches ultérieures rationnellement fondées.

CHAPITRE III.

VISION DE NUIT.

---

356. De même que l'excès de lumière exige des modifications dans l'organe de la vue, de même il faut aussi qu'il soit modifié quand la lumière utile fait défaut.

On sait que le cheval voit la nuit, sinon bien, du moins

beaucoup mieux que l'homme, et que l'œil de cet animal
présente, en outre de la forte proéminence *t* [*fig.* 44] dont
il a été question précédemment (341), plusieurs autres
proéminences qui se remarquent également chez les ruminants en général, et chez les animaux à sabot, qui tous
voient la nuit.

357. Quel peut être l'objet de cet ensemble de proéminences? Supposons qu'elles soient continues et longues,
par exemple, de 1 centimètre à 2; elles formeront un
tuyau, et la rétine ne recevra que les rayons inclinés de
manière à passer par ce tuyau. Ainsi, le cheval ne verra
que les objets situés dans un cône fort restreint décrit autour de l'axe optique.

358. Supposons encore que, dans le jour, la cornée
prenne autour de cet axe la figure d'optoïde composée
propre à donner au pinceau principal le volume nécessaire
pour une vision supérieure à celle que ce pinceau procure
à l'homme; la vision presbyte de jour, chez le cheval, résultera, dans cette hypothèse, pour les directions voisines
de l'axe et dans l'axe, d'images peintes avec une vigueur
qui excédera ce qu'elle est dans l'œil humain. Et si la
puissance d'adaptation de la cornée, comme surface, est
moins grande dans ce dernier œil que dans l'œil du cheval,
de telle sorte que la nuit, cette membrane devienne optoïdale sur une étendue que nous supposerons, pour fixer les
idées, du double en largeur de ce qu'elle est le jour, l'intensité de l'image nocturne se trouvera quadruplée, ce qui
permettra que le cheval voie bien le jour et la nuit.

359. En se rendant compte de la disposition de l'œil de
cet animal, les hypothèses précédentes, dans une certaine
mesure, ne semblent pas inadmissibles. D'abord, on reconnaît qu'il est muni d'une cornée fort grande, ce qui se
remarque aussi dans les yeux des autres animaux qui voient
la nuit. Et les dispositions de la sclérotique, qui est mince à
l'équateur; du cristallin qui, en avant, dépasse l'iris; de l'iris

lui-même, qui est conique en avant, qui s'appuie sur le cristallin et qui s'unit à la couronne ciliaire *xr*, *uv* [*fig.* 44], on est porté à croire que, malgré la faiblesse que peut avoir l'appareil musculaire, la cornée est susceptible d'une adaptation assez puissante pour donner aux pinceaux efficaces la nuit une très-grande amplitude (376 *bis*).

360. Chez le chat-huant, qui, ainsi que tous les oiseaux, n'a pas de protubérances iriennes comme le cheval, propres à restreindre l'image de la rétine, le but d'une très-bonne vision nocturne est encore plus manifestement atteint; car c'est la rétine elle-même qui est restreinte et qui l'est tellement, que son arc n'est que d'environ 106 degrés. De plus, l'œil forme en réalité une sorte de tuyau; la cornée est presque hémisphérique, et le cristallin, à peu près rond, est plus saillant sur l'iris que dans le cheval, toutes choses convenables pour concentrer une grande masse de rayons. Quant à la vision de jour, le chat-huant, avec une sclérotique osseuse, ayant les yeux placés de face et non de côté, a besoin d'une certaine puissance d'adaptation à la distance. C'est pour cela, probablement, que l'iris est conique dans sa partie antérieure *vv'*, *nn'* [*fig.* 40], et qu'il s'unit aux procès ciliaires dont la face postérieure est en *x't'*, *xt* (376 *bis*). Si, pendant la nuit, la cornée, avec sa forme la plus naturelle, est optoïdale sur une partie considérable de son étendue, ou sur toute son étendue, le pinceau principal pourra être dix fois, vingt fois plus fort que dans le jour, et la vision nocturne deviendra très-satisfaisante, surtout pour des distances peu variées, comme celle où le chat-huant borne ses investigations. Et si, le jour, le pouvoir d'adaptation particulier à cet animal est trop borné pour restreindre convenablement la partie optoïdale de la cornée, il ne verra bien que la nuit.

361. La conformation de l'œil du cheval, étant appuyée par la conformation beaucoup plus concluante de l'œil du chat-huant, il est permis de considérer la cornée humaine

comme susceptible de proportionner la plus ou moins grande ampleur du pinceau efficace à l'intensité de la lumière du milieu où l'on est. Et par un examen plus approfondi de ces considérations, on pourra peut-être comprendre la vision, non-seulement des ruminants et des animaux à sabot, mais de l'ours (*Ursus lotor*) [*fig.* 41], du castor [*fig.* 42], du lynx [*fig.* 43], du porc-épic [*fig.* 49] et du loup [*fig.* 53], lesquels, ainsi que nous l'avons dit plus haut (359), ont des cornées d'une grande amplitude.

362. Arrêtons-nous à ce qui concerne le chat. Ses pupilles au grand jour se réduisent à deux fentes par lesquelles il n'entre dans l'œil qu'une lumière peu fatigante pour la rétine, laquelle si la cornée, le jour, ne prend la figure optoïdale que sur une faible partie de sa surface, est encore ménagée par cette nouvelle circonstance. Mais la nuit, les fentes s'élargissant, la pupille devenant circulaire, la cornée sur une grande partie de son étendue, ou même sur toute son étendue, devenant optoïdale, le chat voit très-bien la nuit.

CHAPITRE IV.

SUR L'IRIS, LA PUPILLE ET LA CORNÉE.

363. Lorsqu'on passe d'un milieu très-éclairé dans un milieu obscur, on est quelque temps sans rien voir; pendant ce temps, la pupille se dilate, et ensuite les objets deviennent distincts jusqu'à un certain point (T. 527). Ce phénomène aurait-il quelque analogie avec ceux dont il vient d'être question dans le précédent chapitre?

On se l'est expliqué, jusqu'à présent, par une sorte de besoin de l'œil d'oublier les sensations du milieu très-éclairé, afin qu'il redevienne propre à percevoir celles du milieu obscur; et comme on croyait que les pinceaux efficaces occupaient la pupille entière, on s'est dit qu'il était tout simple qu'elle s'étendît pour augmenter la base des pinceaux dans les milieux où le défaut de clarté empêche la vision.

364. Mais il y a des personnes qui, avec d'excellents yeux, ont les pupilles étroites un jour et larges le lendemain, sans qu'elles cessent de voir parfaitement; et lorsqu'on dilate ces pupilles, en frottant l'œil avec un peu de belladone, on ne nuit pas à la netteté des perceptions. D'un autre côté, l'impression d'un charbon ardent, suivant l'expérience de Darcy, ne durant que huit tierces, on devrait au bout de huit tierces avoir recouvré la faculté de voir dans le milieu obscur, et c'est ce qui n'est pas.

365. Les explications anciennes sont donc vicieuses, et il est certain que ce n'est pas pour grossir les pinceaux admis dans l'œil que la pupille s'étend. On doit, en conséquence, se demander si ce ne serait pas pour avoir, par une adaptation puissante, des foyers peints avec plus de vigueur : c'est-à-dire si ce ne serait pas pour que les bases optoïdales des pinceaux efficaces sur la cornée eussent plus d'étendue. Cette question est d'un grand intérêt.

Si le milieu est très-éclairé, les manœuvres d'adaptation, en ce qui concerne la grandeur de la pupille, s'opèrent entre des limites resserrées ; s'il est très-éclairé, le pinceau efficace devant, d'après ce qu'on a vu plus haut relativement aux noctambules (359), être grossi notablement, c'est entre des limites tout autres que les manœuvres d'adaptation doivent se faire : or, l'iris étant, quant aux bases optoïdales, un organe d'adaptation (203), on peut admettre comme possible qu'il doive se contracter, afin de donner à la pupille une plus grande largeur, laquelle largeur ici ne serait pas cause, mais effet.

366. Remarquons encore que l'iris humain n'étant pas, ainsi que les muscles, lié à des os, c'est uniquement en lui qu'il doit trouver ses moyens d'appui, et que, à cet effet,

les vaisseaux flexueux circulaires et rayonnants de cet organe (39) se chargent de sang dans de nouvelles proportions. Pendant que cette opération se fait, on ne voit pas ; mais, dès que l'iris a acquis les conditions qui conviennent, on voit aussi bien que le degré de clarté puisse le permettre, après quoi tout se passe de la manière ordinaire. Rentre-t-on dans le milieu éclairé? les vaisseaux sanguins circulaires flexueux, qui avaient dû se vider, pour augmenter leurs flexuosités et contracter le pourtour de l'iris, se remplissent, et la vision s'opère incontinent. On conçoit d'ailleurs que l'évacuation du sang se faisant par les veines, elle est lente, tandis que l'appel du même fluide par les artères s'exécute rapidement. Ainsi, l'œil humain nous paraît avoir des propriétés analogues à celles des animaux qui voient la nuit, mais plus restreintes que chez ces derniers.

367. L'œil du cheval présentant un iris *am*, *no* [*fig.* 44] d'une forte épaisseur auprès de la sclérotique, et lié aux procès ciliaires, lesquels sont attachés au cristallin suivant son équateur *rv*, on doit penser que l'action qui resserre la pupille *mn* resserre aussi le cercle *rv*, ce qui donne tout à la fois une diminution du rayon de la cornée et un allongement du cristallin (376 *bis*). Ces dispositions de l'iris se voient très-clairement dans vingt et un des vingt-huit animaux dont D.-W. Sœmmering a décrit les yeux ; ainsi elles méritent une grande attention. Elles doivent suppléer, jusqu'à un certain point, à la faiblesse des muscles et produire un système d'adaptation sensiblement différent de celui de l'œil humain.

368. Le perroquet étant un des animaux dont la pupille a le plus de mobilité, il est bon d'examiner son œil pour étudier l'adaptation qui peut être due à l'action de l'iris. Chez cet animal, la zone osseuse est très-étroite ; la sclérotique est fort mince dans sa partie la plus évasée ; le globe est extrêmement déprimé à la base de la cornée, et les

procès ciliaires sont unis à l'iris. De là il résulte, sans doute, que l'ensemble de l'iris et des procès ciliaires doit, par la contraction exercée puissamment, à cause de la partie osseuse, étendre le cercle équatorial du cristallin et raccourcir l'axe de ce corps, ce qui semble propre à donner une adaptation énergique et rapide (332). Ces considérations n'ont rien qui ne s'accorde avec notre théorie.

369. Elle soulève toutefois, pour l'œil humain, une objection à laquelle nous devons nous arrêter quelques instants. C'est que l'iris adhérant peu à la sclérotique, il n'aurait pas, par sa contraction, une force assez grande pour rétrécir le cercle rentrant suivant lequel se coupent les deux segments de l'œil. A cela, nous répondrons que les pressions intérieures du globe, ainsi que ses frottements extérieurs dans l'orbite et sous les paupières, tendent à faire disparaître ce cercle et à rendre l'œil sphérique; or, il n'y a que l'action constrictive de l'iris qui combatte cette tendance : d'où l'on voit qu'une telle action doit avoir une puissance notable et suffisante pour l'objet que nous lui attribuons.

370. La pupille, toutes choses d'ailleurs égales, s'agrandissant dans l'obscurité et se rétrécissant quand la lumière abonde, l'iris satisfait donc à l'objet qui précède, et en même temps à cet autre objet, d'être un organe modérateur de l'éclat qui gênerait la vision. Ces deux objets se concilient, comme on l'a vu plus haut (367).

371. Si l'on regarde un point qui se rapproche ou qui devient plus éclatant, la pupille se rétrécit encore, et elle s'élargit dans les circonstances contraires : est-ce comme organe modérateur, ou comme agent d'adaptation chargé d'agir sur la cornée pour modifier les bases optoïdales des pinceaux, que l'iris produit ce résultat? C'est probablement par l'ensemble de ces deux fonctions.

372. En comparant la pupille humaine à celle de quelques animaux, on reconnaît que chez l'homme elle est plus

restreinte du côté interne que du côté externe, et que, chez le cheval, elle est allongée dans le sens horizontal. Cela nous semble s'expliquer très-bien.

Le cheval a un plus grand besoin, pour se livrer aux exercices rapides qui sont dans sa nature, et pour échapper aux gros animaux qui peuvent le poursuivre, de voir en avant et en arrière plutôt qu'en haut et en bas : il faut donc que le champ de sa vue soit très-étendu dans le plan horizontal. Et ce qui appuie cette explication, c'est qu'il n'a pas de proéminences dans ce plan, et que celles qu'il a sont plus nombreuses et plus fortes en haut qu'en bas, parce qu'il lui importe plus apparemment de voir ce qui se passe auprès de lui sur le sol, que ce qui survient au-dessus de sa tête. Et il est probable que la discontinuité de ses proéminences a pour objet de laisser, par une sorte de claire-voie, quelque liberté à l'exercice de sa vue à droite et à gauche de chaque proéminence.

373. De même le champ de la vision, chez l'homme, serait, par la forme de la pupille, plus grand du côté externe que du côté interne, parce que la saillie du nez ôtant toute importance à la vision très-oblique en dedans, c'est la vision en dehors qu'il a fallu favoriser. Et c'est par cette raison, probablement, que, chez presque tous les animaux vertébrés, les os de la tête sont déprimés à la hauteur de l'œil, de façon à faciliter la vision à droite et à gauche. Le cheval, le chien, le pigeon, la poule, la perdrix, témoignent en faveur de la dépression dont il s'agit. Elle est aussi très-visible chez l'homme du côté externe, et l'aplatissement de la racine du nez donne à la vision oblique en dedans une certaine amplitude.

374. On peut dire, d'après cela, que l'étendue de la pupille, soit circulairement, soit d'un côté, soit de l'autre, a pour objet de permettre la vision dans les sens où elle a le plus d'utilité. Chez le chat, qui fait la chasse des petits oiseaux et des souris, et qui opère souvent dans l'obscurité,

le jour elle est étroite et allongée dans le sens à peu près vertical, afin qu'ils voient en bas et en haut, la longueur de leur col permettant qu'ils voient à droite et à gauche en tournant un peu la tête (*).

375. Mais pourquoi, puisque les pinceaux chez l'homme sont toujours étroits, la pupille est-elle si développée? C'est que les pinceaux obliques n'arriveraient pas au cristallin, et que, pour avoir quelque perception des objets placés à droite et à gauche, il faudrait que la tête remuât sans cesse, ou que les yeux eussent dans l'orbite des mouvements qui, probablement, dérangeraient l'économie générale de la vision (**).

(*) « Les chats, et plusieurs animaux qui font leurs expéditions dans les » ténèbres, ont la faculté d'élargir leurs pupilles bien plus que les hommes, » et les hiboux ont toujours leurs pupilles trop ouvertes pour qu'ils puissent » supporter un médiocre degré de clarté. » (*Lettre quarante-deuxième d'Euler à une princesse d'Allemagne.*)

(**) On peut appuyer ceci de quelques faits.

1º Lorsque, au travers d'une carte percée d'un très-petit trou et appliquée près de l'œil, on regarde une épingle située à 5 ou 6 centimètres du globe, cette épingle qui, à l'œil nu, paraîtrait embrouillée, se voit nettement et plus grosse qu'elle ne l'est ; ce qui tient à ce que le petit trou fait l'office d'une pupille artificielle, laquelle, en rétrécissant les pinceaux, change chaque image circulaire en un point, nettoie le dessin de la rétine, et présente un tableau si net qu'il semble répondre à la distance $0^m.25$ de la vision distincte ; donc l'épingle, jugée plus loin, et comprise sous le même angle, doit paraître plus grosse. 2º Lorsque, par un soleil ardent, on parcourt un pays découvert, l'œil souffre, la pupille se resserre et l'on rapproche ses paupières pour diminuer la souffrance qu'on éprouve. 3º On sait, enfin, que les Lapons voyageant sur la neige mettent devant leurs yeux des plaques de bois percées d'un petit trou empêchant l'accès dans les yeux de pinceaux d'une trop grande ampleur, qui feraient souffrir la vue. Voilà donc trois cas où la vision humaine serait favorisée, si nous possédions une plus forte puissance de rétrécir nos pupilles ; mais, si nous avions cet avantage, les manœuvres de l'iris dans l'adaptation de l'œil seraient gênées, et cette adaptation si utile serait défectueuse, ou bien la pupille perdrait les larges dimensions qu'elle a dans certains cas, et le champ de la vision serait diminué au préjudice de la vision dans un lieu obscur. Il est clair, d'après cela, qu'il a fallu choisir pour la grandeur moyenne de la pupille un certain médium, et qu'il a dû présenter beaucoup d'étendue.

10.

376. Il en est autrement pour le caméléon (326 et 333). Marchant sur de petites branches avec beaucoup de difficulté, ne pouvant pas se retourner sur ces branches, ayant le col court et l'ouïe mauvaise (333), il fallait, avant tout, qu'il pût, avec une extrême facilité, mouvoir ses yeux dans tous les sens. C'est ce qui les caractérise, et de ce caractère il suit que le globe se tournant vers les objets, les pinceaux entrent toujours par le centre, à peu près, de la cornée : aussi la pupille des caméléons est-elle très-étroite (*voir* Lacépède, *Hist. nat. des lézards*).

376 *bis*. L'œil du faucon se fait remarquer par d'autres circonstances. L'iris ne se distingue de la couronne ciliaire qu'auprès de la pupille *rv* [*fig.* 37]; le système de ces deux corps vient joindre la sclérotique beaucoup en arrière de la cornée, et les procès ciliaires adhèrent au cristallin suivant une large zone finissant à un cercle *st*, situé sur l'hémisphère postérieur de la capsule. De là il doit résulter que, par l'effet du sang dans l'organe *msr*, *ntv*, le cristallin doit être poussé en avant, tiré en arrière, étendu ou resserré à l'équateur *st*, allongé ou raccourci, et, en même temps, le globe gonflé, raccourci, allongé, et la cornée modifiée dans sa forme par la pression intérieure, en raison des dispositions fibreuses ou lamelleuses de ses parties, ce qui nous semble constituer une adaptation fort efficace, et une vue analogue à celle du perroquet (232). Mais, chez ce dernier animal, la vision monoculaire ne s'étendrait pas à l'infini, et il serait, sous ce rapport, moins bien partagé que le faucon. L'œil du lynx [*fig.* 43] présente à peu près les mêmes particularités que l'œil de la *fig.* 37. D'après cela, on peut présumer que ce n'est pas sans motif qu'on attribue au faucon et au lynx des yeux d'une grande perfection. Cependant, l'iris isolé des procès ciliaires, dans l'œil humain, paraît devoir donner une adaptation optoïdale supérieure à celle de ces animaux, ce qui doit être d'une haute importance pour la vision parfaitement pure des objets délicats.

377. De tout cela il faut conclure, suivant nous : 1° que l'iris humain est un organe modérateur de l'action trop vive que pourrait exercer la lumière dans l'œil; 2° qu'il concilie avec cet objet celui d'étendre ou de resserrer le cercle d'insertion de la cornée dans la sclérotique, ce qui proportionne les bases optoïdales des pinceaux qui arrivent à l'œil aux besoins plus ou moins grands d'images peintes avec vigueur, et par là propres à faciliter la vision soit par un jour éclatant, soit dans un milieu obscur; 3° qu'une grande étendue de la pupille a pour objet principal d'agrandir le champ des objets vus; 4° que, à cet effet, elle s'étend plus ou moins dans chaque sens, selon l'utilité de la vision dans ce sens; 5° que l'iris et la couronne ciliaire, du moins à en juger par les yeux que nous connaissons (367), n'étant séparés que dans l'œil humain, et que ces deux organes étant liés, en général, sur une partie considérable de leur étendue, ils doivent, par leur ensemble, suppléer à la faiblesse du système musculaire (327) et compléter une adaptation d'une certaine puissance (376 *bis*).

Il n'est pas étonnant, d'après cela, que l'iris soit un organe d'un mécanisme très-compliqué.

DIXIÈME LEÇON.
ACTIONS CORPUSCULAIRES DES OBJETS VUS ET DES MILIEUX DE L'OEIL. — IRRADIATION.

CHAPITRE PREMIER.
FAUSSES IMAGES PRODUITES DANS L'OEIL PAR DES STRIES D'UNE GRANDE TÉNUITÉ, SITUÉES SUR UNE SURFACE POLIE, EN DEHORS DE CET ORGANE.

378. Nous avons parlé dans la *Science du dessin* (1re et 2e édit., liv. III, ch. III) d'un phénomène assez remarquable qui s'observe pour ainsi dire à chaque instant. Il consiste en ce que l'image brillante d'un corps lumineux sur une surface polie offre à l'œil des appendices singuliers lorsqu'on passe la main sur cette surface comme pour l'essuyer. Prenons pour exemple une boîte de montre vue à la lumière d'une bougie, et imaginons qu'on passe les doigts sur cette boîte, de façon que les différents points de la peau décrivent des courbes dirigées de la même manière. La sueur des doigts imprimera des stries sur la montre ; chaque strie aura son point brillant ; la suite des points brillants de l'ensemble des stries formera une ligne brillante, et la boîte présentera, avec l'image du corps éclairant, un appendice linéaire qui, au premier aperçu, fera supposer qu'on est éclairé non pas par une bougie, mais par une ligne de bougies dont une serait plus grosse que les autres.

379. Si l'on répète l'expérience en changeant la direction des stries et sans changer la situation de la boîte, l'image de la bougie reste la même, et l'appendice linéaire, qui souvent est une courbe fermée, prend une autre cour-

bure. Si ensuite on passe les doigts sur une moitié de la boîte dans une autre direction, on substitue pour cette moitié un nouveau système de stries à celui qu'on avait, et l'on a deux portions de courbes pour les appendices brillants. On reconnaît d'ailleurs très-aisément que ces courbes brillantes passent toujours par le point brillant de la boîte, ce qui doit être, puisque la normale à la boîte en ce point est aussi normale à toutes les courbes qui se croisent en ce point sur la boîte (*voir* la *Science du dessin*, liv. III, ch. III).

380. En substituant à une boîte de montre unie une boîte guillochée, on a dans les nervures de cette boîte des stries réelles, dont chacune présente son point brillant, et tout ce que nous venons de dire pour les stries produites par la sueur qu'on dépose avec la main qui caresse la boîte se reproduit parfaitement. Il est donc établi, suivant nous, que des stries de sueur, qui ne sont nullement apparentes, jouent un rôle très-sensible dans l'action de l'œil.

381. Des phénomènes analogues s'observent avec un verre sur lequel on produit des stries, soit en l'essuyant avec un linge, soit en passant la main dessus. Ainsi la glace d'une voiture ayant été essuyée de façon à produire sur une de ses faces ou sur ses deux faces des stries parallèles, une bougie ou un réverbère qu'on aperçoit en dehors, semble présenter deux rayons éclatants situés d'un côté et de l'autre de la bougie. Si l'on regarde le corps éclairant de face et qu'on ait la tête droite, les deux rayons éclatants sont dans la même direction et perpendiculaires aux stries. Ils s'inclinent quand la tête s'incline, et il est aisé de reconnaître qu'ils sont dus, comme dans le cas précédent, aux points brillants des stries.

382. Pour vérifier facilement ces expériences et pour les multiplier, il faut opérer avec des lunettes à verres plats, abusivement appelées *conserves*. Si l'on donne aux stries de chaque verre, d'un côté et de l'autre de ce verre, coloré ou non, des directions différentes, on a quatre rayons

au lieu de deux, mais ils sont moins lumineux parce que les points brillants auxquels l'éclat est dû sont moitié moins nombreux pour chaque rayon. En se rendant compte de la position géométrique que doivent avoir les points brillants des stries, on reconnaît toujours que ces points brillants, dans leur ensemble, correspondent aux rayons éclatants.

383. Si au spectacle et avec des conserves sur les deux faces desquelles soient imprimées des stries parallèles, on regarde le lustre, chaque bougie, chaque point brillant des cristaux, présente les appendices rayonnants dont il s'agit, ce qui trouble nécessairement la vision et produit pour l'observateur une sorte d'éblouissement. Si, au lieu de regarder le lustre, on considère la scène, il est évident que les décorations, les acteurs, leurs vêtements, etc., devront présenter pour chaque point des appendices rayonnants qui soient le résultat d'images peintes sur la rétine; mais ces images, en général, ne sont nullement sensibles. Il résulte de là qu'il entre dans l'œil beaucoup de lumière perdue, employée à peindre des choses non senties.

384. Si l'intensité de la lumière d'une bougie se réduit successivement à la moitié, au tiers, au quart, etc., il y a une limite où les appendices rayonnants cesseront d'être sentis : quelle est l'intensité qui correspond à cette limite? C'est ce que nous ne saurions dire. Est-elle la même dans un milieu très-éclairé ou dans un milieu obscur? Cela n'est pas probable. Ce qui est certain, c'est qu'*il y a un degré d'éclat où des images bien réellement existantes sur la rétine sont pour nous comme non avenues. Et ce qui est encore bien certain, c'est que des circonstances qui tiennent à une excessive ténuité de la matière qui se dépose sur les objets, causent des impressions très-sensibles dans la vision des corps vivement éclairés.*

CHAPITRE II.

EFFETS QUI DÉNOTENT L'IMPERFECTION ORGANIQUE DES MILIEUX ET DES SURFACES DE L'ŒIL.

385. Lorsqu'on se place dans une chambre vivement éclairée par une fenêtre, et que, fermant un œil, on observe cette fenêtre avec l'autre œil, en clignant les paupières pour réunir sur la cornée une plus grande quantité de larmes, au lieu de voir la fenêtre, on n'aperçoit qu'une lueur vive. Dès le premier moment, cette lueur a l'apparence d'une sorte de dentelle, sur laquelle se trouvent des broderies plus ou moins singulières : ce sont des lignes sinueuses, des granulations bizarres, animées d'un mouvement continuel.

386. En les examinant avec soin, on reconnaît qu'elles appartiennent à deux systèmes différents; l'un, très-apparent, dans lequel le sens du mouvement général est celui des larmes, qui marchent de haut en bas; l'autre, moins sensible, et qui ne nous frappe guère que si l'éclat de la lumière est très-grand, présente des mouvements dirigés dans divers sens. Il semble, dans cette expérience, qu'on ait devant l'œil deux verres parfaitement blancs sur lesquels se meuvent deux liquides, l'un en vertu de la gravité, l'autre en vertu de forces désordonnées.

387. Le même phénomène se produit soit en regardant les flammes d'un brasier très-ardent, soit à l'aspect d'un ciel bleu bien éclairé et près de l'horizon. A chaque clignement de l'œil le spectacle change; mais souvent des globules qui se touchent et des lignes de courbures et de directions peu variables se reproduisent dans les mêmes places à peu près. Il arrive même que si, pendant plusieurs

jours, on renouvelle l'observation en se plaçant, autant que possible, dans les mêmes circonstances, on retrouve à peu près, soit les mêmes globules, avec leurs écartements, soit les mêmes lignes.

388. Les milieux que la lumière traverse pour gagner la rétine, par leur défaut d'homogénéité, produisent évidemment ces apparences. Chaque petit flocon un peu opaque, nageant, par exemple, dans l'humeur aqueuse, donne au fond de l'œil une petite image; elle serait insensible si des objets peints nettement et vivement occupaient le tableau de la rétine; mais quand elle ne présente qu'une teinte plate, de très-faibles taches se font distinguer sur ce tableau très-éclairé. On sait d'ailleurs (T. 335) que la vision est quelquefois gênée par des taches mobiles, noirâtres, plus ou moins nombreuses, plus ou moins persistantes, dues à des corpuscules nuageux flottant dans l'humeur aqueuse.

389. Mais ce sont surtout les larmes qui produisent ce qu'il y a de plus apparent dans le phénomène qui nous occupe. Elles sont épaisses et visqueuses; les corpuscules que l'air tient suspendus s'y attachent; ils gagnent difficilement le trou lacrymal (62); chaque clignement des paupières les relève sans changer le plan vertical qui les contient, et ils reparaissent à plusieurs reprises.

390. C'est une autre cause, sans doute, qui produit les lignes bizarres qui se voient quelquefois pendant plusieurs jours. Il nous semble qu'on doit les attribuer aux éraillements que la conjonctive éprouve inévitablement de temps en temps par l'insufflation de la poussière dans l'œil; aux gonflements passagers des vaisseaux sanguins et lymphatiques; aux vices de nutrition qui amènent dans l'économie des sucs mal préparés; aux excrétions imparfaites, etc., etc. C'est un sujet encore peu connu. Nos expériences, répétées avec soin, nous ont toujours donné les mêmes résultats, et le chapitre I de la leçon qui suit complète les faits.

CHAPITRE III.

VISION D'UNE BOUGIE AU TRAVERS DES LARMES QUAND LES PAUPIÈRES SONT RESSERRÉES.

391. Tous les enfants de cinq à six ans savent que, s'il leur arrive de pleurer et de regarder une bougie de face, en tenant la tête droite et les yeux à la hauteur de la bougie, elle leur paraît présenter, comme appendices, deux *rayons de feu* à peu près verticaux. En resserrant ses paupières pour accumuler les larmes dans les angles de l'œil et des deux surfaces que bordent extérieurement les cils, on reproduit à volonté ce phénomène. Il a occupé beaucoup de savants, et notamment Rohault et La Hire. Nous croyons que ce dernier en a très-bien expliqué la cause fondamentale.

392. Cette cause tient à ce que les larmes forment dans l'angle de la cornée avec chaque paupière un prisme curviligne dont la base a trois côtés, le premier sur la cornée, le second à peu près d'équerre au premier, sur le rebord de la paupière, et le troisième concave, en contact avec l'air et tournant sa convexité aux deux premiers. Or, quand le pinceau efficace, venant de la bougie, entre, par le resserrement de l'une des paupières, dans le prisme des larmes, les rayons lumineux éprouvent une réfraction qui les détache du pinceau principal et les éparpille dans le plan vertical correspondant à la bougie. Ceux qui ne rencontrent pas les prismes continuent de se rendre au foyer et donnent l'image de la bougie; les autres, à mesure qu'ils s'éloignent davantage de l'axe, éprouvent de plus fortes réfractions, de façon que, pour chaque paupière, il y a un rayon de feu continu

393. Et comme la paupière supérieure produit l'image du haut de la rétine, et la paupière inférieure l'image du bas, le renversement des objets vus (109) amène ce résultat,

que l'image d'en haut fait voir le rayon de feu d'en bas, et l'image d'en bas le rayon de feu d'en haut. De là résulte qu'une carte approchée peu à peu de l'axe de l'œil, si on la fait monter, cause la disparition du rayon d'en haut, tandis que, si on la fait descendre, c'est le rayon d'en bas qui disparaît. Cette expérience justifie, sur le vivant, la situation renversée de l'image du fond de l'œil.

394. Ce que nous appelons ici les *rayons de feu* ne sont pas toutefois de simples rayons, ce sont plutôt des gerbes de raies contenues dans un angle assez aigu. Ils ne sont pas non plus toujours verticaux, et, si l'on tourne un peu la tête pour regarder de côté, ils s'inclinent sensiblement. Quand on les fait naître en resserrant lentement les paupières, ils sont courts d'abord et s'allongent peu à peu. Les raies fortes et faibles, plus ou moins serrées, se distribuent à droite et à gauche sans loi d'aucune espèce à côté les unes des autres; mais leur distribution se maintient dans le clignement des paupières. Si l'on tourne un peu la tête sans cesser de regarder la bougie, les raies se trouvent autrement distribuées, et l'éclat du rayon d'en haut est en général plus fort que celui du rayon d'en bas.

395. Nous avons étudié ces détails dans notre XIIIe Mémoire, et ils nous ont paru s'expliquer très-heureusement par le défaut d'homogénéité des larmes; par les corpuscules qu'elles tiennent en suspension; par le rassemblement, dû au jeu des paupières, de ces mêmes corpuscules; par les rides ou nervures excessivement fines qu'ils produisent sur la surface concave de l'extérieur de chaque prisme de larmes, et par les vices d'organisation corpusculaire de la cornée. Notre étude, sur les particularités secondaires que La Hire ne pouvait traiter à l'époque où il vivait, nous paraît justifier pleinement sa théorie (*).

____

(*) On voit par des Notes adressées à l'Académie en 1852 et 1853 que cette théorie est contestée; il est présumable que le Rapport à faire sur notre XIIIe Mémoire lèvera toutes les incertitudes.

396. Il est donc établi, suivant nous, que les plus petites causes, soit qu'elles dépendent de l'organisme animal, soit qu'elles tiennent aux rayons envoyés par les objets, peuvent avoir des résultats très-sensibles quand il s'agit de la vision des corps lumineux ou très-éclairés.

Il s'ensuit aussi que les imperfections des milieux et des surfaces réfringentes de l'œil ne permettaient pas d'avoir des foyers absolument rigoureux sur la rétine, et que, par conséquent, l'image du fond de l'œil devait se produire au moyen de foyers confus (232).

CHAPITRE IV.

THÉORIE DE L'IRRADIATION.

397. Des leçons précédentes il résulte qu'un point rayonnant produit sur la rétine : 1° un foyer qui n'est pas parfait, mais qui pour nos sens est un point; 2° une auréole d'une grandeur très-notable (239), et que nous supposerons circulaire, afin de fixer les idées sur des figures simples. Si le point vu était d'une couleur homogène, chaque point de l'auréole ne recevrait qu'un seul rayon, d'où il suit qu'elle doit être en général fort pâle; toutefois il est clair que sa pâleur augmente du centre à la circonférence.

398. Si le point rayonnant est assez éclairé pour qu'on l'aperçoive nettement, le foyer sera perçu et l'auréole ne fera aucune impression : elle sera comme non avenue, non-seulement à cause de la faiblesse de teinte de ses points, mais parce que les foyers correspondants aux points du champ de la vision voisins du point vu, se peignant sur l'auréole et la couvrant de leurs images, ils éteindront tout à fait sa lumière.

Ce cas est celui de la vision ordinaire, dans laquelle tous les points vus sont modérément éclairés : l'œil, dans ce cas, n'éprouve aucune fatigue et ses appréciations sont excellentes.

399. Supposons maintenant que le point rayonnant soit un point lumineux. L'auréole aura plus d'éclat; ses points continueront d'être de plus en plus intenses en approchant du centre; les cercles auréolaires qui seront tout auprès du foyer ayant plus d'intensité, seront sentis, et ils agrandiront l'image du point rayonnant. Ce point paraîtra donc d'une grosseur plus forte que celle que comporte, en général, sa grosseur réelle (455). Et quant aux cercles auréolaires situés à l'extérieur de ceux qui seront sentis, bien qu'ils soient peints sur la rétine, ils seront comme non avenus pour l'œil, ainsi que cela arrive dans d'autres circonstances (383 et 384).

400. Tel est, suivant nous, le principe fondamental de l'*irradiation*, et nous appelons *irradiation focale* le petit phénomène qui tient à ce que l'auréole étant supposée, par exemple, divisée en *couronnes* circulaires d'un millionième de millimètre de largeur, un certain nombre de ces couronnes se trouvent pour nos sens confondues avec le foyer.

401. Si, au lieu d'un point lumineux, c'est une ligne lumineuse que l'on aperçoit dans l'espace, elle donne sur la choroïde une suite de foyers formant une ligne MN [*fig. 34*]; chaque foyer de cette ligne est entouré de couronnes auréolaires; ces couronnes se croisent; les croisements accroissent les intensités des points où ils s'opèrent, et ces points étant de plus en plus serrés à mesure que l'on se rapproche de MN, il y a deux lignes mn, $m'n'$, également écartées de MN, où les points de l'espace $mnn'm'$ ont une intensité qui doit les rendre sensibles. Et comme leur lumière est de la même nature que celle des foyers qui forment la ligne MN, l'image de la ligne vue occupe nécessairement l'espace entier $mnn'm'$. Cette ligne MN paraît donc plus large qu'elle ne l'est réellement.

402. Nous donnons le nom d'*irradiation linéaire* au phé-

nomène qui tient à ce que, à cause de l'intensité du point
rayonnant, l'image MN qui existerait sur la rétine dans le
cas d'une ligne rayonnante peu éclairée, s'augmente de
deux bandes dont l'ensemble, en largeur, est égal à nn'.

403. Enfin, après avoir considéré un point lumineux et
une ligne lumineuse, figurons-nous une surface incandescente et supposons que les foyers correspondants à ses divers points donnent sur la rétine une image comprise entre
les lignes MN, PQ. Le rayon de l'auréole étant cd égal à cg,
il est clair que chaque foyer r de l'image MNQP, éloigné
du bord MN d'une quantité ur moindre que cg, aura une
auréole xyz débordant MN, et envoyant sur l'espace MNwo
des couronnes auréolaires qui croiseront celles dont les centres sont sur MN. Donc la zone MNst aura sur la bande
MNwo une action qui accroîtra les intensités des points de
cette bande; donc la bande MNnm, qui était assez éclairée
pour se joindre à l'image linéaire MN, s'augmentera d'une
nouvelle bande $mnqp$, de telle sorte que tout l'espace $pqq'p'$
égal à MNQP plus deux fois MNqp, formera l'image de la
surface incandescente vue.

404. Nous désignons par le nom d'*irradiation zonale* le
phénomène qui produit les bandes MNqp, PQ$q'p'$, phénomène qui tient à ce que le corps incandescent a une largeur finie.

405. D'après cela, on voit que l'irradiation, en général,
est focale, linéaire ou zonale. Si elle est zonale, elle comprend tout ce que donne l'irradiation focale et l'irradiation
linéaire; et, si elle est linéaire, elle comprend l'irradiation
focale.

406. Elle fait juger les corps lumineux plus gros qu'ils
ne le sont. Elle est très-sensible dans le croissant lunaire, lequel semble appartenir à un disque plus grand que celui qui
se voit dans la concavité du croissant, concavité qui n'est
éclairée que par la faible lumière, renvoyée par la terre,
qu'on nomme *lumière cendrée*. L'agrandissement du dia-

mètre du foyer, suivant les appréciations de notre XIIIe Mémoire (ch. V), peut être de quatre-vingts couronnes d'un millionième de millimètre de largeur chacune.

407. Si l'on regarde le croissant lunaire au travers d'une carte percée d'un trou d'épingle, on fera disparaître, en totalité ou en grande partie, les auréoles des points vus; donc il ne devra plus y avoir d'irradiation ou n'y en avoir qu'une peu sensible : c'est ce que l'expérience confirme.

408. Ce phénomène n'influe pas uniquement sur le jugement qu'il fait porter de l'ampleur des corps lumineux et incandescents; il agit de la même manière et par les mêmes raisons sur les corps très-éclairés ou dont les couleurs sont très-éclatantes : il nous les fait, en conséquence, apparaître avec des dimensions qui excèdent les dimensions réelles.

De même, il grossit les points brillants, les lignes et les images brillantes. Il rend, par conséquent, plus sensibles les appendices, les rayons de feu, les raies qui accompagnent ces rayons, et qui nous ont occupé dans les chapitres précédents.

Nous reviendrons un peu plus loin sur les effets généraux de ce phénomène en ce qui concerne la vision (454); nous l'avons expliqué très-succinctement, et nous renvoyons pour les détails à notre XIIIe Mémoire.

ONZIÈME LEÇON.

SUR LA VISION DES ASTRES ET SUR LE CRISTALLIN.

CHAPITRE PREMIER.

POINTES APPARENTES DES ÉTOILES.

409. Le disque des étoiles, à l'œil nu, semble présenter des pointes. Elles sont toutefois peu sensibles et même nulles, ou à peu près nulles, pour les personnes qui ont d'excellents yeux. On s'accorde à reconnaître qu'elles sont inégales, vacillantes et qu'elles changent continuellement de proportions, mais sans que l'ensemble, pour chaque œil de l'observateur, perde rien de son caractère général.

Quand on incline la tête, cet ensemble de pointes longues et courtes suit le mouvement que l'on se donne; d'où il faut conclure que le phénomène dont il s'agit est un phénomène oculaire.

410. Une étoile, quelque grosse qu'elle puisse être, vu sa distance qui excède tout ce que nous pouvons imaginer, est pour nos organes un véritable point; mais elles sont excessivement lumineuses, et l'irradiation nous les fait apparaître comme de petits corps ronds.

Cette vive lumière qu'elles envoient, en traversant les milieux corpusculaires plus ou moins défectueux de l'œil, doit se dévier en raison des vices de l'organe (396) et conséquemment nous donner une sensation qui accuse ces vices.

411. Cela posé, si l'on fait attention que le cristallin est composé à sa partie antérieure de fibres tréfoïdales *mnr*

[*fig.* 17] qui se juxtaposent les unes à côté des autres pour former chaque lobe (171-174), on verra que c'est auprès de l'axe que les fibres, forcées d'avoir des courbures st, $t'u$, $u's'$, présentent la juxtaposition la plus défectueuse : il est donc présumable que, sur l'axe, la vive lumière d'une étoile s'égare jusqu'à un certain point dans les directions qui répondent aux saillants m, n, r, des fibres. Et sur l'hémisphère postérieur, les saillants se trouvant dans les angles des directions m, n, r, de manière à diviser l'œil en six fuseaux (173), la lumière s'égare dans trois nouvelles directions m', n', r', où la figure présente trois pointes ponctuées occupant les milieux des pointes en lignes pleines correspondantes aux directions m, n, r. Il est donc tout naturel qu'une étoile nous semble avoir six pointes.

412. Mais quelques observateurs en voient sept, d'autres cinq, et chez le plus grand nombre on sait seulement qu'il y a des pointes, mais on ne saurait les compter. C'est qu'en effet, à la cause générale que nous venons d'indiquer, il faut joindre les vices corpusculaires que présentent les larmes, la conjonctive, la cornée et tous les milieux de l'œil (396), ce qui amène tantôt une pointe de plus, tantôt une de moins, tantôt le raccourcissement de celle-ci ou l'allongement de celle-là, et quelquefois l'annulation totale de plusieurs pointes.

413. Il faut remarquer d'ailleurs que, dans l'adaptation de l'œil pour la vision des étoiles, le globe doit s'aplatir le plus possible, ainsi que le cristallin (156), sans que jamais la figure du foyer puisse donner une image nette et précise, ce qui occasionne des essais d'adaptation continuels. Or, on conçoit que dans ces essais les fibres cristallines ne reviennent pas exactement aux mêmes dispositions, ce qui ôte toute permanence aux longueurs des pointes et à leur nombre.

414. Si l'on observe successivement avec un œil ou avec l'autre, les apparences changent encore, parce que l'œil

droit et l'œil gauche diffèrent, comme la main droite et la main gauche, la jambe droite et la jambe gauche, etc. Quand l'un des yeux devient malade, la sensation qu'il donne de l'apparence d'une étoile éprouve d'autres changements, qui fournissent, dans la vision des corps incandescents, des réverbères, des bougies, etc., de bons moyens de se rendre compte de la perfection, ou plutôt des imperfections de chacun des deux yeux, soit dans l'état de santé, soit dans l'état de maladie.

415. Les points très-éclairés et très-petits, comme le trou d'épingle percé dans un écran pour laisser apercevoir une lampe d'une vive clarté, ou le point brillant d'un clou d'acier ou de cuivre doré d'un très-petit rayon de courbure, ou la dernière parcelle incandescente du lumignon d'une bougie qu'on vient d'éteindre, ayant de l'analogie avec une étoile par la petitesse de l'image, elle présente également des pointes. Mais il y a quelquefois, entre les pointes, des parties arrondies, ce qui forme une rosace fort régulière qu'il serait intéressant d'étudier et de s'expliquer.

416. Beaucoup d'autres faits, notamment ceux qui sont relatifs à la vision des réverbères, appuient notre théorie. Ces faits sont exposés dans notre XVIe Mémoire et nous y renvoyons. Il est question aussi dans ce Mémoire, 1° d'une idée, sur la cause des pointes des étoiles, émise par Hassenfratz et citée dans le travail de M. Arago sur la scintillation; nous faisons voir que cette idée n'a rien de fondé; 2° d'un fait très-important, rapporté dans l'*Astronomie* de J. Herschel, c'est que si, à l'œil nu, on observe une étoile A et qu'il y ait auprès de cette étoile une autre étoile B, l'impression qu'on reçoit de la dernière est sentie plus nettement que celle de l'étoile A, sur laquelle est dirigé l'axe optique : cela tient sans doute à ce que le pinceau efficace qui correspond à l'étoile A traverse le cristallin dans ses parties corpusculaires les plus défectueuses, tandis que le pinceau correspondant à l'étoile B se trouve plus en dehors de ces

parties. Il est d'ailleurs évident qu'il faut des corps aussi petits, aussi vivement éclairés que les étoiles, pour que de si petites différences de netteté deviennent sensibles.

CHAPITRE II.

SCINTILLATION, ABSTRACTION FAITE DES COULEURS. — ASPECT DE LA LUNE ET DES PLANÈTES.

417. MOUVEMENTS *scintillatoires des étoiles.* — Nous n'avons la sensation d'une étoile qu'au moyen des rayons qu'elle envoie dans nos yeux et qui ont traversé toute l'épaisseur de l'atmosphère terrestre. Cette atmosphère se compose de parties dont la température et l'humidité varient ; les unes s'échauffent, les autres se refroidissent, et les vents modifient sans cesse leur état. A la surface du sol, notamment, les changements de densité sont plus grands et plus variables ; la terre est chaude le jour ; elle est froide la nuit ; des courants ascendants s'établissent le matin, le soir ils sont remplacés par des courants descendants, et toutes ces circonstances se mélangeant, les rayons qui arrivent d'une étoile changent perpétuellement. Les uns qui entraient dans l'œil sont jetés en dehors ; d'autres qui étaient jetés en dehors y sont admis, et deux rayons contigus dans un endroit, se rapprochent, s'éloignent, se croisent, et nulle part ne se retrouvent plus auprès l'un de l'autre, ou, s'ils s'y retrouvent, ce n'est pas, en général, dans les mêmes conditions.

418. Ces changements sont excessivement faibles, mais ils sont en nombre infini, et dans certains états de l'atmosphère ils doivent avoir et ils ont des effets sensibles. Imaginons que cette action *trémulatoire* de l'air soit très-forte. Des rayons, en plus ou moins grand nombre, par des infléchissements nuls ou qui se compenseront à peu près, arriveront dans l'œil en ligne droite et donneront la sensation de l'image ordinaire, que nous appellerons l'*image normale*. Les autres, modifiés de toutes les manières dans leurs directions, formeront une *image anormale*, espèce de nébuleuse dont le centre ne coïncidera pas avec le foyer central, agrandi par l'irradiation (399).

419. L'image anormale variant sans cesse, passera de gauche à droite, du haut au bas, etc., de l'image normale. Si l'image normale domine, l'image anormale ne produit que de faibles changements exercés principalement sur les pointes qui s'avivent et s'allongent d'un côté, puis d'un autre. Mais, si l'image anormale est très-forte, le centre est déplacé; l'étoile semble bouger; elle grossit tout à coup si les centres se superposent; elle diminue s'ils s'écartent; elle disparaît même quand l'image anormale réunit presque tous les rayons et que ces rayons se trouvent suffisamment éparpillés.

Toutes ces particularités se compliquent d'ailleurs par les effets d'adaptation dont nous avons parlé au n° 413.

420. Il est clair, d'après ce que nous venons de dire (417), que ces phénomènes qui constituent (à part l'effet des couleurs) ce qu'on appelle la *scintillation*, se font remarquer de plus en plus à mesure que les étoiles sont plus près de l'horizon. Ils n'affectent même pas les étoiles placées dans les zones zénithales, parce que, pour ces étoiles, les couches d'air traversées, bien qu'elles ne soient pas homogènes, n'éprouvent pas de changements aussi brusques et aussi nombreux.

421. Aspect *de la lune*. — Chaque point du contour de la lune est une étoile pour nous; pourquoi ce point n'a-t-il pas de pointes? Le diamètre apparent de l'astre est d'environ 1900 secondes; donc les axes des pinceaux qui viennent des points de la circonférence lunaire font avec l'axe optique correspondant au centre des angles de 950 secondes;

donc ils ne rencontrent pas, sur les lobes du cristallin, les parties centrales où se trouvent les vices dont nous avons parlé au n° 411, vices qui produisent les pointes, ce qui tend à leur suppression (416).

422. Mais pourquoi le contour de la lune, quand elle est pleine à l'horizon, ne scintille-t-il pas lorsque les étoiles scintillent? Concevons que l'astre se réduise à son contour, et que les points de ce contour scintillent; les uns seront jetés en dedans, d'autres en dehors, et l'irradiation linéaire, restreinte dans sa largeur, donnera au contour une stabilité moyenne que n'auraient pas des points isolés. Considérons maintenant l'effet de l'irradiation zonale sur l'astre; il accroîtra le disque d'une bande circulaire d'une certaine largeur, et cette bande sera due à l'action auréolaire des points du disque entier (XVIᵉ Mém., ch. VI). Or, ces points étant en nombre infini, les déplacements qu'ils peuvent occasionner, les uns dans un sens, les autres dans un autre, ceux-ci avec une grande énergie, ceux-là avec très-peu de puissance, éprouveront des compensations de toutes sortes : d'où il résulte que, finalement, la bande devra présenter une largeur fixe. Le contour, en conséquence, tendra vers une immutabilité complète.

423. Si, au lieu d'être pleine, la lune était dans le croissant, il n'en serait pas absolument de même, parce que la partie éclairée du disque offrirait moins de points lumineux que le disque entier. Imaginons que le croissant consiste en un simple arc de cercle infiniment étroit; l'irradiation zonale sera nulle; l'agrandissement du disque sera réduit, de chaque côté, à une bande étroite d'irradiation linéaire, et les chances de scintillation augmenteront. Mais, si le phénomène se réalise, ce ne sera que très-rarement (XVIᵉ Mém., ch. VI).

424. ASPECT *des planètes*. — Les planètes nous présentent des pointes comme les étoiles, ce qui tient tout naturellement à ce que, par la petitesse de leur disque, elles ne

sont pas dans le cas de la lune (422), et sont au contraire dans le cas des étoiles; mais il semblerait que, par la même raison, elles dussent scintiller comme ces dernières. On ne les voit cependant scintiller que d'une manière exceptionnelle (Mémoire de M. Arago, page 431 de l'*Annuaire du Bureau des Longitudes*, année 1852).

425. Suivant nous, c'est parce que la théorie précédente relative à la lune s'applique aux planètes. Leur disque est petit, il est vrai; mais il a une grandeur finie, tandis que celui des étoiles, à part l'irradiation, est nul pour nos sens. Or, le phénomène étant rare pour les étoiles, il doit être encore plus rare pour les planètes.

CHAPITRE III.

COULEURS DES ÉTOILES DANS LA SCINTILLATION. — EXAMEN DE LA THÉORIE DE M. ARAGO.

426. COULEURS *des étoiles dans la scintillation.* — Nous savons que le faisceau de rayons envoyés dans la pupille par une étoile se compose du pinceau efficace, qui donne le sentiment de l'étoile, d'une gaîne moyenne homogène de rayons qui enveloppe ce pinceau, et d'une gaîne extérieure limitée aux bords de la pupille, gaîne dont les rayons donnent des couleurs (239). En se rendant compte avec soin (*voir* le ch. II du XIVe Mémoire), comme au no 254, de la manière dont les gaînes rouge, orangée, etc., se mélangent les unes avec les autres selon les largeurs des zones des diverses couleurs, on reconnaît que l'enveloppe extérieure, du dehors au dedans, ne présente que quatre couleurs, qui se succèdent dans cet ordre : rouge, jaune, vert et bleu.

427. Nous savons en outre que le faisceau PSRQ [*fig. 47*], de l'ensemble des rayons, est situé à l'extérieur du noyau

N du cristallin, et il est clair que les couches cristallines étant plus épaisses en avant qu'en arrière, le pinceau efficace rr'F [*fig.* 48], indiqué en lignes pleines, se resserre rapidement en traversant les couches antérieures de ce corps. Cela posé, la trémulation de l'air parvenant à ses plus hauts périodes, l'enveloppe irisée, dont $z'v'$ représente un côté, est poussée par instants vers le noyau, qui est de temps en temps rencontré par les rayons colorés de la gaîne extérieure. Soit zv l'axe d'un pinceau de rayons rouges rencontrant en v le noyau xyv du cristallin ; cet axe traversera ce noyau suivant une courbe vx, puis les couches cristallines postérieures suivant une courbe xu, puis enfin le corps vitré suivant une ligne uF, et si le point v se trouve placé convenablement sur le cercle xyv, le rayon zv réfracté viendra rencontrer la rétine R t suivant le foyer F, qui sert d'image à l'étoile, et qui est donné par le pinceau efficace rr'F enfermé dans la gaîne $vzz'v'$.

428. De plus, comme nous l'avons fait voir dans notre XVIIIe Mémoire, les réfractions éprouvées par les rayons rouges feront converger ces rayons, de sorte qu'un rouge d'une certaine intensité viendra colorer l'image F, et l'étoile sera rouge. Si, l'instant d'après, le jaune arrive à peu près en v sur le noyau, l'étoile sera jaune ; puis verte ou bleue, si le vert ou le bleu arrivent en v (*voir* la Note XII). Ainsi, la trémulation étant supposée régulière, lorsqu'elle croît et décroît, on aura cette succession de couleurs : rouge, jaune, vert, bleu, si elle croît, et bleu, vert, jaune, rouge, si elle décroît.

Jamais on n'aura de violet ; et le rouge sera la couleur vue le plus communément : faits importants qui concordent avec l'expérience.

429. Simon Marius, cité souvent et toujours avec éloge par M. Arago, a remarqué, au moyen d'une lunette disposée convenablement (*Ann.*, page 375), que la succession des couleurs s'opère en effet dans l'ordre que nous venons

d'indiquer, ce qui donne à notre explication un grand caractère de vérité.

A la vue simple, toutefois, il n'en est pas comme avec une lunette. Si la trémulation est rapide au moment où le jaune doit paraître, par exemple, on passe du rouge au vert. L'ordre de succession des couleurs, à l'œil nu, varie en conséquence par le peu d'intensité des nuances et la faible durée de l'impression.

430. Un autre fait, très-puissant aussi en faveur de notre théorie, c'est que plusieurs observateurs voient en même temps les mêmes couleurs. La constatation de ce fait est due à Kepler (*Ann.*, page 402) : « Nous avons toujours, » dit-il, remarqué que le phénomène qui frappait l'obser-» vateur muet *était à l'instant* dénoncé par l'autre. » Ces expressions font voir que Kepler était parfaitement convaincu (434).

431. D'après cela, et d'après plusieurs autres circonstances indiquées dans nos XVIIe et XVIIIe Mémoires, et que nous avons rappelées dans les *Comptes rendus de l'Académie* (année 1853, séances des 2 et 16 mai), nous croyons que la coloration des étoiles, dans l'acte de la scintillation, est un phénomène purement oculaire, dû, comme nous venons de le dire, à l'action du noyau du cristallin rencontré de différentes manières, en raison de la trémulation de l'air, par la gaîne irisée qui enveloppe le pinceau efficace.

Nous indiquons au surplus (Note XIII) diverses observations qui nous semblent propres à lever, quand on le voudra, toutes les incertitudes.

432. Théorie *de M. Arago sur la scintillation.* — Selon M. Arago, le phénomène de la scintillation est dû à des effets d'interférence.

Il dit, en parlant des observations faites avec une lunette (*Ann.*, page 423) : « Supposons que les rayons qui tombent » à gauche du centre de l'objectif aient rencontré, depuis les

» limites supérieures de l'atmosphère, des couches qui, à
» cause de leur densité, de leur température ou de leur état
» hygrométrique, étaient douées d'une réfringence diffé-
» rente de celle que possédaient les couches traversées par
» les rayons de droite; il pourra arriver qu'à raison de cette
» différence de réfringence, les rayons rouges de droite dé-
» truisent en totalité les rayons rouges de gauche, et que le
» foyer passe du blanc, son état normal, au vert; que l'in-
» stant d'après, par la même cause, les rayons verts soient
» totalement anéantis et que le foyer, conséquemment,
» devienne rouge, etc. »

433. Suivant l'auteur, toutes les couleurs sont ainsi produites par des interférences, ainsi que les mouvements ap-
parents qui, selon lui, tiennent à ce que la lumière se
double, s'anéantit, en raison de l'altération des rayons dans
l'air. Mais si ce système était vrai, le rouge, l'orangé, le
jaune, etc., auraient dans la proportion de leur étendue sur
le spectre la même chance d'apparaître; le rouge ne serait
pas privilégié; le violet ne serait pas exclu, et la succession
des couleurs ne présenterait pas un ordre déterminé, ainsi
que Simon Marius et M. Arago l'ont remarqué (429).
Chaque couleur s'offrirait d'ailleurs avec tous les mélanges
possibles de blanc, de sorte qu'on aurait des nuances infi-
nies de rouge, de jaune, etc., nuances qui ne semblent pas
se présenter et qui, dans notre système, sont plus limitées,
parce que les causes agissent dans des termes peu variables
quant à l'intensité (666). Enfin, plusieurs observateurs ne
recevraient pas en même temps les mêmes impressions,
comme Kepler l'a expérimenté (430).

434. Il est vrai que M. Arago conteste l'expérience
de Kepler; mais son argumentation est faible et détournée
(XVIIIe Mém., ch. II). Quant à Kepler, et même pour
M. Arago, il n'y avait qu'une manière digne de décider la
question : c'était de répéter l'expérience, chose fort simple
et fort facile. Les astronomes la répéteront un jour, et l'on

sera forcé, nous le croyons, d'abandonner la théorie des interférences.

435. Si elle était vraie, ce nous semble, toutes les étoiles scintilleraient, au zénith comme à l'horizon, en tous lieux et par tous les temps, puisque deux rayons qui arrivent dans l'œil et qui ont traversé obliquement notre atmosphère, c'est-à-dire parcouru dans l'air plus de 80 000 mètres, interfèrent si la différence des longueurs de leur chemin est un multiple de la demi-ondulation de 265 à 320 millionièmes de millimètre. Et non-seulement elles scintilleraient toutes et nous présenteraient constamment des changements de couleur, mais une étoile qui a toujours la même nuance ne nous présenterait cette nuance que très-rarement.

436. Nous ajouterons que, d'après le n° 31 du *Cosmos*, les *expériences de M. Montigny et les raisonnements de M. Plateau* repoussent le système de M. Arago par les interférences, et tendent à faire considérer les couleurs des étoiles scintillantes comme un phénomène de vision. Notre théorie, comme on le voit, semble justifier la prévision du *Cosmos* (*).

437. Si maintenant on fait attention que M. Arago a réfuté, un peu durement peut-être, mais avec raison, les explications données, depuis Aristote, relativement aux couleurs, et qu'il a même pris la peine de repousser l'une des plus mauvaises, due à M. Arago lui-même (*Ann.*, page 495), on verra qu'une théorie plausible de ce phénomène s'est fait attendre longtemps, et que notre travail mérite, pour l'astronomie et pour la vision, qu'on le soumette aux expériences de la Note XIII (434).

(*) Dans un nouvel article (7 avril 1854), sur le même sujet, il est dit que la théorie d'Arago n'est qu'une *utopie brillante*, et que la scintillation est un *phénomène de réfraction et de dispersion* dont on espère que M. Montigny donnera *une explication complète et satisfaisante*.

CHAPITRE IV.

DENSITÉS DES COUCHES DU CRISTALLIN.

438. L'organisation du cristallin, au moyen de lobes composés de fibres, est un fait qui ne laisse pas de doutes (170 et 174) et qui nous semble expliquer, comme on l'a vu plus haut (411), les pointes apparentes des étoiles, par l'existence des six fuseaux que détermine la figure des fibres chez l'homme.

Mais il est bon de faire observer que si l'on assigne à chacun de ces fuseaux un angle de 60 degrés, que si l'on suppose qu'ils se réunissent suivant un axe en ligne droite, que si l'on dit que cet axe perce les surfaces antérieure et postérieure suivant les pôles, ce ne sont que des manières de parler au fond peu exactes; car il n'est nullement possible de déterminer sur le mort, avec quelque précision, ni la position des pôles, ni la forme des surfaces des fuseaux, ni les dimensions du noyau, ni la situation de la droite prétendue qui sert d'axe. Il est même plus vrai et plus philosophique de penser qu'il n'y a pas dans le cristallin d'axe en ligne droite (XVIᵉ Mém., Note I), ce qui ne veut pas dire toutefois qu'il n'y ait pas de lois rigoureuses dans l'organisme de l'œil (675); mais le grand Architecte n'en était pas à ses éléments de géométrie, et ces lois sont d'une portée à laquelle le génie humain est bien loin d'atteindre.

439. Après l'existence des fibres et des lobes, organes plus déliés probablement chez l'homme que chez les animaux, il faut reconnaître que les couches centrales forment un noyau presque homogène, sans doute (338), et plus dense que les couches qui l'enveloppent, ce qui explique, comme on vient de le voir, les couleurs que prennent les étoiles dans le phénomène de la scintillation.

On a vu d'ailleurs (216-218) que si les lobes du cristallin étaient de plus en plus denses jusqu'au centre, les images des points rayonnants placés obliquement par rapport à l'axe seraient allongées dans le sens du méridien, ce qui est inadmissible. Nous avons établi également (219) que si la densité des lobes n'allait pas en diminuant jusqu'au noyau, les images des points vus seraient irisées, ce qui donnerait des franges colorées aux objets, contrairement à ce qui s'observe. Enfin, il est manifeste, d'après ce qui a été dit n°s 327-330, que la vision binoculaire des oiseaux, très-bonne certainement et même excellente, serait très-grossière si les couches n'étant pas de moins en moins denses, à partir de l'extérieur, l'achromatisme transversal cessait d'exister (345). L'expérience de M. de Haldat (275), celle de M. Magendie sur les yeux de lapin albinos (231) et la nôtre (279) sur les mêmes yeux devenus flasques, s'expliquent avec cette décroissance de densité; nos calculs sur les yeux des cataractés (VIII et IXe Mém.) concordent parfaitement avec elle, et rien dans la théorie de l'œil ne justifierait l'accroissement des densités de l'extérieur au centre.

440. Il est donc physiquement démontré, suivant nous, que l'on s'est singulièrement trompé en admettant cette dernière organisation. Cependant Maskeline, Young, Dulong, les anatomistes, les physiciens et les physiologistes, se fondaient sur des expériences et les croyaient démonstratives. Il importe, d'après cela, d'examiner avec soin quelle peut être la valeur de ces expériences.

441. Les deux savants qui se sont occupés de cet objet le plus récemment et avec le plus de soin, sont MM. Brewster et Chossat; et nous ferons observer que M. Chossat opérait par les conseils de M. Biot qui lui prêtait les instruments du Collége de France : MM. Brewster et Chossat se trouvent-ils d'accord? Non. Ils ont pris pour opérer deux couches autour du noyau, et les chiffres obtenus par

M. Brewster sont élevés, par rapport à ceux de M. Chossat (57), savoir :

Couche extérieure, de 0.039, en plus ;
Couche moyenne, de 0.016, en moins ;
Noyau, de 0.021, en plus.

Or, ces différences sont très-considérables, ce qui fait voir combien peu les indices connus méritent de confiance.

442. Cette conclusion laisserait-elle subsister quelque doute ? Qu'on lise (*Annales de Chimie et de Physique*, années 1818 et 1819) le premier des deux Mémoires de M. Chossat et la fin du second : on verra que ce consciencieux physiologiste, pour n'induire personne en erreur, indique minutieusement, et ce qu'il a fait, et les difficultés à vaincre à cause de la rapidité de la détérioration du cristallin ouvert à l'air, et les précautions qu'il a prises, si bien que chacun doit se dire, en le lisant, que le résultat qu'il détermine au moment où il observe, est ce qu'il pouvait trouver de plus juste, mais que ce résultat est à coup sûr tout autre que ce qui existait dans le vivant.

443. Le cristallin extrait de l'œil, dit-il expressément, se dessèche, s'affaisse, et il reprend sa forme dès qu'on le trempe dans un liquide. Ainsi, les parties extérieures de ce corps doivent perdre leur eau par deux raisons : l'une c'est qu'au dehors elle est attirée par l'air, et qu'au dedans elle l'est par le noyau et par ses couches centrales. C'est ce qui nous semble concilier les expériences et les faits que nous avons établis théoriquement. En effet, considérons les résultats de M. Chossat ; s'il faut, par exemple, que les indices : 1° de l'extérieur ; 2° de la couche qui enveloppe le noyau ; 3° du centre du noyau, soient les chiffres

$$1.450, \qquad 1.360, \qquad 1.410,$$

et qu'ils s'altèrent de

$$-\ 0.073, \qquad +\ 0.035, \qquad +\ 0.010,$$

il aura dû trouver

$$1.378, \qquad 1.395, \qquad 1.420,$$

et ce sont, en réalité, les chiffres qu'il a obtenus.

444. Maintenant, si l'on fait attention que les nombres 1.450, 1.360 et 1.410, selon notre théorie, sont admissibles, puisque les animaux qui vivent dans l'air nous en présentent de plus forts (57), toute la question sera de savoir si les erreurs dues à l'altération ont pu s'élever à des nombres tels que — 0.073, + 0.035 et + 0.010. Or, le premier d'entre eux excède seul les erreurs expérimentales commises (441); l'excédant est seulement de 0.034; et, sur un sujet si étonnamment rebelle aux observations, alors que l'expérimentateur ne peut distinguer que deux couches autour du noyau quand il y en a des centaines, de pareilles erreurs n'ont absolument rien qui mérite qu'on s'y arrête.

Nous croyons, d'après cela, que les mesurages d'indices faits par les physiciens ne peuvent nous être opposés en quoi que ce soit; qu'il est positivement établi dans ce livre que le cristallin est de moins en moins dense jusqu'au noyau qui, lui, est plus dense que le lobe qui l'enveloppe; que ce noyau s'accroît de densité jusqu'au centre, et que, par conséquent, les réfractions de l'œil sont loin de se faire, comme on l'a cru (518), toutes dans le même sens.

DOUZIÈME LEÇON.
CAUSES DIVERSES QUI PRODUISENT OU AIDENT L'ACTION DE VOIR.

445. L'étude de ces causes est d'une très-grande importance quand il s'agit d'imiter la nature dans des tableaux, des dessins, des plans, etc. ; aussi nous sommes-nous occupé avec soin de leur examen dans la *Science du dessin*. Nous ne devons pas, ici, entrer dans autant de détails; toutefois, nous devons traiter toutes les questions qui se rattachent intimement à la vision : nous renvoyons, au besoin, pour de plus amples renseignements, à la *Science du dessin*.

Quant à l'ensemble des causes dont il s'agit, nous en donnons le tableau en tête du chapitre IV. Ce tableau diffère un peu de celui du n° 838 de la *Science du dessin*, parce que nos idées ont changé, notamment en ce qui concerne : 1° la tache jaune du fond de l'œil et le trou central de la rétine (679); 2° la sensibilité que nous avions attribuée à la membrane hyaloïde pour faire juger du relief au moyen de cette membrane (486).

CHAPITRE PREMIER.
CAUSES DE LA VISION.

446. Les causes qui produisent ou qui facilitent l'action de voir, et qui résident dans l'organe de la vue, sont ce qu'on appelle les *causes de la vision*. Elles diffèrent essentiellement des *causes de la visibilité* dont nous parlerons plus

loin (457). Nous distinguons neuf causes de la vision (471),
parmi lesquelles figure au premier rang l'image de la rétine, objet suffisamment examiné dans les leçons précédentes. Les huit autres causes vont nous occuper dans ce
chapitre.

447. DIVISION *de l'organe de la vue en deux globes.* — La
vision avec un seul œil diffère beaucoup de la vision avec
deux yeux. Ainsi, avec un seul œil, un barreau de grille
cache tous les objets, quelque éloignés qu'ils soient, compris
dans l'angle des deux rayons visuels qui enferment ce barreau; avec deux yeux, au contraire, il ne cache rien, dans
le champ de la vision, à quelques mètres au delà du plan de
la grille (S. 592).

448. Supposons que l'on n'ait qu'un œil, placé au milieu des deux pupilles; on découvrirait avec cet œil une
zone d'un cylindre vertical donné, tandis qu'avec les deux
yeux on voit une zone additionnelle à gauche et une zone
additionnelle à droite. Cette propriété, signalée par Léonard de Vinci (S. 589), est ce qui fait que les contours
des objets ronds doivent être *mous* dans un tableau (S. 867),
sous peine d'empêcher, par leur *dureté*, que les surfaces
courbes *tournent.*

449. Supposons, enfin, qu'avec un seul œil on regarde un
dez à jouer (S. 588 et 589). Si le rayon visuel est perpendiculaire à une de ses faces, on ne verra qu'elle; et si on le
regarde avec les deux yeux, on verra toujours plusieurs
faces. De même, si l'on étend sa main droite dans le plan
médian, avec un seul œil on n'en verra que le dos ou le
dedans, et avec les deux yeux on verra l'un et l'autre.

450. De là, il faut conclure que la vision avec deux yeux,
surtout quand il s'agit d'objets menus et rapprochés, est plus
puissante qu'avec un seul œil, et il est clair qu'elle nous
donne des idées plus complètes de leurs diverses parties.

. Bien que tout cela soit fort naturel et fort simple, la division de l'organe de la vue en deux globes séparés a sou-

levé beaucoup de difficultés, et l'on s'est demandé, notamment, pourquoi, chaque œil offrant une image de l'objet qu'on examine, on ne voyait pas deux objets. Newton, dans une de ses Lettres à Briggs (326), répond à cette question que chaque œil voit *ce qui est*, et que les deux ensemble doivent en conséquence s'accorder pour donner la sensation d'une seule chose, à savoir *ce qui est*. En effet, si l'œil droit fait sentir, par exemple, une bougie en telle place et avec telles et telles formes, et que l'œil gauche fasse sentir aussi une bougie en la même place et avec les mêmes formes, il est évident qu'on ne pourra sentir qu'une seule bougie occupant cette unique place.

451. ANGLE *des deux axes optiques dirigés sur le point regardé*. — Il faut ajouter à ce qui précède que les tensions musculaires qui amènent les directions des deux axes optiques à concourir sur le point vu, nous font sentir l'angle de ces axes, et, par cet angle, la distance de ce point. Aussi, est-il bien connu que, lorsqu'on perd un œil, on se trouve fort embarrassé pour agir avec une certaine précision sur les corps placés près de soi. Une expérience très-simple en donne la preuve. On suspend une bague un peu grande à un fil; l'expérimentateur ferme un de ses yeux; on le place de manière que l'œil ouvert soit dans le plan de la bague, et on lui demande de passer son doigt dedans : il ne réussit que très-rarement du premier coup, tandis qu'avec les deux yeux il ne se trompe jamais (S. 584).

452. ADAPTATION *de l'œil à la distance*. — L'œil s'adaptant à la distance, on a par les efforts musculaires qui concourent à l'adaptation un moyen d'apprécier l'éloignement. Ce moyen sert aux borgnes; par l'usage, il se perfectionne chez eux, et il supplée à l'angle des deux axes optiques pour donner le sentiment de la distance des objets qui sont à la portée des mains; mais il est toujours d'une grande imperfection. C'est ce que nous éprouvons en nous servant habituellement de lunettes dont le verre, pour notre œil droit,

est masqué par du taffetas noir : nous remarquons, par exemple, en dessinant au tire-ligne, que nous n'apprécions jamais bien le moment où cet instrument va toucher notre papier.

Quelques animaux, sous ce rapport, sont peut-être beaucoup mieux doués que l'homme. Ainsi, chez le faucon, les vaisseaux iriens, de *m* en *r* [*fig.* 37], ont un développement qui atteint le chiffre considérable de 17 millimètres ; on peut donc penser que ce petit animal, en passant de la vision à l'infini à la vision distincte, est susceptible de percevoir, par les degrés divers du raccourcissement de la longueur *mr*, des différences d'éloignement qui sont insensibles pour l'œil humain.

453. **Quant à l'adaptation optoïdale** de la cornée, chez l'homme, elle n'est qu'un moyen sans doute très-grossier d'apprécier la distance, moyen qui doit toutefois se perfectionner quand on perd un œil. Mais, chez les animaux noctambules, la calotte optoïdale de la cornée étant fort restreinte le jour, et la nuit, au contraire, fort développée, les variations de l'iris et de la cornée (377) doivent être propres à faire juger de l'éloignement.

453 *bis*. *Fini.* — Le fini se rapporte à la grosseur des objets qui, vu leur degré d'éloignement, disparaissent à cause de la ténuité de leur image sur la rétine (106) ; c'est proprement la grosseur des parties qu'on cesse de voir pour chaque distance, à cause de leur petitesse. Il est clair qu'un arbre, par exemple, se voit à une grande distance quant à son ensemble ; qu'à une distance moindre on commence à en distinguer le tronc ; puis, en se rapprochant toujours, successivement les grosses branches, les branches moyennes, les petites branches, les brindilles et enfin les détails des feuilles. Par la connaissance que nous avons des choses, on peut donc apprécier jusqu'à un certain point la grosseur des parties qui cessent d'être vues dans un objet, et l'on juge ainsi de leur éloignement. Le fini, par cette raison,

doit être pris en grande considération dans la peinture des objets qui sont sur des *plans* différents (S. 236), comme dans un paysage (S. 582).

454. IRRADIATION *et contraste*.—Nous savons que l'irradiation agrandit sur le fond de l'œil les images sensibles des objets éclatants (408), ce qui les fait paraître d'une étendue plus grande que celle qu'ils ont. Le contraste, pour la vue comme pour le goût, l'odorat ou l'ouïe, nous fait aussi juger plus intenses qu'elles ne le sont, deux sensations opposées. Ainsi une teinte faible d'encre de Chine étant mise sur la moitié d'une feuille de papier et une teinte forte sur l'autre moitié, la teinte faible auprès de la ligne de séparation paraît blanche ou presque blanche, et la teinte forte paraît être auprès de cette même ligne plus foncée qu'elle ne l'est réellement.

455. Cela résout, ce nous semble, l'objection suivante qui nous a été faite relativement à l'irradiation. Si ce phénomène résultait, nous a-t-on dit, des auréoles des foyers, ces auréoles et les intersections des cercles auréolaires diminuant de densité (397) en s'éloignant du bord vrai, le contour vu de cet objet, au lieu d'être bien tranché, présenterait une diminution graduelle d'intensité qui ne se remarque pas. Nous n'adoptons pas absolument cette conséquence, parce que, à la limite de l'image sentie d'un point très-éclatant et de la partie de l'auréole non sentie, il y a, quant à nos perceptions, cessation absolue de contiguïté; mais nous admettons que s'il s'agit, par exemple, d'une bande blanche vue sur du noir, le bord vu du blanc présentera une légère dégradation, due aux couronnes auréolaires (406) confondues avec le foyer (399), et que le bord noir pourra être d'un noir moins vif à cause des couronnes dont le noir extrême sera formé; d'où il suit que le blanc et le noir, par l'effet du contraste, acquérant l'un et l'autre plus de vivacité, le passage du blanc au noir se fera sans transition aucune.

456. ORGANISATION *de la rétine.* — La rétine se compose de cinq couches principales de fibres (*Comptes rendus de l'Académie*, séances des 26 septembre et 31 octobre 1853, Notes de MM. Kölliker, Muller et Remack), ce qui produit un mécanisme très-compliqué, dans lequel se voient des cônes et des cellules d'une finesse excessive, communiquant par des filets nerveux à la membrane qui limite la rétine auprès de la choroïde. La complication de ce mécanisme suffit pour montrer qu'il a beaucoup d'importance : peut-être servira-t-il à pénétrer dans des mystères de vision dont l'examen, jusqu'à présent, et sans doute parce qu'il semblait inabordable, a été fort négligé (*voir* la Note **XV**).

CHAPITRE II.

CAUSES DE LA VISIBILITÉ.

457. Les causes de la visibilité diffèrent de celles de la vision en ce que celles-ci tiennent à l'œil (**446**) et que celles-là tiennent aux objets, comme on peut le voir par le tableau du n° **472**. C'est principalement au moyen de ces causes, dont le peintre rend l'effet, en l'exagérant avec talent, qu'il atteint le degré d'illusion que comporte son genre. Mais les deuxième, troisième, quatrième et cinquième causes de la vision (**471**) le gênent toujours et empêchent, sauf le cas des *trompe-l'œil* (S. 835) et des *panoramas* (S. 385), qu'il n'arrive à la perfection qu'il souhaite (S. 839)), tandis que les vingt-deux premières causes sont essentiellement propres à seconder ses vues. Il faut toutefois qu'il observe les règles qui découlent de ces causes ; car, lorsqu'il pèche contre ces règles, son art, quelque grand qu'il soit, nous laisse sentir, à notre insu le plus souvent, que nous voyons une toile et non pas des objets. Sans qu'il soit nécessaire d'examiner ici une à une les causes de la visibilité, on va comprendre que ces causes aidant la vision, la science de peindre exige qu'on les connaisse parfaitement.

458. Ombres *solaires et images brillantes.* — Supposons qu'un peintre ait mis dans un paysage plusieurs édifices copiés servilement dans différents ouvrages. Les ombres, pour l'un de ces édifices viendront par ici, pour un autre par là, et elles correspondront, en général, à plusieurs soleils; le spectateur le sentira, même sans s'en rendre compte; l'effet ne lui plaira pas, et il sera bientôt fatigué de voir des objets si discordants.

Il en sera de même aussi lorsque, sur des surfaces polies de formes connues, les images brillantes d'un dessin n'auront pas les figures et les positions qui conviennent. On sentira que ce dessin n'est qu'un contre-sens de ce que présente la nature.

459. Perspective. — Imaginons qu'on ait sur un tableau plusieurs perspectives d'objets pris, dans divers recueils, comme au numéro précédent. S'il arrive qu'un de ces objets soit en haut du tableau et vu en dessus, d'autres en bas et vus en dessous, le tableau aura plusieurs points de vue; on sera blessé par ce défaut, et si ce tableau est d'ailleurs bien peint, on sera tout étonné de voir qu'il ne donne que le sentiment du plan de la toile.

460. Propriété *des parallèles de concourir en perspective.* — Les anciens ne connaissaient pas cette propriété; c'est Guido Ubaldo qui l'a trouvée : on va voir combien elle est importante. Imaginons qu'un tableau représente quatre personnes placées sur les quatre côtés d'une table carrée; si l'une de ces personnes est régulièrement posée auprès de cette table, cette personne aura ses deux yeux, ses deux épaules, ses deux genoux, ses deux talons, etc., sur des droites parallèles à deux des côtés de la table, et toutes ces droites devront concourir en un même point

du tableau. Si l'une des autres personnes est aussi placée régulièrement par rapport aux autres côtés de la même table, perpendiculaires aux deux premiers, il y aura un autre point de concours pour les parallèles à ces côtés, et, le tableau étant vertical, ce point de concours et le premier seront sur une même horizontale située à la hauteur du point de vue.

461. Les diagonales du dessus de la table et de ses pieds auront aussi des points de concours situés sur cette horizontale et coordonnés exactement les uns aux autres. Or, si cette coordination n'est pas juste, le tableau comportera plusieurs points de vue, lesquels, si les points de concours ne sont pas sur la même horizontale, seront placés dans l'espace à des hauteurs différentes.

462. Si la scène est éclairée par des rayons émanés du soleil, il y aura pour les ombres d'autres conditions de concours, et si elles ne sont pas satisfaites, le tableau, n'accusant de fait que de la lumière solaire, sera en réalité peint comme si les rayons ne venaient pas d'un même point; le spectateur, choqué par ces discordances, pourra voir des têtes bien faites, des mains parfaitement dessinées, mais aucun ensemble dont il ait un juste sentiment.

463. IMAGES *réfléchies et réfractées*. — Concevons qu'il y ait un lac dans un paysage et que plusieurs des corps représentés soient réfléchis par les eaux de ce lac; si les objets répétés sont trop courts, le lac aura deux surfaces, une pour les objets dont il baignera le pied, et une autre pour les objets vus par réflexion : l'œil avertira qu'on ne voit pas un lac. Il en sera de même si des corps en partie submergés ont au-dessus de l'eau et dans l'eau des images de hauteurs disproportionnées (S. 882).

464. AUTRES *causes de la visibilité*. — En général, les causes de la visibilité doivent donc être, comme nous l'avons dit n° 457, respectées dans un tableau, afin que les spectateurs, sans qu'ils sachent ordinairement pourquoi,

soient contents de son effet. Quant à celles dont il faut exagérer les conséquences, nous renvoyons à la *Science du dessin*. Ajoutons que, parmi les causes de la visibilité, il y en a une que le peintre ne peut pas rendre, c'est le *mouvement des objets* : celle-là, et plusieurs des causes de la vision (S. 839), ainsi qu'on l'a vu plus haut (457), le gênent toujours ; mais, avec assez d'art, il peut souvent triompher de la difficulté (S. 845).

CHAPITRE III.

CAUSES ÉTRANGÈRES A LA VISION ET A LA VISIBILITÉ.

465. Le mouvement des objets, comme nous venons de le dire, est une des causes de la visibilité ; la mobilité de celui qui voit est une cause plus puissante encore pour aider l'action de l'œil.

Supposons : 1° que l'on examine un tableau représentant le Mont-Blanc, vu d'un point de Ferney pris en arrière de quelques peupliers occupant le premier plan ; 2° qu'un de ces peupliers réponde au sommet du Mont-Blanc ; 3° que la distance du spectateur au tableau soit de 2 mètres ; 4° que celle du Mont-Blanc soit de 60 000 mètres. Le spectateur n'arrivera pas de plein saut au point de vue qu'il lui plaira de choisir pour observer ce tableau, et, après l'avoir choisi, il ne restera pas absolument immobile. S'il se déplace de $0^m.50$ à droite, le peuplier correspondant au col devrait, si l'on observait en réalité le Mont-Blanc, se porter sur la toile à $0^m.49998$ à gauche du sommet, où le sommet a 15 000 mètres à droite du peuplier : or, cela ne pouvant pas arriver, puisque les représentations du Mont-Blanc et du peuplier se trouvent attachées à la toile, le spectateur sentira que le premier plan et le dernier plan du tableau ne font qu'un même plan : toute illusion sera donc détruite.

466. On conçoit, par cet exemple, que dans tous les cas où des objets du premier plan, comme un obélisque, un clocher, une maison, se superposent sur des objets éloignés, arbres, nuages, montagnes, rochers, etc., bien distincts, l'œil voit ce qui est : une toile, plus ou moins bien peinte d'ailleurs.

Et comme notre mobilité est continuelle, les objets qui dans un moment se superposent en totalité ou en partie sur d'autres objets, l'instant d'après, se groupant différemment, tout le spectacle change ; les corps masqués et ceux qui les masquent sont tout autres, et le mouvement de l'observateur est la grande cause qui détache les uns des autres tous les corps placés dans le champ de la vision : il les classe, pour notre vue, en corps qui forment le premier plan, le second plan, etc. (S. 236).

467. Le raisonnement nous sert aussi dans l'observation des choses vues. Il est sans cesse en action sans que nous nous en doutions ; et, dès qu'il survient quelque circonstance nouvelle, l'attention se met au service du raisonnement. Un chasseur s'arrête au bruit du gibier qui part ; il se grandit ; il se déplace pour juger de la route que va prendre le lièvre ou la perdrix qu'il convoite. Si c'est une catastrophe qui menace, nous observons tout ; nous tenons l'ouïe attentive ; nous nous déplaçons pour découvrir des espaces cachés par les objets des premiers plans, et nous portons nos regards promptement de tous les côtés, afin que rien ne nous échappe et que notre vue saisisse la réalité.

468. Si les données laissent encore de l'incertitude, l'imagination intervient. Elle opère par voie de supposition : elle devine les impressions qui doivent résulter de chaque hypothèse ; on constate qu'elles existent ou qu'elles n'existent pas, et le plus souvent on finit par apercevoir des détails qui échappaient, et à se rendre exactement compte des choses. Mais le désir, la crainte et les diverses passions, se joignant à l'imagination, on crée quelquefois des

sujets fantastiques, très-différents de ceux qui produisent
les impressions reçues.

469. L'éducation de l'œil, à laquelle on doit la connaissance des objets, des formes, des teintes, des couleurs
qu'ils présentent, des lieux où ils sont ordinairement,
des positions qui leur sont particulières, etc., etc., aide
encore puissamment l'action de voir. Il doit arriver, d'après
cela, que le peintre instruit, qui a soigneusement étudié les
apparences de tout ce qu'il connaît, est sujet à moins d'illusions d'optique que l'homme ignorant. De là résulte que
nous jugeons mieux que les animaux, en général, de ce qui
frappe notre vue. Mais chaque être, selon les besoins et
selon les habitudes de son espèce, a une perspicacité spéciale pour se rendre compte, avec les données que ses yeux
perçoivent, de tout ce qui l'intéresse.

La capacité de voir, toutefois, ne s'acquiert pas, même
chez les animaux, sans un certain travail intellectuel : c'est
ce travail qui complète l'éducation de l'œil, laquelle, comme
on l'a vu précédemment (112), nous apprend le rapport
des objets et de leurs images sur la rétine. Cette étude,
qui commence dans les premiers jours de notre existence,
se continue toute la vie. Pour chaque corps nouveau qui
apparaît, on examine ses teintes, son éclat, son apparence
terreuse, métallique, nacrée, vitreuse, veloutée, soyeuse,
brillante, etc., et c'est ainsi que, avec une vue normale,
on arrive à juger des formes, des positions et de la nature
même des objets.

470. On va plus loin, et avec le secours des instruments
d'optique on grossit les corps pour voir leurs parties les
plus délicates; on rapproche les planètes pour connaître les
détails de leur disque, pour découvrir des astres invisibles
à l'œil nu, et pour faire des cartes du ciel où la position de
chaque étoile peut être fixée sans erreur dépassant quelques
dixièmes de seconde.

CHAPITRE IV.

ENSEMBLE DES CAUSES QUI PRODUISENT OU AIDENT
LE SENS DE LA VUE.

Voici le tableau général des causes qui produisent et aident l'action de voir :

471. 1°. CAUSES *de la vision.*

1. Image de la rétine (**446**).
2. Division de l'organe de la vue en deux globes (**447**).
3. Angle des axes optiques dirigés sur un point, servant à apprécier l'éloignement (**451**).
4. Adaptation de l'œil à la distance chez les borgnes (**452**).
5. Adaptation optoïdale de la cornée (**453**).
6. Fini, ou disparition de l'image sensible par sa ténuité (**453** *bis*).
7. Irradiation (**454**).
8. Contraste (**454**).
9. Organisation de la rétine (**456**).

472. 2°. CAUSES *de la visibilité.*

1. Lumière blanche disséminée, d'où résulte l'effet éclairant de l'air (S. 792 et 795).
2. Dégradation des ombres auprès des lignes appelées séparations d'ombre et de lumière (S. 793 et 794). Cette dégradation accuse les courbures.
3. Contours des ombres portées (S. 794). Ces contours accusent les positions et les formes relatives de la partie qui porte l'ombre et de celle qui la reçoit.
4. Pénombres (S. 794). Dans le cas de plusieurs corps éclairants, les pénombres indiquent les positions relatives de l'objet et de chaque corps lumineux.
5. Ombres atmosphériques (S. 795). Elles aident à produire ce qu'on nomme le *clair-obscur*.
6. Reflets (S. 796 et 797).

7. Images brillantes solaires (S. 798-802). Elles donnent le sentiment du poli et du rayon de courbure.

8. Éclat des surfaces mates à l'endroit où elles brilleraient si elles étaient polies (S. 803).

9. Images brillantes dues à la lumière aérienne (S. 804).

10. Éclat des arêtes éclairées (S. 805-808).

11. Ton d'ombre intense des arêtes de séparation d'ombre et de lumière (S. 747, 805-806).

12. Teinte claire des arêtes situées dans l'ombre (S. 806).

13. Coloration des corps (S. 808).

14. Coloration des ombres (S. 758).

15. Couleur et vivacité des reflets (S. 797).

16. Perspective (459). Elle est d'une efficacité immense pour aider l'action de voir (S. 809-811).

17. Propriété des parallèles de concourir en perspective (460-462).

18. Impureté de l'air (S. 812).

19. Coloration aérienne (S. 812).

20. Effets des lumières factices (S. 799 et 813).

21. Images réfléchies et réfractées (463).

22. Mouvement des objets (464).

473. 3°. CAUSES *étrangères à la vision et à la visibilité.*

1. Mobilité de l'observateur (465).

2. Raisonnement (467).

3. Attention (467).

4. Imagination (468).

5. Connaissance des objets et de leur apparence (469).

6. Éducation de l'œil (469).

474. L'idée de Newton dont nous avons parlé au n° 450 étant appliquée à ce qui précède, on peut dire que pour une vue normale et pour un ensemble ordinaire d'objets, les causes de la vision et celles de la visibilité constituent le *fait d'harmonie visuelle* auquel s'applique notre entendement pour que, au moyen de la vue, nous jugions de tout ce qui nous apparaît. Mais si l'harmonie est détruite dans les causes de la vision, comme lorsqu'on pousse un œil de

côté avec son doigt, les conditions changent et les objets se doublent, parce que les deux yeux ne travaillent plus de concert; de même, si le mirage, en courbant les rayons qui arrivent à l'œil, dénature les causes de la visibilité, nous voyons des eaux, des lacs, qui n'existent pas.

475. Maintenant, on remarquera que le nombre des causes principales qui concourent à l'action de voir s'élevant à trente-sept, parmi lesquelles il y en a vingt-huit qui sont étrangères à l'œil et qui ont une grande puissance, il faut en conclure que la vue, en elle-même, est loin de nous donner une sensation nette et précise de l'ensemble des objets qui occupent le champ de la vision. L'examen des causes de la visibilité et des causes énumérées au n° 473 formait conséquemment une partie importante de notre sujet.

476. Et remarquons encore que, malgré ces ving-huit causes qui aident l'œil, il est trompé dans quantité de circonstances par les phénomènes qui produisent ce qu'on appelle les *illusions d'optique*. Si la vue était autrement organisée; si, par impossible sans doute, elle nous faisait voir, à elle seule, les objets tels qu'ils sont, serait-ce un avantage? Peut-être; mais cette vision parfaite nous priverait des chefs-d'œuvre du dessin et de la peinture, qui tiennent essentiellement à ce qu'on peut, jusqu'à un certain point, parvenir à tromper l'œil.

TREIZIÈME LEÇON.

EXAMEN DES THÉORIES ÉMISES SUR LA VISION.

CHAPITRE PREMIER.

THÉORIE DU D^r TH. YOUNG.

477. Les travaux de Young sur la vision sont consignés dans deux Mémoires des *Transactions philosophiques*, l'un de 1793 et l'autre de 1801. L'invariabilité du globe oculaire, la muscularité du cristallin, la vision à toutes distances par l'effet de cette muscularité, et le défaut d'achromatisme de l'œil, constituent et expliquent, suivant lui, le mécanisme de la vue.

478. INVARIABILITÉ *prétendue du globe oculaire.* — C'est un des points fondamentaux du système de Young, non pas que cette invariabilité lui soit essentielle, mais parce qu'il croit que la muscularité du cristallin, objet favori de son travail (531), suffit pour l'accommodation de l'œil à toute distance. Il appuie l'invariabilité notamment sur l'expérience faite avec un tube rempli d'eau, fermé par une lentille et placé sur l'œil par le bout ouvert. C'est Dèscartes qui a imaginé cette expérience; on en a fait honneur à Young (T. 169 et 172), et on l'a regardée comme décisive. Nous avons fait voir qu'elle ne prouve rien (T. 177).

479. Le calcul est un moyen qui lui sert à justifier l'invariabilité : selon lui, l'allongement de l'œil devrait être d'un sixième (T. 151) pour que la vision restât distincte quand on regarde successivement des objets rapprochés et éloignés. Les résultats de Young n'ont sûrement été bien examinés par personne, et, sur sa parole, sans s'apercevoir de ce qu'il y a d'exagéré dans ce chiffre d'un sixième (157), on a préconisé l'invariabilité du globe oculaire (T. 169).

Young ne niait certainement pas les variations de la pupille, dues, selon toute apparence, à un afflux de sang qui doit gonfler l'œil : comment pouvait-il penser que ces variations intérieures n'avaient aucune influence sur la forme extérieure? L'esprit de système apparemment l'entraînait.

480. MUSCULARITÉ *prétendue des fibres du cristallin.* — Young supposait, dans les séparations des six fuseaux du cristallin (173), l'existence de *cloisons* tendineuses, auxquelles des fibres musculaires s'attachaient; ces cloisons, situées sur les lignes qui ont reçu le nom de *septa* (174), faisant office d'os, les fibres contractées déformaient le cristallin (482), ce qui expliquait la vision à toutes les distances (153). Hosack, dans un Mémoire de 1794 (*Trans. phil.*), réfuta ce système en s'appuyant notamment sur ce que les tendons seraient plus denses que les fibres, ce qui est inadmissible; et il annonça que l'auteur reviendrait sur ses idées. En effet, les objections d'Hosack, et surtout celles de Home et de Ramsden, amenèrent bientôt Young à renoncer, par modestie a-t-on dit (520, Note), publiquement à son système, comme Hosack l'avait prévu.

481. Dulong, dans un Mémoire de 1818 (*Journal des Savants*), pensant que le cristallin est d'une nature tout autre que celle des muscles, et voyant qu'il *reste impassible sous l'influence des stimulants les plus énergiques* (T. 174), repoussa aussi les idées de Young sur la muscularité des fibres cristallines. Beaucoup d'autres auteurs partagent l'opinion de Dulong (531), et nous croyons que cette muscularité n'est aujourd'hui défendue par personne.

482. VISION *à toute distance.* — Young, en 1801, dans un Mémoire plus développé, revint complétement à ses pre-

mières idées. Selon lui, les fibres cristallines, par leur contraction, se gonflent dans leurs parties moyennes, augmentent le pourtour équatorial, et raccourcissent l'axe : le cristallin s'aplatit donc ; ensuite il reprend sa forme indolente.

Ce système est certainement très-ingénieux ; et si Young avait connu la propriété que nous démontrons dans la Note IV, il l'aurait soutenu avec beaucoup plus d'avantage. Toutefois, il tombe devant l'impossibilité d'admettre les fibres musculaires.

483. Achromatisme. — Young nie l'achromatisme, et il s'appuie pour cela sur ce que Jurin a remarqué de l'irisation sur un objet vu indistinctement ; sur ce que les réfractions de l'œil se font toutes dans le même sens ; sur ce que les bords de la droite objective, vue par les fentes d'un optomètre, sont irisées, et sur ce que l'image d'un point brillant, reçue au travers d'un prisme, est allongée et irisée. Cette dernière observation est du Dr Wollaston ; nous avons donné dans notre XIVe Mémoire une explication du phénomène sur lequel elle se fonde, explication qui, suivant nous, désintéresse complétement l'achromatisme de l'œil. Dans le même Mémoire, nous avons réfuté aussi le phénomène, décrit et expliqué précédemment (240), sur l'irisation de la ligne vue au moyen de l'optomètre ; et il serait superflu, ce nous semble, de revenir ici sur les prétendues réfractions du cristallin, *toutes dans le même sens* (444), comme aussi de s'arrêter aux irisations produites dans les expériences de Jurin relatives à la vision indistincte.

484. Observations *générales*. — Mais, dire que l'œil n'est pas achromatique, est-ce donc expliquer comment cet organe nous donne, sans aucune espèce d'irisation, le sentiment des objets ? Il fallait que Young calculât, ainsi que nous l'avons fait (T. 156-163, 393-399, 419-422), les couronnes irisées dues à l'œil tel qu'il le concevait, c'est-à-dire avec des pinceaux occupant toute la pupille, pinceaux

qu'il admettait, et que nous admettions nous-même dans nos premiers Mémoires; il aurait vu de plus en plus, en approfondissant l'étude de la vision, qu'il fallait absolument expliquer l'absence d'irisation dans la perception visuelle des objets situés sur l'axe.

485. Et s'il avait bien compris qu'il fallait s'occuper des objets vus obliquement, il aurait reconnu que ceux-là, avec les idées reçues qu'il acceptait, devaient encore, dans son système, paraître plus irisés que les objets situés en avant. Finalement, en creusant la question, il aurait reconnu, comme nous avons fini par le reconnaître, que les réfractions du cristallin ne se font pas toutes dans le même sens.

Nous reviendrons plus loin sur la théorie de Young (505-510).

CHAPITRE II.

THÉORIE DE M. LEHOT; EXPÉRIENCE QU'IL A FAITE.

486. M. Lehot, ingénieur des Ponts et Chaussées en retraite et ancien répétiteur de physique à l'École Polytechnique, a publié quatre Mémoires très-intéressants, le premier en 1823, le dernier en 1828, qui contiennent une nouvelle théorie de la vision. Il la fonde sur ce que les foyers seraient placés dans le corps vitré et y formeraient une image à trois dimensions. Dans la *Science du dessin* (1re édition, 1821), nous avions eu, en même temps que lui à peu près, la pensée que certains points rayonnants étaient sentis dans l'humeur vitrée par le moyen de ce que nous appelions des *foyers antérieurs* (S. 574). Cette idée, qui avait plu à Fourier, mieux examinée, nous a paru inadmissible. M. Lehot en fait la base de son système : ce n'était qu'un accessoire dans le nôtre.

487. Il rappelle les incertitudes existantes sur la ques-

tion de savoir si l'image est sur la rétine ou sur la choroïde (102); il dit que l'on conteste à la rétine la propriété d'être le développement du nerf optique, et il pense qu'elle est trop irrégulière pour donner des *impressions précises* et pour qu'elle soit *l'organe immédiat de la vision* (679). Il ajoute qu'on se trouve jeté dans des difficultés insurmontables, selon lui, pour expliquer la netteté des perceptions quand les objets vus sont à des distances différentes. A l'époque de ses publications, les difficultés dont il s'agit étaient, en effet, considérées comme insolubles (520) par des moyens d'adaptation.

488. Dans son système, il faut que l'humeur vitrée lui fournisse un appareil de nerfs sensitifs très-agissants. Ses embarras à cette occasion se décèlent en plusieurs endroits, notamment dans le supplément placé à la fin du Ier Mémoire et à la page 10 du IIIe. Suivant nous, M. Lehot laisse subsister chez ses lecteurs la pensée que l'appareil sensitif important est ailleurs que dans le corps vitré, et que la rétine, soit qu'elle soit traversée par les rayons qui peignent l'image sur la choroïde, soit qu'elle reçoive cette image, ce qui est assez indifférent, constitue cet appareil.

489. Supposons qu'au lieu de se trouver dans la rétine, le siége de l'image soit dans le corps vitré. Les rayons se croiseraient dans ce corps, et ils y formeraient un véritable chaos, au milieu duquel il y aurait une image à trois dimensions composée de foyers correspondants aux divers points des objets. Le foyer de chaque point rayonnant serait produit par des rayons tangents à deux nappes de caustiques; l'œil aurait donc à percevoir la sensation du foyer et à considérer comme non avenus, 1° les rayons placés en deçà et au delà; 2° les caustiques. Pour le premier plan des objets, les foyers seraient rapprochés du cristallin et situés dans la masse confuse des rayons envoyés par les autres points rayonnants; et pour le dernier plan, les foyers seraient tout auprès de la rétine, dans les caustiques des objets

situés sur les plans intermédiaires. Il est clair, d'après cela, que la fonction à remplir par l'appareil nerveux du corps vitré serait incomparablement plus difficile que celle que peut remplir la rétine, et qui consisterait à sentir des foyers situés sur la surface plus ou moins éclairée de la choroïde.

490. Par ces raisons et par beaucoup d'autres, la théorie dont il s'agit nous semble inadmissible. Et quant à l'avantage pour le globe oculaire, le cristallin et les autres parties intérieures de l'œil, d'avoir, dans le système de M. Lehot, des formes invariables, il est nul si le globe, le cristallin et ces parties peuvent en effet varier de figure dans des limites suffisamment restreintes. Au surplus, des épreuves décisives, dont nous parlerons bientôt (503), nous dispensent de pousser plus loin cet examen (506 et 508).

491. EXPÉRIENCE *de M. Lehot contraire, selon lui, à nos idées sur l'achromatisme de courbure.* — Un œil de bœuf étant placé dans une chambre obscure et son axe étant horizontal, M. Lehot a fait entrer dans cet œil un faisceau réfléchi de rayons solaires parallèles à cet axe; puis il a observé, par une ouverture faite à la partie supérieure de la sclérotique, ce qui se passait dans le corps vitré. Il a vu que *la section de l'espace éclairé par un plan passant par l'axe, n'est pas formée par deux lignes droites qui se coupent, mais bien par deux lignes courbes* DONT LES CONVEXITÉS SONT OPPOSÉES (page 40 du Iᵉʳ Mémoire de M. Lehot). Ces lignes n'étant pas tangentes à l'axe, il en a conclu que les rayons se coupaient, ce qui lui a paru réfuter totalement nos idées.

492. Il est vrai que nous admettions alors, avec Young, Dulong, Arago, etc., l'invariabilité du globe, et que nous expliquions la vision à toutes distances et l'achromatisme en supposant que les rayons courbés par le corps vitré ne formaient, à la rencontre de la rétine, qu'une ligne qui donnait toujours un foyer non irisé, à quelque distance que fût le point rayonnant. Or l'expérience de M. Lehot démentait notre système, puisque les rayons se coupaient.

13.

493. Mais, les rayons aperçus étant courbes, il aurait dû voir qu'il y avait quelque chose de nouveau et de bon dans nos idées. D'un autre côté, il aurait dû remarquer que l'image qu'il a décrite était vue par réfraction dans le corps vitré ; d'où il résulte que ce qu'il voyait était tout autre chose que ce qui existait. Dans notre XIVe Mémoire, prenant ses données et construisant l'objet qui peut produire l'image vue, nous avons montré que les deux lignes courbes qui se coupaient étaient plus convexes vers l'axe en réalité qu'en apparence, et que l'expérience, considérée comme parfaitement exacte, est une preuve que les rayons traversent le corps vitré en lignes courbes. Cette expérience nous est donc favorable ; elle nous semble propre, si on la refait, à éclairer beaucoup.

CHAPITRE III.

THÉORIE DE M. STURM.

494. M. Sturm considère l'œil sous l'aspect le plus général ; il envisage tout l'ensemble des objets situés dans le champ de la vision, et sans se démontrer rien, son génie lui fait comprendre : 1° que chaque point rayonnant de cet ensemble ne peut donner sur la rétine qu'une image produite par un pinceau qui ait deux foyers, tels que le foyer o' [*fig.* 13] ; 2° que l'œil n'est pas une machine où tout soit rigoureux, mais une machine construite de façon que, tout se faisant à peu près, les résultats pour nos organes sont d'une suffisante perfection. Nous croyons que ces deux conditions sont d'accord avec la véritable philosophie de l'œil ; mais c'est ce qu'il est très-difficile de comprendre par la simple méditation du Mémoire de M. Sturm. Quant à nous, son système nous a singulièrement et longtemps répugné : même dans ce qu'il a de plus excellent.

Nous allons l'exposer brièvement.

495. Un point rayonnant situé d'une manière quelconque dans l'espace envoie dans l'œil des rayons qui arrivent sur la rétine dans des directions tangentes aux deux nappes d'une caustique (191) ; parmi ces rayons, le *rayon central* touche la caustique en deux points que nous appellerons ici, comme au n° 225, φ et ψ. Sur les plans transversaux menés par ces points, les rayons voisins du rayon central donnent une clarté qui se fait remarquer dans deux directions tracées sur ces plans et rectangulaires entre elles (248, Pr. II). Entre les points φ et ψ, et dans le voisinage de ces points, au delà et en deçà de *l'intervalle focal* qu'ils renferment, les rayons se trouvent très-serrés autour du rayon central ; d'où il suit que tout étant combiné de manière que ce rayon rencontre la rétine dans cet intervalle ou près de cet intervalle, elle reçoit du pinceau étroit formé par les rayons voisins du rayon central, une certaine image. Or c'est l'ensemble de toutes les images analogues à celle-ci, données par tous les points vus, qui, dans le système de M. Sturm, peint le tableau de la rétine.

496. Donc un point rayonnant, dans ce système, pourra se rapprocher ou s'éloigner, et, pourvu que la rétine soit rencontrée par le rayon central en un point situé sur son intervalle focal ou près de cet intervalle, l'image restera nette et vive, comme M. Magendie l'a remarqué sur les yeux de lapin albinos (231). Donc l'œil pourra être invariable de forme : aussi M. Sturm admet-il l'invariabilité préconisée par Young (478) et appuyée par Dulong (525). Donc les objets réfléchis et réfractés, toujours dans le système que nous analysons, seront vus comme les autres.

497. M. Sturm n'a pas établi rigoureusement les bases de son système ; il les a admises en principe : mais nous justifions démonstrativement ce qu'il admet (225-233).

Pour éclaircir les faits, en ce qui concerne les foyers φ et ψ, il suppose, comme un fait exact, que les rayons d'un pinceau arrivant sur la rétine, après avoir traversé le cristallin, sont soumis à la loi de Malus. Sur ce point, il lui fallait absolument une démonstration spéciale; nous suppléons à cette lacune de son travail (*voir* les Notes VIII et IX).

498. Les passages du Mémoire de M. Sturm cités aux n°s 752, 780 et 782 de la *Théorie de l'œil*, font voir qu'il suppose tout à la fois, et que les rayons reçus par la pupille concourent tous à la formation de l'image, et que ces rayons donnent un mince pinceau. Ici la situation de l'auteur est embarrassante : d'un côté, sa théorie le conduit à un *très-petit pinceau* (T. 781); d'un autre côté, la base pupillaire de ce pinceau ne permet guère de l'appeler un *très-petit pinceau*. Il aurait pu remarquer que le point central de son image est plus éclairé que les autres, et peut-être se serait-il dit que ce point était seul senti, et que le surplus de l'image formait une auréole insensible et inutile pour la vision.

Si M. Sturm avait connu le théorème du n° 200, relatif à l'optoïde composée (*), il aurait vu sans doute que les petits pinceaux, en général, ont au moyen de l'ajustement optoïdal de la cornée (203) une ampleur considérable dans la direction de l'axe et sur la zone centrale de la rétine (232 et 233). Mais, ce théorème étant ignoré, les vues profondes de M. Sturm n'ont pu aboutir qu'à expliquer ce qui concerne l'œil mort.

499. D'après sa théorie, telle qu'il la présente, la vision d'un point placé sur l'axe ne serait pas plus avantageuse que celle d'un point placé à 50, 60, 80 degrés de cet axe, de sorte qu'il n'y aurait aucune raison pour que l'œil se dirigeât sur le point qu'on examine.

Un autre vice tout aussi manifeste, c'est qu'avec un cris-

(*) Dans son système, l'existence de ce théorème et son application à l'œil étaient choses peu probables (T. 779).

tallin de plus en plus dense à partir de l'extérieur, tel que M. Sturm l'admet, les rayons émanés d'un point placé de côté convergeant de moins en moins vers la rétine, au lieu d'y peindre une petite image faisant office de foyer, n'y peindraient qu'un brouillard inutile (222).

500. D'après cela, le Mémoire de M. Sturm ne présente pas une théorie acceptable. On peut dire même que ce Mémoire, œuvre de génie, où se découvre la nécessité des pinceaux étroits, ne constitue pas une théorie, puisqu'il n'explique l'objet d'aucune partie de l'œil, lequel pourrait être formé tout aussi bien d'une seule membrane, calculée pour transformer les axes des pinceaux émergents en axes réfractés rencontrant la rétine (200), que des quatre milieux qui le forment et dont chacun a son utilité. Ce n'était donc pas sans motif que nous repoussions des idées qui, en attribuant la vision en avant à des pinceaux excessivement étroits, présentaient une généralité qu'il fallait restreindre.

501. D'un autre côté, nous opposions à M. Sturm un système plausible dont il concevait la fausseté; mais qu'il ne pouvait combattre démonstrativement (T. 719-724). Nous avions, depuis longtemps, commencé les calculs qui sont dans le premier de nos deux Mémoires du tome XII du *Recueil des Savants étrangers*, et ils devaient décider la question : ils la décidèrent contrairement à nos prévisions, et nous fûmes forcé, malgré notre répugnance, de nous rapprocher des idées de M. Sturm (R., t. XII, 99). Nos recherches alors se portèrent dans une nouvelle voie; finalement nous démontrâmes l'étroitesse des pinceaux (225-228), le dessin de l'image au moyen de foyers confus (232), sauf sur la zone centrale (233), et nous fûmes heureux d'arriver à une théorie qui n'est pas autre chose que le système de M. Sturm, modifié comme on va le voir.

502. Concevons que, en renonçant pour ce système à l'invariabilité du globe et au cristallin de plus en plus dense en approchant du centre, on admette :

1°. Que la cornée puisse prendre la figure d'optoïde composée convenable pour qu'on ait un foyer principal intense ;

2°. Que le cristallin soit de moins en moins dense jusqu'au noyau, de façon à donner un achromatisme transversal satisfaisant (266) ;

3°. Que le corps vitré soit de plus en plus dense en partant du cristallin, ce qui ne répugne pas à M. Sturm (T. 778) ;

4°. Que l'œil, d'ailleurs, s'adapte à la distance.

On sera d'accord avec nous, et la théorie résistera aux épreuves dont il va être question ; mais ce ne sera ni le système de M. Sturm, ni celui que nous soutenions en 1845 (T. 719-724) : ce sera un système qui participe de l'idée pressentie, plutôt que produite par lui, sur les pinceaux étroits, et des propriétés qui tiennent à la théorie des optoïdes.

CHAPITRE IV.

ÉPREUVES DÉCISIVES CONTRAIRES AUX THÉORIES CONNUES.

503. Tous les auteurs, sans exception, adoptent l'idée de Léonard de Vinci, que l'œil est une sorte de chambre noire ; quelques-uns se rangent à l'opinion de Kepler et de Descartes, que cet organe s'allonge pour la vision à des distances diverses ; d'autres croient à l'invariabilité du globe ; la plupart des physiologistes reconnaissent la nécessité de l'adaptation ; on admet généralement que le cristallin est de plus en plus dense en approchant du centre, et peu de personnes, sauf M. Sturm et le petit nombre de savants que son système a pu éclairer, sont susceptibles d'adopter maintenant, avec lui et avec nous, l'idée que les pinceaux efficaces sont très-étroits. De tout cela, que résulte-t-il ? Des

doutes et point de théorie. La science attend, en quelque sorte, un travail propre à débrouiller ce chaos. Ce travail fait l'objet de ce chapitre; et notre but sera atteint, du moins en partie, au moyen des épreuves qui suivent, lesquelles conviennent pour éliminer du débat beaucoup de vues défectueuses.

504. MOYENS D'ÉPREUVE *d'une théorie générale quelconque.* — Ces moyens sont au nombre de quatre :

Premier moyen. — Toute théorie de la vision qui ne donne pas pour l'œil mort ou pour l'œil qui n'est adapté en aucune façon, une image comme celle de l'œil du lapin albinos, ayant la même netteté et la même vivacité dans toutes ses parties (230), est évidemment inacceptable.

505. La théorie de Young est dans ce cas; car, dans son système, la pupille servant de base aux pinceaux, les rayons des points situés en avant la rencontrent presque perpendiculairement, et ceux des points placés obliquement la croisent sous des angles de plus en plus petits, à mesure que ces points sont situés dans des directions plus inclinées avec l'axe, ce qui donne des pinceaux amples et des images vives pour les objets qui sont sur la zone centrale de la rétine, et des pinceaux aplatis et grêles, avec des images pâles, pour les corps vus obliquement. Le tableau de la rétine n'est donc pas le même dans toutes ses parties : donc la théorie de Young est fausse.

506. La théorie de M. Lehot, loin de donner de belles images sur le fond de l'œil, ne donnerait sur la rétine, puisque les foyers suivant lui sont dans le corps vitré (486), qu'une lueur vive ou pâle et décroissant d'intensité en approchant de l'équateur : donc elle est fausse.

507. On a vu plus haut (498) que la théorie de M. Sturm suppose des pinceaux efficaces occupant la pupille entière; or, ainsi conçue, cette théorie ne saurait être admise.

508. Toutes les théories qui admettent de tels pinceaux, c'est-à-dire toutes les théories qui nous sont connues, à part

celle que ce livre expose, sont, comme celles de Young, de M. Lehot et de M. Sturm, absolument inadmissibles en vertu de ce premier moyen d'épreuve.

509. *Second moyen.* — Toute théorie qui n'explique pas comment se maintiennent la netteté et la vivacité des images de la rétine quand les distances des objets changent, ainsi que M. Magendie l'a remarqué (231), est une théorie à rejeter. Toutes celles qui précèdent sont dans ce cas, hors celle de M. Sturm et la nôtre.

510. *Troisième moyen.* — Il résulte de ce qu'on a vu n° 219 que, par cela seul que le cristallin augmenterait de densité en partant de l'extérieur, on ne pourrait avoir un tableau où les images des objets fussent nettes sur la partie équatoriale de la rétine; d'où il suit qu'un tel cristallin ne peut pas être admis.

Les théories de Young et de M. Lehot sont dans ce cas, et doivent être rejetées.

511. *Quatrième moyen.* — Toute théorie qui n'explique pas pourquoi un point lumineux, dans une chambre obscure, donne sur la rétine du lapin albinos un foyer environné d'une auréole, est par cela seul inadmissible. Notre théorie et celle de M. Sturm, améliorée par l'admission de l'adaptation optoïdale, résistent seules à cette épreuve.

512. Il serait superflu de pousser plus loin nos recherches sur l'objet dont il s'agit, puisque les théories connues se trouvent renversées par les quatre sortes de moyens qui viennent d'être indiqués.

QUATORZIÈME LEÇON.
HISTORIQUE DES PROGRÈS DE LA VISION.

513. Les leçons précédentes contiennent implicitement l'histoire de la vision ; mais l'ordre des matières étant très-différent de l'ordre chronologique, il nous a paru nécessaire de donner ici un exposé des faits principaux, dans l'ordre d'invention que le progrès a suivi.

CHAPITRE PREMIER.
DEPUIS LÉONARD DE VINCI JUSQU'A EULER ET D'ALEMBERT (1500 A 1785).

514. On ne savait rien sur la vision avant l'idée fondamentale de Léonard de Vinci (91). Les besicles étaient connues dès le XIIIe siècle ; mais leur découverte n'avait rien appris sur le mécanisme de l'œil.

Kepler, par des expériences sur le mort, confirma l'idée de Léonard de Vinci ; et il pensa que l'œil devait s'ajuster en raison de la distance.

Les écrits de Descartes, et surtout sa grande découverte de la loi de la réfraction, ouvrirent la voie pour des progrès ultérieurs.

515. On vit de bonne heure que la vision des images réfléchies et réfractées soulevait des questions de la plus haute importance pour l'appréciation du mécanisme de l'œil. Le père Tacquet, Barrow, Newton, Bouguer, d'Alembert, Malus, Hachette, etc., s'occupèrent beaucoup de ces images.

Ils virent que les difficultés ienaient à des considérations géométriques; mais rien ne fut proposé qui pût résoudre ces difficultés.

516. Euler, auquel on doit la théorie des lentilles achromatiques, comprit et annonça qu'il y avait quelque chose dans l'œil qui prévenait l'irisation des images (T. 235).

D'Alembert donna une explication du phénomène; mais elle était inadmissible par cela seul qu'elle ne s'appliquait qu'à une seule distance du point vu sur l'axe (T. 234).

517. Les Drs Petit et Jurin ayant déterminé les principales mesures de l'œil et les indices de réfraction de ses divers milieux, d'Alembert employa ces éléments au calcul de l'image d'un point vu obliquement, ce qui le conduisit à reconnaître qu'on devait apercevoir ce point dans la direction de la normale élevée sur la rétine par le foyer correspondant (95). Son Mémoire, dans lequel il signale l'état peu avancé de la science de l'œil, est d'ailleurs consacré à l'examen des idées émises relativement aux images réfléchies et réfractées.

CHAPITRE II.

EPOQUE DE YOUNG, HOSACK ET HOME (1785 A 1810).

518. Après Euler et d'Alembert, morts tous deux en 1783, on éleva des doutes sur l'achromatisme de l'œil, et ils furent surtout provoqués par Young.

Leuwenhoeck, né en 1632, dix-huit ans avant la mort de Descartes, avait reconnu et très-bien décrit les couches du cristallin. On avait mesuré les indices des couches, dans le mort bien entendu; on les avait trouvés de plus en plus forts en approchant du centre, et l'on admit, fort légèrement (483), que toutes les réfractions s'opéraient dans le même sens.

519. Il résultait de là nécessairement, avec l'idée des pinceaux efficaces occupant la pupille tout entière, des franges irisées considérables (T. 389-396) : c'était donc un puissant motif de repousser les réfractions toutes dans le même sens, et de reconnaître que l'œil possédait, comme l'avait dit Euler (516), quelque moyen de produire l'achromatisme. Loin d'adopter l'opinion d'Euler, Young la combattit, en se fondant sur des expériences qui n'étaient nullement concluantes (483).

520. Il mit en crédit, sans s'appuyer sur de meilleures raisons (478 et 479), l'invariabilité du globe oculaire. Par là se trouvait rehaussée, en apparence du moins, la valeur de son idée favorite, qui consistait à faire du cristallin un organe musculaire suffisant, lui seul, à tous les besoins d'adaptation (153). Par son Mémoire de 1793, il excita de grands débats (480). Hosach, Ramsden, Home, combattirent son système, et il se crut obligé de le désavouer publiquement (*). Mais, dans son Mémoire de 1801, il revint à ses premières idées. Elles furent pour lui l'objet d'un long et brillant succès : son opinion n'en était pas plus vraie; toutefois, elle avait fait faire en Angleterre beaucoup de travaux utiles.

521. La structure du cristallin se trouva mieux connue; Young avait très-bien montré que ce corps était éminemment propre à se déformer; il avait appliqué avec soin l'optomètre (133); le jeu des muscles et les attaches des

---

(*) Dans son éloge de Young (page lxxj), M. Arago dit que ce désaveu fut *un acte de modestie sans exemple*. Si l'hypothèse de la *muscularité du cristallin* (480) avait eu quelque valeur; si cette muscularité, selon l'expression d'un physicien illustre, n'était pas une *chimère* (531); si Young, après des critiques fondées, et jusqu'à la fin de sa vie, ne l'avait pas, par son silence, maintenue pour bonne, on pourrait, mais alors seulement, citer sa modestie. Heureusement, il n'importe pas plus de connaître le sentiment qui poussa Young, que de savoir pourquoi un savant comme Arago, pendant quarante ans, n'a rien voulu apprendre de ce que les Dulong, les Magendie, les Sturm, disaient autour de lui sur la vision.

quatre droits tout auprès de la cornée avaient été bien étudiés par Home (71), et il avait été fait de nombreuses
expériences sur les yeux des cataractés. On sortait donc des
débats suscités par Young avec des richesses nouvelles.

522. Ces débats n'eurent alors qu'un faible retentisse-
ment chez nous. Peu de savants franchissaient le détroit;
les Français volaient aux armées; les chimistes faisaient du
salpêtre; Monge s'occupait de la fonte des canons; Guyton-
Morvaux montait en ballon à Fleurus pour connaître la
position de l'ennemi; Carnot organisait la victoire; on éta-
blissait l'École de Mars et la grande École Normale; on fon-
dait l'École Polytechnique; Laplace, Borda, Méchain, cal-
culaient le méridien terrestre pour la réforme des poids et
mesures; puis vinrent les merveilles du Consulat, les guerres
et les désastres de l'Empire, et, tout naturellement, la vision sommeillait, sans que l'on s'occupât des discussions
des savants anglais.

523. Mais, en 1808, on publia dans le *Journal de l'École
Polytechnique*, le Mémoire de Malus sur l'optique, sur les
lois de la réflexion et de la réfraction des surfaces, et sur la
détermination des images de la catoptrique et de la dioptrique. Ce Mémoire ne se rapporte pas directement à la
science de l'œil, toutefois il constitue un des travaux qui
importaient le plus aux progrès de cette science; il nous a
été d'une très-grande utilité (529).

CHAPITRE III.

DEPUIS 1811 JUSQU'A 1832.

524. Après nos guerres, les travaux de la vision repri-
rent en Allemagne et en France.

En 1816, M. Magendie publia sa *Physiologie*, et deux

vérités de premier ordre pour la vision furent divulguées aux savants. La première, c'est que l'image de la rétine se voit admirablement bien sur la sclérotique des albinos (93), et la seconde, c'est que les théories alors connues sont fausses, puisque les images conservent leur netteté pour des distances très-différentes (231).

525. En 1818 parut le Mémoire de Dulong (481) où se trouve réfutée l'hypothèse de la muscularité du cristallin, mais dans lequel, malheureusement, il exalte l'invariabilité du globe oculaire (T. 169).

526. Vers la même époque fut publié le travail de M. Brewster, ensuite celui de M. Chossat, sur les indices des milieux de l'œil (56 et 57) ; puis l'ouvrage relatif aux yeux de divers animaux et à l'œil humain (49), par D.-W. Sœmmering ; enfin, les mesurages de M. Chossat (50 et 51), en 1819. Ces travaux importants n'eurent pas, à beaucoup près, une utilité immédiate.

527. La haine récente portée aux Anglais venait d'opérer chez nous une réaction ; on délaissait tout pour l'industrie ; on avait soif de spéculation financière, et un engouement général se développait en faveur des idées d'outre-Manche : c'est ce qui amena probablement les physiciens français à admettre légèrement ce que soutenait Young en Angleterre sur la vision. Un savant illustre autant que modeste, Fresnel, appuyé par Arago, soulevait sur l'ondulation de la lumière les plus vifs débats ; Young avait fourni de bons arguments sur cette question ; ses talents étaient grands, et les doutes sur la bonté de ses doctrines relatives à l'œil, comme on le verra par ce qui suit, n'avaient que bien peu de chance d'être accueillis.

528. Notre ouvrage sur la *Science du dessin* fut présenté à l'Académie à la fin de 1820. Il contenait sur la vision, sur la visibilité et sur toutes les causes qui, en général, aident l'action de voir, des recherches qui, avant Young, au temps d'Euler et de d'Alembert, auraient pu être reçues

avec une certaine faveur. Quelques objections nous furent faites, et nous y répondîmes dans un Mémoire présenté à l'Académie en 1821. Mais, sur l'achromatisme oculaire, nous combattions les doctrines de Young; Arago était notre rapporteur, et nos idées auraient été à peu près comme non avenues, si Dulong, dans son cours à l'École Polytechnique, ne les avait pas adoptées, quant aux images réfléchies et réfractées, et si M. Despretz, dans sa *Physique*, n'avait pas indiqué la courbure possible des rayons, dans le corps vitré, comme un moyen d'achromatisme à prendre en considération.

529. M. Ch. Dupin publia ses *Applications de géométrie et de mécanique* en 1822. Cet ouvrage compléta ce qui avait été découvert en 1808 (523) sur les lois de la réflexion et de la réfraction des surfaces; et sous ce rapport, M. Dupin a été, comme Malus, très-utile à la théorie de la vision : c'est son travail (R., t. XII, 88) qui nous a fait trouver l'important théorème du n° 200.

De 1823 à 1828 parurent les quatre Mémoires de M. Lehot (486). Dans le premier se trouve décrite l'expérience qu'il a faite et qu'il nous a opposée, bien que, envisagée au fond (493), elle nous soit favorable. Dans le quatrième, publié en 1828, M. Lehot décrit l'instrument qu'il a nommé *focoptiomètre*. Cet instrument a le même objet que celui qui nous avait servi avant 1823 et que nous avons appelé *optochromomètre* [*voir* la *Théorie de l'œil* (T. 237-246) et la Note VII de la *Science du dessin*, 1re et 2e édition].

530. En 1829, Young mourut. Arago prononça son éloge en 1832 (*Mémoires de l'Académie*, tome XIII, page lv). Dans cet éloge, où la vision est considérée de son véritable point de vue, où les travaux de Kepler sont appréciés avec une intelligente justice (117), où sont quelques-unes des plus belles pages de l'auteur, la théorie de Young est louée sans restriction. Il n'a été fait contre cette *admirable théorie* (page lv), dit Arago, AUCUNE OBJECTION SÉRIEUSE (page lxxj) :

Dulong, cependant, avait montré qu'elle était fautive dans sa partie fondamentale (481); M. Magendie avait fait voir que les théories connues étaient toutes en contradiction avec une expérience facile à répéter qu'il avait faite (231); Dulong était l'ami d'Arago; il était académicien ainsi que M. Magendie : mais ces considérations n'arrêtèrent pas la verve et la persistance du secrétaire perpétuel qui voulait confondre les détracteurs, quels qu'ils fussent, du secrétaire de la Société royale de Londres. *Les physiologistes, dit M. Arago, ne lisent pas son beau Mémoire..., les physiciens l'ont dédaigné à leur tour, parce que le public ne demande plus guère que ces notions superficielles dont un esprit vulgaire se pénètre sans aucune fatigue* (page lxxij). Comment Arago, jugeant les choses si bien sous quelques rapports, se dissimulait-il que, dans la question de l'œil, qui intéresse l'astronomie à un si haut degré, on n'avait pas laissé que d'avoir pour apprécier les vues de Young, des Laplace, des Malus, des Biot, des Ampère, des Dulong, des Fresnel et des Gay-Lussac? Comment ne voyait-il pas qu'avec tout son talent de charmer un auditoire, il était cependant contraint d'exclure de son éloge toute pensée relative à la *muscularité du cristallin* pour ne pas désenchanter ses meilleurs amis? Il se montre comme accablé par la difficulté de sa tâche, et bien loin de reconnaître la justesse des critiques de Dulong (481), Young, à ses yeux, est *une nouvelle Cassandre proclamant sans relâche d'importantes vérités, que ses contemporains ingrats refusent d'accueillir* (page lxxij). Dans cette phrase, empreinte de tristesse, la grande réputation de Young, en fait de vision, est déjà expirante : Arago le comprend; son style, à l'avance, porte le deuil. Au surplus, cette prédilection chaleureuse, cette sympathie singulière d'Arago ne s'est jamais démentie, et la puissance, acquise à tant de titres, de l'homme célèbre, du véritable académicien, du secrétaire perpétuel si naturellement habile à vulgariser la science, de l'astronome si juste appréciateur de l'utilité de l'œil, du savant si heureusement inspiré souvent en fait d'instruments bien combinés, n'a plus été qu'un obstacle aux progrès de la vision.

CHAPITRE IV.

DEPUIS 1833 JUSQU'A 1854.

531. En 1833 et en 1836 parurent dans les *Transactions philosophiques* les deux Mémoires de M. Brewster sur les fibres du cristallin (170). Il constate dans ces Mémoires l'indépendance des couches cristallines, et il repousse l'*étrange erreur* de Leuwenhoeck qui supposait toutes les couches formées par une seule fibre. Il réfute Young sur divers points, et il dit de lui que, *poursuivant sa chimère d'une lentille musculaire,* non-seulement il renonce aux découvertes faites dans sa jeunesse en suivant Leuwenhoeck, mais qu'*il adopte de graves erreurs qui ne se fondent ni sur l'observation, ni sur l'analogie.* C'est ainsi que s'est exprimé l'illustre physicien écossais, un an environ après la lecture de l'éloge de Young. Il n'y avait rien de plus propre, sans doute, à désillusionner Arago : ses idées ne changèrent pas.

532. Nous avions pour lui la plus haute estime, et ses préventions nous gênaient singulièrement. Les calculs étaient nécessaires pour avancer dans la voie que nous nous étions ouverte ; ceux de d'Alembert et de M. Lehot soulevaient des objections quant aux mesures de l'œil (T. 144) ; il fallait donc composer de meilleures données, et nous craignions beaucoup d'être exposé au reproche de les avoir choisies à la convenance de nos théories. Le Mémoire du docteur Krause (51), publié en 1832, et qui ne nous fut connu qu'en 1835, vint à notre secours, en nous fournissant les dimensions et les courbures de deux yeux.

Muni des données de Krause, nous présentâmes à l'A-cadémie les quatre Mémoires qui composent la *Théorie de l'œil*. Dans ces Mémoires nous ne nous bornions pas à défendre l'achromatisme de l'œil, nous luttions contre l'invariabilité prétendue du globe oculaire (T. 174-178) : c'était à coup sûr permis, louable même dans l'intérêt de la science ; mais, pour Arago, c'était une attaque à ses idées les plus chères. De là une polémique fâcheuse, utile sans doute, dans laquelle on a pu trouver que nous avions été trop loin, et dont nous ne nous excuserons qu'en invoquant le droit de légitime défense dont nous usions dans les limites étroites de la vérité.

533. Nous ne ferons pas ici l'analyse de ces quatre Mémoires ; mais nous allons dire, et nous devons dire en quoi ils sont fautifs.

Les questions y sont abordées en admettant les doctrines reçues, sauf l'invariabilité du globe, et sauf le vice attribué à la vue de n'être pas achromatique. Parmi les idées que nous acceptions, il y en avait principalement deux qui étaient fausses, 1° la densité du cristallin supposée croissante en allant vers le noyau ; 2° la grande ampleur des pinceaux efficaces, considérés comme occupant la pupille entière. De là des défauts qui doivent obliger à ne lire nos quatre premiers Mémoires qu'avec défiance, et en se reportant aux doctrines consignées dans ce cours. Quant aux calculs, ils nous semblent satisfaisants ; et ils auront toujours une certaine utilité.

534. Une des questions les plus importantes, traitées dans la *Théorie de l'œil*, était celle de la non-homogénéité du corps vitré pourvoyant, suivant nos idées d'alors, à tous les besoins de l'achromatisme dans la direction de l'axe. Nos vues ont subi quelques critiques ; mais ces critiques n'avaient rien qui pût éclairer. C'est uniquement la preuve, tirée de nos calculs, de l'élévation trop forte des indices exigés par notre système, qui nous a amené, en persistant

dans la même voie, à repousser plus tard les réfractions admises du cristallin, et à reporter sur ce corps la plus grande partie de l'effet que nous avions attribué au corps vitré.

535. Les difficultés que présentait l'examen de notre travail se trouvèrent accrues, en 1845, par l'apparition de la théorie de M. Sturm (494-502). Elle tombait dans le système de la vision comme un météore qui semblait plus propre à éclairer la science sur quelques vices de l'œil (T. 784, 785, 790 et 791), qu'à expliquer l'excellence de cet organe; et, toutefois, elle avait une haute valeur, qui ne fut appréciée par nous que bien tardivement (500 et 501).

536. Les calculs qui appuyaient, pour les surfaces convexes du devant de l'œil, notre hypothèse relative au jeu de l'optoïde simple dans la vision (T. 719-724), ayant été appliquées (*voir* notre Ve Mémoire) aux surfaces concaves des lobes du cristallin, cette hypothèse se trouva tellement ruinée que nous avions à regretter d'avoir adopté la dénomination d'optoïde. Mais, dans notre VIe Mémoire, présenté comme le Ve en 1847, nous arrivâmes au théorème du n° 200, par le moyen duquel se trouve complétement expliqué (201 et 202) le phénomène des images réfléchies et réfractées, lequel, depuis Barrow et Newton, arrêtait les géomètres (182) : la voie, par là, fut ouverte pour comprendre la vision de nuit (356), et l'optoïde composée, par des considérations d'adaptation de l'œil (211) toutes nouvelles, rendit la dénomination d'*optoïde* aussi satisfaisante que nous avions pu le supposer primitivement.

Revenant alors sur ce que les physiciens avaient légèrement admis pour le cristallin (216-222), nous montrâmes, dans le VIIe Mémoire, que les indices de ce corps devaient décroître en partant de l'extérieur, ce qui explique rationnellement l'achromatisme de courbure longitudinale (264), l'achromatisme de courbure transversale (266), et l'expérience de M. de Haldat (275).

537. En présence des idées reçues, les doctrines nou-

velles que nous présentions étaient d'un examen difficile ;
mais la Commission nommée par l'Académie, et composée
de MM. Magendie, Pouillet et Faye, ne recula pas devant
les difficultés. Sur ses Rapports, placés en tête de ce livre,
il fut ordonné que nos V^e, VIe, VIIe et VIIIe Mémoires seraient insérés dans le *Recueil des Savants étrangers.* Nous
n'avions jamais reçu un si grand encouragement. Persuadé
que nos efforts seraient utiles, nous présentâmes à l'Académie, en 1852 et 1853, dix nouveaux Mémoires.

538. L'étroitesse des pinceaux, entrevue par M. Sturm
(498), mais non pas annoncée positivement, ni à plus
forte raison démontrée, devait nécessairement, si elle était
vraie, sortir de nos recherches. Elle fut établie d'une manière rigoureuse dans notre XIIe Mémoire, et justifiée
dans le XVe, par des expériences directes et indirectes qui
constatent l'existence d'une auréole, en général insensible,
autour de chaque foyer peint sur la rétine.

De l'existence des auréoles découle notre théorie de l'irradiation (397-408).

539. Et de là nos études consignées dans les dix Mémoires dont il s'agit, sur les quatre moyens qui produisent l'achromatisme de l'œil ; sur les yeux à la fois myopes
et presbytes des ruminants et des animaux à sabot ; sur les
fonctions des proéminences iriennes des mêmes animaux ;
sur celles du peigne de certains oiseaux ; sur la vision nocturne, et finalement sur les vices corpusculaires de l'œil,
sur les pointes des étoiles et sur la scintillation.

Si nous ajoutons à ces divers travaux les recherches de
MM. Kölliker et Muller sur la rétine (456), nous aurons le
tableau des faits principaux au moyen desquels se sont opé-
rés les progrès de la vision jusqu'à ce jour.

QUINZIÈME LEÇON.
RÉSUMÉ DES LEÇONS PRÉCÉDENTES.

CHAPITRE PREMIER.
DESCRIPTION DE L'OEIL.

540. Globe oculaire. — Ce globe se compose de deux segments supposés sphériques ; mais qui sont loin de l'être.

Le segment postérieur, ou grand segment, est enfermé dans une membrane opaque appelée *sclérotique*. Le petit segment, situé à la partie antérieure de l'œil, est recouvert par la membrane transparente qu'on nomme *la cornée* (4-6).

541. Le globe n'est régulier dans aucun sens ; il n'a pas d'axe, par conséquent : mais, pour indiquer facilement ses diverses parties, on lui en suppose un, qu'il n'est pas possible de définir exactement (40) : c'est à peu près la ligne droite menée entre les deux points, appelés pôles, les plus saillants des parties antérieure et postérieure de l'œil.

Cet organe est renflé à l'équateur ; d'où il résulte que son diamètre antéro-postérieur, qui joint les pôles, est plus court que ses diamètres équatoriaux. Ses plus petit et plus grand diamètres ont des directions obliques indiquées sur l'œil du cheval : IS [*fig.* 44] est le plus long ; *is* le plus court ; I et *i* sont leurs extrémités inférieures, et leurs extrémités supérieures sont en S et *s* (52).

542. Intérieur de l'oeil. — L'axe, de l'avant à l'arrière, rencontre : 1° la cornée, dont l'épaisseur est d'environ $1^{mm}.20$; 2° un liquide appelé l'*humeur aqueuse*, d'une épaisseur de $2^{mm}.20$; 3° un corps qui a l'apparence du cristal et la forme d'une lentille, il se nomme le *cristallin* ou la *lentille cristalline* (21): son épaisseur est d'environ 4 millimètres; 4° une substance analogue à du verre en fusion, appelée *corps vitré* ou *humeur vitrée*, de 15^{mm}.60 d'épaisseur; 5° enfin, la sclérotique, de 1^{mm}.25 à 1^{mm}.40 d'épaisseur, ce qui donne pour la longueur de l'axe de l'œil humain de faible ou de moyenne grosseur 24^{mm}.25 à 24^{mm}.40.

Ces milieux, sauf la sclérotique, sont d'une admirable transparence. Mais toute la partie intérieure du globe, sauf la cornée, est tapissée par une substance brune, semblable à du charbon en poudre : c'est ce qu'on nomme le *pigment*.

Entre le pigment et la sclérotique se trouvent plusieurs membranes très-minces, entre autres la *rétine*, qui touche le corps vitré, et la *choroïde*.

543. *Iris.*—Dans l'humeur aqueuse existe un corps circulaire plat, l'*iris*, bleu ou brun à l'extérieur, adhérent à l'enveloppe du globe et percé d'un trou central qui se nomme la *prunelle* ou la *pupille*. Ce trou, par lequel la lumière s'introduit dans l'œil, est variable de grandeur selon certaines circonstances de vision. On trouve dans l'iris des vaisseaux sanguins circulaires et rayonnants, dont l'objet est de produire les mouvements de la pupille. Ces mouvements sont très-sensibles chez le perroquet.

544. *Cristallin.* — Ses formes extérieures, en avant et en arrière, semblent être celles de deux demi-ellipsoïdes de révolution dont les génératrices auraient leur grand axe perpendiculaire à l'axe de l'œil. La périphérie antérieure est plus aplatie que la périphérie postérieure.

Le cristallin est enfermé dans une enveloppe élastique et mince appelée *capsule cristalline*, ou simplement *capsule*. Cette membrane ressemble à de la corne.

Le surplus du cristallin se forme de couches ou de lobes à la partie centrale desquels se trouve un noyau. Leuwenhoeck estime le nombre des couches cristallines à 2000 (**220**).

Ces couches se composent de fibres. Chez l'homme, chaque fibre de la partie antérieure forme autour du pôle une courbe continue de figure tréfoïdale (173); il en est de même sur la partie postérieure. Les parties saillantes des trèfles antérieurs correspondent aux rentrants des trèfles postérieurs, ce qui donne dans le cristallin six fuseaux d'environ 60 degrés chacun, unis suivant la direction de l'axe. Dans la morue, les fibres sont des lignes méridiennes : ces fibres sont dentelées et réunies par une substance gélatineuse; le nombre de leurs dents, suivant M. Brewster, est de plus de 62 trillions (171).

Il résulte de l'admirable organisation du cristallin de l'homme, ainsi que le D^r Th. Young l'a fait remarquer parfaitement, que ce cristallin est d'une souplesse qui le rend propre à changer très-facilement de figure.

545. *Corps vitré.* — La souplesse du corps vitré est encore plus grande. Il se compose d'une membrane cellulaire transparente, appelée *hyaloïde*, renfermant un liquide dans ses vides. La périphérie extérieure et postérieure de cette membrane a la figure de la sclérotique. En avant, elle vient se souder à la capsule cristalline, et, en se dédoublant, elle forme une poche qui enferme le cristallin. La couronne qu'elle présente transversalement, entre ce corps et la sclérotique, est revêtue de ce qu'on nomme les *procès ciliaires* : ce sont de petits corps vasculaires rayonnants, plus gros au centre qu'à leurs extrémités, collés d'un bout sur la capsule cristalline, et, de l'autre bout, adhérents à la sclérotique et courbés alternativement en arrière et en avant.

546. Le cristallin, d'après cela, est lié aux substances élastiques qui l'environnent latéralement et en arrière. Contenu presque entièrement dans l'humeur vitrée, il est placé entre les procès ciliaires, comme un navire qui, sur ses ancres, s'élève ou s'abaisse selon que la mer monte ou descend.

547. *Rétine, choroïde et nerf optique.* — La rétine est une

substance nerveuse qui s'unit, par un trou percé dans la choroïde, au cordon appelé *nerf optique*. Le trou de la choroïde est à peu près circulaire ; il n'est pas situé sur l'axe, mais du côté interne et à 3 ou 4 millimètres de cet axe. Toute la partie postérieure de la choroïde est enduite de pigment (14).

548. ORBITE ET MUSCLES. — L'œil est placé dans une cavité osseuse, appelée *orbite*, ayant une forme d'une grande irrégularité, approchant de celle d'un cône qui rencontrerait le plan médian en arrière de la face. A la partie postérieure de l'orbite se trouve un trou par lequel passe le nerf optique, nerf dont le diamètre est de 3 ou 4 millimètres. Les deux nerfs optiques se rejoignent, marchent ensemble, se séparent et vont se rendre au cerveau (59).

Muscles droits. — Autour du trou de l'orbite, sur ce qu'on appelle le *cercle de Zinn*, s'attachent quatre muscles appelés muscles droits : le *supérieur*, l'*inférieur*, l'*interne* et l'*externe*, qui viennent s'épanouir sur la sclérotique à laquelle ils adhèrent autour de la cornée (71).

Muscles obliques. — Un autre muscle, appelé *grand oblique*, ou *oblique supérieur*, s'attache aussi au cercle de Zinn, vient d'arrière en avant passer dans une sorte de piton cartilagineux, appelé *poulie*, adhérent aux os nasal et frontal à l'endroit qui leur est commun, et revient à angle aigu se développer sur le dessus de la sclérotique. Enfin, un sixième muscle, l'*oblique inférieur*, ou le *petit oblique*, s'attache à l'os nasal, 20 à 22 millimètres plus bas que la poulie, dans la même verticale à peu près, et un peu en avant du plan de l'iris. Ce muscle passe sur le droit inférieur ; il traverse obliquement l'équateur du globe pour aller de sa partie antérieure à sa partie postérieure, et il vient s'attacher sur la partie externe supérieure de la sclérotique.

549. *Jeu des muscles*. — Il est évident que les muscles droits en se contractant d'un côté, et en se dilatant du côté opposé, inclinent en tous sens, dans de certaines

limites, l'axe du globe, de façon qu'il puisse se porter à droite, à gauche, en haut et en bas. Les muscles obliques ont des fonctions plus complexes; en se contractant, ils produisent trois effets : 1° ils retiennent le globe en avant; 2° ils le serrent contre l'os nasal; 3° ils le compriment dans le sens du demi-grand cercle de la sclérotique touché par ces muscles, demi-grand cercle dont le point le plus reculé est dans la partie postérieure externe de l'enveloppe oculaire.

550. INDICES *de réfraction des milieux transparents.* — Ces indices n'ont pu être mesurés que sur le mort, ce qui ne permet nullement de regarder comme justes les chiffres obtenus (441). La théorie a pu en rectifier quelques-uns; toutefois, ils sont encore peu connus, bien que, malgré les imperfections des expériences, ils aient eu déjà beaucoup d'utilité.

551. SURFACES *des milieux.* — On a dit que les surfaces de la cornée étaient sphériques; que la surface antérieure du cristallin était un ellipsoïde de révolution aplati en avant; enfin, que la surface postérieure du même corps était engendrée par une parabole : les mesurages ne peuvent rien décider sur de telles questions (46).

CHAPITRE II.

IDÉE FONDAMENTALE DE LA VISION. — ADAPTATION DE L'OEIL A LA DISTANCE. — IMAGES RÉFLÉCHIES ET RÉFRACTÉES.

552. IDÉE FONDAMENTALE *de la vision.* — Cette idée est due à Léonard de Vinci. Elle consiste uniquement en ce que l'œil est une sorte de *chambre noire,* ainsi appelée en physique parce que le jour n'y entre que par une petite ouverture. On sait que la lumière envoyée par les objets

extérieurs peint, sur la paroi opposée à cette ouverture, une image de ces objets ; que si l'on met un verre lenti- culaire d'un foyer convenable à l'entrée des rayons dans la chambre, l'image acquiert une certaine perfection ; que cette perfection s'accroît si la lentille est achromatique, et que les pinceaux de lumière envoyés par les différents points des objets, se croisant dans la lentille, l'image peinte est renversée de haut en bas, de droite à gauche, et récipro- quement.

En amincissant, comme l'a fait Kepler, une petite por- tion de la sclérotique de l'œil d'un bœuf, l'image d'une bougie sur la partie amincie se voit parfaitement, et elle est renversée.

553. On doit à M. Magendie un moyen excellent de s'as- surer de ces faits ; il consiste à les observer sur la scléro- tique des animaux albinos, laquelle est toujours translucide. C'est sur le lapin qu'il est le plus facile d'opérer. L'image est admirable. Des objets qu'on fait passer devant l'œil, de haut en bas, ou de gauche à droite, vont de bas en haut et de droite à gauche sur l'image.

554. Ce renversement a beaucoup occupé les savants et les philosophes, et ils ont prétendu qu'on devait voir les objets renversés jusqu'à ce qu'on eût appris à les redresser. Il est clair que l'enfant qui ouvre les yeux pour la première fois ne voit rien ; mais qu'il sent l'image peinte de tous les corps situés devant lui. Si, parmi ces corps, il y en a un très-remarquable, comme une bougie allumée la nuit, il apprend à tourner son œil, en usant des muscles droits, du côté de cette bougie. Bientôt il sait la suivre dans ses mouvements. Si ses mains remuent, au lieu de la bougie, il reconnaît qu'il y a un rapport entre les objets situés en dehors de ses yeux et les images situées en dedans. Il étudie ce rapport : cette étude est plus facile avec l'image renversée qu'avec une image droite ; car l'enfant comprend que le tableau n'existe que si les paupières sont ouvertes, et,

conséquemment, que l'impression de ce tableau lui vient par la cornée et la pupille : il rapporte donc tout naturellement l'image de gauche à un objet situé à droite, l'image d'en haut à un objet situé en bas. Il acquiert ainsi la sensation du croisement des pinceaux et du renversement. D'ailleurs, le rapport du tableau à l'objet n'est pas plus compliqué dans le cas du renversement que dans celui du non-renversement; et, dès que l'enfant a compris ce rapport, il sait voir et voir bien, c'est-à-dire sans prêter aux choses des positions renversées qu'elles n'ont pas. Tout cela se trouve confirmé par l'expérience de l'aveugle opéré par Cheselden (116).

555. Mais quelle est la membrane de l'œil qui reçoit le tableau? On doit croire que c'est la choroïde, parce que, deux pains à cacheter étant collés sur une muraille, et l'œil droit, placé auprès et en avant du pain à cacheter de gauche, s'écartant de la muraille sans qu'on cesse de considérer ce pain à cacheter, on perçoit aussi l'impression du pain de droite, puis bientôt il disparaît, et c'est quand son image arrive au trou de la choroïde que la disparition s'effectue (T. 264) : en continuant de s'écarter, l'image dépasse le trou, et ensuite le pain de droite ne cesse plus d'être vu. Or, la rétine n'est pas interrompue au devant du trou ; d'où l'on conclut que si la rétine recevait l'image, l'expérience précédente, due à Mariotte, ne réussirait pas. Le tableau du fond de l'œil semble donc être peint sur la choroïde; mais on lui donne généralement le nom de *tableau de la rétine,* ou d'*image de la rétine* (102).

556. Si au devant et tout auprès de la lentille d'une chambre noire, on met un objet bien apparent, son image est diffuse; en l'éloignant à une certaine distance, elle devient nette. De même, on ne voit pas bien un corps placé tout près de l'œil ; en l'écartant, il est vu bientôt avec une grande netteté. La moindre distance où il est très-bien vu est ce qu'on nomme la *distance de la vision distincte.* Elle se

mesure avec l'instrument qu'on appelle *optomètre* (130);
pour l'œil normal, on peut l'évaluer à 25 centimètres.

Mais il y a des individus chez lesquels elle atteint quel-
quefois o^m.5o et o^m.75, et d'autres chez lesquels elle n'est
que de o^m.15 et o^m.1o. On dit que les premiers sont *presbytes*, ou affectés de *presbytie*; et les autres *myopes*, ou
affectés de *myopie*.

557. ADAPTATION DE L'ŒIL. — Si, en avant du verre
lenticulaire de la chambre noire, un objet placé d'abord
auprès de ce verre, et, comme nous venons de le dire,
donnant une image confuse, s'éloigne indéfiniment; après
s'être montrée fort nette, elle s'obscurcit de plus en plus. Il
n'en est pas de même pour l'œil : si l'objet placé à la distance de la vision distincte s'éloigne, on continue, quand la
vue est bonne, de le voir nettement, à quelque distance
qu'il soit. L'œil est donc une chambre noire bien supérieure aux chambres noires des cabinets de physique.

Il faut dire toutefois que, pour un myope, la vision
s'obscurcit après un certain éloignement; d'où il suit
que l'œil myope pèche en ce qu'il ne laisse pas voir dans le
lointain, et que l'œil presbyte, lui, pèche dans le sens
opposé, c'est-à-dire qu'il ne laisse pas sentir nettement les
objets rapprochés qui se voient à partir de la distance de
o^m.25 avec un *œil normal*, lequel est, en quelque sorte, le
juste milieu entre l'œil myope et l'œil presbyte.

558. On doit se demander, d'après cela, à quoi tient la
supériorité de l'œil, comme chambre noire, sur la chambre
noire la plus parfaite des cabinets de physique. Cette question, soulevée par Kepler, qui pensa que la cause cherchée provenait de ce que le globe s'allonge et se raccourcit,
occupe depuis deux cent cinquante ans les physiologistes,
les géomètres et les physiciens. On a émis, pour la résoudre,
nombre de systèmes qui ne supportent pas l'examen, et
Young, entre autres, pour justifier le sien, a trouvé par
des calculs vicieux que l'allongement de l'œil atteindrait

un *sixième* de son axe, si les variations de longueur satis-
faisaient aux besoins de la vision (479).

559. Au moyen des mesurages de Krause, au moyen des
dessins de S. T. Sœmmering, au moyen des indices de
MM. Brewster et Chossat, et en empruntant des combinaisons diverses pour réformer les chiffres peu certains
fournis par les auteurs, nous avons non-seulement réfuté
Young, en ce qui concerne l'effet du simple allongement du
globe, mais nous avons établi que, pour des allongements,
savoir : du corps vitré, *un deux cent soixante-quatorzième*;
du cristallin, *un trentième*; de l'humeur aqueuse et de la cornée ensemble, *un cent trente et unième*; ou, pour l'œil entier,
un deux cent treizième, et, en outre, un raccourcissement
d'*un trente-cinquième* du rayon de la cornée (156), la vision
se maintient nette de la distance o^m.25 à l'infini. Ce sont,
comme on le voit, des déformations presque insensibles.

560. A notre avis, ces déformations se produisent très-
naturellement. Imaginons que l'œil observe, sur une ligne
horizontale située dans le plan médian au milieu des deux
pupilles, un point situé à l'infini ; le globe oculaire sera
raccourci. Supposons que, l'instant d'après, l'œil soit employé pour lire, sans que la tête ait changé de position :
les axes visuels, qui étaient parallèles et horizontaux, con-
courront sur le point vu, qui sera dans le plan médian à
1 décimètre environ au-dessous des yeux et à o^m.25 des
deux cornées. Ne considérons maintenant qu'un des deux
yeux ; il est clair que les muscles droits interne et inférieur
seront contractés et que les deux autres seront relâchés,
afin d'infléchir l'axe ; que les obliques, pour aider les droits
et retenir le globe en avant, seront contractés ; qu'ils le
presseront contre l'os nasal, et qu'ils diminueront le diamètre du cercle correspondant à leur plan (74), ce qui nécessairement augmentera la longueur de l'œil et, en allongeant son axe, rapprochera sa forme de celle d'une sphère.

561. Toutes les parties de cet organe étant alors en ac-

tion, le sang y affluera et la pression intérieure sera la plus grande possible, ce qui portera la périphérie à prendre des figures plus rapprochées encore de la forme sphérique. Le corps vitré, qui occupe les deux tiers de l'œil, n'éprouvera que peu de pression en arrière, parce que la forte épaisseur de la sclérotique dans cette partie (6) ne permettra que peu de changement; mais il sera très-serré dans sa partie antérieure, ce qui poussera le cristallin en avant, et l'allongera. La couronne ciliaire, pressée par le corps vitré, se ressentira de ces impressions, et son cercle intérieur avançant, le cercle extérieur sera tiré en dedans; il se resserrera donc et resserrera la sclérotique. La pupille se rétrécissant, toutes choses égales d'ailleurs (11), quand le point vu se rapproche, le cercle irien tirera aussi la sclérotique en dedans; et comme elle a sa moindre épaisseur dans la partie située entre les procès ciliaires et l'iris, bien que faiblement sollicitée, elle cédera, ce qui rétrécira la base circulaire de la cornée. Or, cette membrane, qui est plus mince au centre qu'à la base, poussée au dedans par l'humeur aqueuse, s'allongera vers son sommet, ce qui diminuera le rayon de courbure correspondant à ce sommet. Ainsi s'obtiendront, suivant nous, par un ensemble de dispositions anatomiques qui concourent au même but, les très-petites déformations nécessaires à la vision (215).

562. Parmi ces dispositions, il faut remarquer surtout ce qui concerne le cristallin, si bien conformé pour s'allonger (175) et dont nous avons fait voir que l'allongement est très-puissant (153), parce que les rayons de courbure de ses pôles diminuent en proportion des cubes de ses allongements. Young, qui attribuait l'adaptation uniquement à une muscularité inadmissible des fibres cristallines (480), n'était pas absolument hors du vrai, et s'il avait connu la propriété dont il s'agit, son système favori, qui ne réclamait que la substitution des efforts des muscles droits, des

obliques et de l'iris à l'effet musculaire prêté aux fibres, aurait eu plus de valeur (482).

563. IMAGES *réfléchies et réfractées*. — On va voir que la cornée joue aussi dans l'adaptation un rôle très-important. Dès le temps de Barrow et de Newton, les géomètres avaient reconnu que les corps vus par réflexion ou par réfraction envoyaient dans nos yeux, de chacun de leurs points, des rayons soumis à une tout autre loi que celle des directions passant par un même point, ce qui semblait devoir troubler la vision, et ce qui, de fait, ne la trouble pas. Malgré l'examen de cette question par Newton, Bouguer, d'Alembert et bien d'autres géomètres, elle ne fut pas résolue. On fit même la faute de placer le point vu, pour les cas usuels les plus faciles à examiner, sur la surface que touchent les rayons réfléchis et réfractés, tandis que ce point, pour tous ces cas, est sur la caustique linéaire (185), fait que nous avons établi dans un Mémoire de 1821, dans la *Science du dessin* et dans la *Théorie de l'œil*. Mais ces écrits laissaient subsister une grande difficulté, qui a été levée dans notre cinquième Mémoire, où nous faisons voir que la cornée, dont la base est sollicitée par les actions des fibres musculaires des quatre droits, des vaisseaux rayonnants de l'iris, et par beaucoup d'autres forces (203), a en elle-même un moyen particulier d'adaptation par l'effet duquel la cornée, sans que son sommet avance ou recule, prend la figure d'optoïde convenable (202) pour que les rayons qui sont tangents à deux caustiques viennent concourir vers un même foyer (201).

564. L'œil, d'après cela, est doué de six moyens d'adaptation, et le sixième moyen, dû à la figure que prend la cornée, donne au pinceau principal, celui qui correspond au point vu sur l'axe optique, une puissance et une précision que ne peuvent avoir les pinceaux qui peignent sur la rétine les autres points vus dans le champ de la vision,

CHAPITRE III.

VISION GÉNÉRALE, HORS DE L'AXE ET DANS L'AXE. — ACHROMATISME COMPLET DE L'OEIL.

565. **VISION OBLIQUE A L'AXE.** — Les physiciens se sont peu occupés de la vision des objets situés obliquement par rapport à l'axe; elle est cependant d'une haute importance théorique pour aider à découvrir les particularités du mécanisme oculaire.

Supposons que le cristallin soit, comme on l'admet, composé de couches de plus en plus denses, en approchant du noyau, et qu'un rayon blanc arrive obliquement sur la cornée. Il se décomposera en rayons colorés, le rouge étant le moins réfrangé, et le violet l'étant le plus. Ces rayons, en traversant le cristallin, s'écarteront de nouveau à chaque réfraction; d'où il suit que si le corps vitré est homogène, ou presque homogène, le rayon blanc dont il s'agit donnera sur le fond de l'œil une image linéaire, d'une étendue finie, dirigée suivant le méridien du globe, violette vers le pôle de la rétine, rouge du côté de l'équateur, et présentant de l'une à l'autre de ses extrémités toutes les couleurs du spectre.

566. Donc, dans la supposition précédente relative au cristallin, et en admettant que le corps vitré soit à peu près homogène, si un petit corps blanc était placé en dehors de l'axe optique, il serait peint sur la rétine par des lignes colorées de longueurs finies; donc son image serait diffuse et irisée en violet du côté du pôle, et en rouge vers l'équateur. Or, cela est inadmissible; donc, en supposant toujours le corps vitré presque homogène, on ne peut pas admettre que les couches cristallines augmentent de densité en approchant du noyau (221).

567. *Cristallin diminuant de densité en partant de l'exté-*

rieur. — Avec ce cristallin, un rayon oblique blanc arrivant sur la cornée se divisera en rayons diversement colorés ; le rayon violet sera le plus réfrangé, le rayon rouge le sera le moins, et chaque rayon traversera le corps vitré suivant une courbe convexe vers le centre des lobes. Le rayon violet passera évidemment le plus près de ce centre ; donc il rencontrera plus de lobes que n'en rencontrera le rayon rouge ; donc il éprouvera un plus grand nombre de réfractions ; donc il sera plus convexe ; donc, si la loi du décroissement des densités est convenable, le rouge et le violet se rapprochant, après avoir dépassé la région centrale des lobes, pourront se trouver réunis sur la rétine en un point de couleur blanche : un corps blanc, placé obliquement devant l'œil, aura donc une image blanche sur la rétine (266 et 267). Donc l'œil, quant aux objets vus obliquement, sera un organe achromatique. On conçoit par là que la vision oblique puisse s'opérer bien.

568. ÉTROITESSE *des pinceaux qui peignent les foyers*. — Reportons-nous à ce qui est dit plus haut (563) sur l'adaptation optoïdale de la surface de la cornée. Il est clair que si cette membrane prend la figure propre à donner, pour le point vu sur l'axe optique, un foyer de rayons se coupant tous au même point, et conséquemment normaux à une calotte de sphère d'une étendue finie, chose déjà très-difficile (203), elle ne pourra pas se ployer en même temps aux besoins tout autres (200) de la vision d'un point rayonnant placé dans une direction oblique à l'axe. Donc les points vus obliquement sont dans une catégorie à part.

Considérons un de ces points situé, par exemple, dans une direction inclinée de 60 degrés sur l'axe. Les conditions d'adaptation optoïdale ne pouvant s'appliquer avec rigueur à ce point, les rayons supposés homogènes qu'il enverra sur la rétine seront tangents aux deux nappes d'une caustique, et ils auront deux foyers, dont chacun se composera du rayon central et d'un rayon seulement qui, en le rencontrant, formera ce foyer (186). Mais, entre ces deux foyers, et dans les parties du rayon central voisines de ces foyers, les rayons étant très-serrés donneront partout, au lieu de foyers rigoureux, ce que nous appelons des *foyers confus* (232), et c'est par un de ces foyers que le point rayonnant, au moyen d'un pinceau étroit, se peindra sur le tableau de la rétine.

569. Et comme la forme optoïdale de la cornée, pour le point vu sur l'axe optique, convient à très-peu près pour les foyers voisins, ces foyers participent à l'avantage du foyer principal, et ils ont une vigueur qui décroît à mesure qu'ils se rapprochent de l'équateur de l'œil.

Il y a donc sur le tableau de la rétine : 1° le foyer principal, formant à lui seul ce que nous nommons la zone *polaire* du fond de l'œil ; 2° autour du foyer principal, une zone de foyers participant plus ou moins de l'intensité de ce foyer : c'est la *zone centrale* ; 3° une zone de *foyers confus* : nous l'appelons la *zone équatoriale* (233).

570. Expériences *justificatives.* — Si ce qui précède est vrai, la lentille cristalline sera plus parfaite que les lentilles produites par l'art : c'est ce que M. de Haldat a fait voir dans des expériences faites devant beaucoup de savants, expériences que M. Sturm cite dans son Mémoire sur la vision (T. 753) comme singulièrement étonnantes, et dont M. Babinet, suivant M. de Haldat, a dit qu'*il les voyait et qu'il n'y croyait pas* (275).

Si ce qui précède est vrai, dirons-nous encore, l'adaptation après la mort n'ayant plus lieu, il n'y aura pas de foyer principal, et, par conséquent, pas de zone centrale ; d'où il suit que le tableau entier de la rétine se formera de foyers confus, lesquels ne pourront pas, les uns les autres, différer sensiblement d'intensité. Or, c'est un fait qui se vérifie en plaçant des bougies de toutes les façons en avant d'un œil de lapin albinos : leurs images sont pareilles en netteté et en vivacité (231).

15.

571. Si ce qui précède est vrai, on pourra donc éloigner ou rapprocher les bougies sans que la netteté et la vivacité des images change. C'est ce que M. Magendie a constaté dans l'expérience qui, ainsi qu'il le disait avec raison en 1816, renverse toutes les théories connues (**231**).

Si ce qui précède est vrai, une bougie envoyant sa lumière, par un trou d'épingle percé dans un écran, devra donner sur le fond de l'œil d'un lapin albinos placé dans une chambre obscure : 1° un foyer dû au pinceau efficace qui est très-étroit; 2° une auréole lumineuse environnant ce foyer : c'est ce que nous avons vérifié par l'expérience (**236**).

Si ce qui précède est vrai, enfin, en regardant les objets par un trou d'épingle percé dans une carte, on doit les voir plus distinctement, puisque les rayons qui entrent dans l'œil sont exclusivement ceux qui forment le pinceau efficace, et que les autres, qui doivent être gênants, n'y sont pas admis: c'est ce que confirme encore l'expérience (**229**).

572. ACHROMATISME *de l'œil*. — Si, au moyen d'une lunette optométrique (**130**), on mesure pour soi la distance de la vision distincte, et que, ensuite, on place un verre rouge ou violet en avant de la lunette, la distance obtenue change (T. 242). Cela prouve que les compensations de réfrangibilités ne rendent pas l'œil achromatique; ce qui ne doit nullement surprendre, parce que, entre autres raisons, cet organe est riche en dispositions convenables pour donner un achromatisme très-puissant (**274**).

573. Il ne faudrait pas croire, cependant, que le moyen des compensations de réfrangibilités n'était propre, dans la direction de l'axe, qu'à produire, pour une distance unique, la réunion exacte du rouge et du violet; il pouvait, dans l'œil qui s'allonge, opérer cette réunion à toutes les distances (**259**), mais seulement dans l'axe.

574. Pour acquérir des lumières sur ces questions, nous avons appliqué le calcul aux yeux des cataractés (VIIIe et

IXe Mém.), et il nous a fait voir que l'action des compensations de réfrangibilités s'accordait avec des indices satisfaisants de l'œil, et que les résultats étaient encore meilleurs en admettant dans le corps vitré et dans les divers milieux du globe de petites différences des pouvoirs dispersifs, ce qui milite en faveur de la pensée que l'œil est, jusqu'à un certain point, achromatique par la voie des compensations de réfrangibilités.

575. D'après cela, on doit admettre quatre moyens d'achromatisme oculaire :

1°. *Les compensations de réfrangibilités* agissant entre de certaines limites ;

2°. Les couches de moins en moins denses du cristallin à partir de sa surface, et celles de plus en plus denses du corps vitré, ce qui, en allongeant la distance focale pour chaque réfraction d'une couche, fait décrire aux rayons, auprès de l'axe, des courbes qui amènent le pinceau efficace à différer de moins en moins d'une droite et à donner un foyer qui ne soit que faiblement irisé : c'est ce que nous appelons *l'achromatisme de courbure longitudinale* (264) ;

3°. *L'achromatisme de courbure transversale* dont il a été question plus haut (567) ;

4°. Enfin, *l'achromatisme dû à l'étroitesse des pinceaux efficaces.* Il est clair que ces pinceaux n'occupant qu'une partie de la pupille, elle admet des rayons qui forment une gaîne épaisse enveloppant les rayons efficaces. De plus, il est aisé de voir que cette gaîne, pour chaque pinceau, se divise elle-même en deux autres, l'une extérieure et irisée, l'autre homogène et de la couleur du point rayonnant. De là il résulte que le pinceau efficace présente cette même couleur et qu'il donne un foyer entièrement exempt de coloration extérieure.

576. C'est ainsi qu'on doit s'expliquer, selon nous, l'achromatisme complet de l'œil, pour les cas ordinaires de

vision, achromatisme si puissant, que les nuages blancs, dis-
séminés de tous côtés sur un beau ciel, doivent être, et sont
en effet, d'une blancheur parfaite, bien qu'ils soient éminemment propres à être vus irisés, si les images n'étaient
pas elles-mêmes affranchies de toute irisation et, sous ce
rapport, d'une admirable pureté. Par là se trouvent évités,
dans le mécanisme oculaire, les inconvénients de l'aberration de réfrangibilité qui affectent les lentilles ordinaires (257).

Toutes ces considérations, si bien enchaînées et si concluantes par leur ensemble, rendent compte d'une expérience que nous avons souvent faite. Elle consiste en ce
que, sur l'œil devenu flasque d'un lapin albinos, les images
d'une bougie sont nettes et se maintiennent nettes, alors
même qu'on appuie un doigt sur le globe pour le déformer
un peu notablement. Ce résultat tient à ce que les courbures
des pinceaux efficaces étroits étant déterminées par des couches minces du cristallin et du corps vitré, ils arrivent sur la
rétine sensiblement tangents les uns aux autres, circonstance qui, à cause de l'étroitesse de tous les pinceaux chez
le mort (279), ne cesse pas de se réaliser lorsque la figure
de l'œil subit des altérations très-visibles, et toutefois ne dépassant pas de certaines limites. Cette expérience, rapportée
au n° 177 de notre VII⁰ Mémoire, est très-remarquable et
très-importante.

CHAPITRE IV.

CONSIDÉRATIONS, LA PLUPART NOUVELLES, JUSTIFICA-TIVES DE LA THÉORIE.

577. OEil humain *normal et anormal.* — Nous avons
prouvé que tous les yeux, avec les mêmes proportions et
avec des indices égaux, ont la même bonté, quelle que soit

leur grosseur (281); mais l'œil de l'enfant, de l'adulte et du vieillard diffèrent de proportions et n'ont pas les mêmes indices. Si, durant la vie, tout se passe normalement, les nombreux changements de forme qui s'opèrent ont des effets qui, avec les changements d'indices, se compensent exactement. S'il n'en est pas ainsi, quelques causes agissant trop et d'autres trop peu, la vue s'allonge ou se raccourcit. Quelquefois, les changements qui auraient dû s'opérer si-multanément, s'opèrent l'un après l'autre; la vue, par exemple, devient presbyte, puis redevient normale (288).

578. *Presbytie, myopie, besicles.* — Les changements qui s'opèrent dans l'œil, de la naissance à la mort, étant très-nombreux, on devient presbyte ou myope de beaucoup de façons (293-297). On remédie à ces défauts, jusqu'à un certain point, avec des besicles à verres convexes ou concaves. Les premiers diminuent la distance focale, les derniers l'augmentent; ce qui produit les mêmes résultats que si le corps vitré prenait en arrière de plus fortes ou de plus faibles dimensions. Mais la manière de disposer, de choisir, de porter et de se servir des besicles, est d'or-dinaire extrêmement vicieuse (318).

579. *Yeux à portées diverses et yeux cataractés.* — Il y a des yeux dont la portée, mesurée avec l'optomètre, n'est pas la même dans deux plans rectangulaires entre eux menés par l'axe : ce sont les yeux *à portées diverses* (304). On peut remédier au vice de ces yeux avec des besicles à verres bi-cylindriques (659).

Ces verres sont assez convenables, par d'autres raisons, dans le cas des yeux cataractés (324).

580. DOUBLE OBJET *du trou de la choroïde; noyau du cris-tallin.* — La théorie présentée plus haut (569), sur la vision oblique, offre une difficulté digne d'attention et relative aux lobes du cristallin. En effet, supposons ces lobes de moins en moins denses jusqu'au centre (567), et supposons aussi que l'axe d'un pinceau efficace passe par ce centre, les rayons

voisins tournant leur convexité à l'axe, divergeront de plus en plus au delà de la région centrale; d'où il suit que le point rayonnant jettera sur la rétine une lumière diffuse plus ou moins intense au lieu d'y peindre un foyer : donc, le point rayonnant ne sera pas vu, et il en sera de même, évidemment, des points rayonnants placés dans des directions très-voisines, ce qui présentera dans l'espace une lacune où il n'y aura rien de visible.

Ce résultat doit tout d'abord répugner. Mais si, par les formes de l'œil, les axes correspondants à ces points sont ceux qui portent leurs images sur ce qu'on appelle le *punctum cæcum,* ou trou de la choroïde, qui fait défaut comme tableau, la lacune dont il s'agit continuera de n'être pas sentie, rien ne sera changé à l'état des choses, et la difficulté en question disparaîtra.

581. Il reste toutefois à s'expliquer comment les lueurs lumineuses jetées autour du *punctum cæcum* ne gênent pas la vue, et c'est pour prévenir cet inconvénient, sans doute, qu'il y a dans le cristallin un noyau plus dense que les couches qui l'enveloppent : ce noyau fait office de lentille, il réfracte les pinceaux des points non vus, et il réunit leurs foyers, qui n'ont nullement besoin d'être exacts, sur la superficie du trou de la choroïde.

582. Chez le cheval, les choses ne paraissent pas se passer de la même manière. Il porte sur l'iris une proéminence de $4^{mm}.62$ de saillie (341) qui arrête les pinceaux dirigés sur le *punctum cæcum*; la lumière de ces pinceaux ne peut donc pas aller nuire sur la rétine à la vision des objets sensibles. La même disposition se fait remarquer chez les animaux à sabot et chez les ruminants. Pourquoi cette disposition? Peut-être n'y a-t-il pas de noyau dans les cristallins de ces animaux, de sorte que, pour prévenir une diffusion gênante de lumière sur la rétine, il a fallu empêcher, en dehors de l'iris, l'accès de la lumière des points de l'espace correspondants au trou d'insertion du nerf optique.

Cette idée semble se confirmer par une observation qui sera faite plus loin (587).

583. Vision *des animaux qui ont les yeux de côté et des noctambules.* — L'œil des animaux qui voient de côté, notamment les oiseaux, le cheval, les ruminants et les animaux à sabot, est en général aplati dans le sens de l'axe, et très-développé à son équateur. De plus, il n'est pourvu que de muscles faibles, et, chez les oiseaux, la sclérotique est en partie osseuse (327), ce qui montre que l'adaptation due aux muscles, pour ces animaux, est très-restreinte. Ils ont d'ailleurs un champ de vision qui embrasse quelquefois plus de deux à trois cents degrés, lequel est apprécié, savoir : en avant, et dans une faible partie de ce champ, par les deux yeux; à droite, par l'œil droit seulement, et à gauche, uniquement par l'œil gauche.

584. La vision binoculaire, ou en avant, est certainement très-importante, puisqu'elle sert à l'animal pour prendre ses aliments, pour combattre son ennemi, pour saisir sa proie; et elle doit être courte, pour qu'il puisse bien juger de l'endroit toujours très-rapproché qu'il doit observer. Quant à la vision monoculaire, elle est longue, en général, parce qu'il importe qu'elle signale ce qui se passe au loin. Ainsi s'explique la conformation des yeux des animaux dont il s'agit, myopes pour voir au bout de leurs lèvres ou de leur bec, et presbytes, dans les directions normales aux cornées.

585. Lumière gênante *due à l'étroitesse des pinceaux.* 1°. *Sa quantité.* — Les pinceaux efficaces étant fort étroits, il est clair que la pupille laisse arriver sur la rétine une quantité considérable de rayons qui ne servent pas au dessin de l'image, et qui noient cette image dans une teinte de lumière disséminée qui ne peut que nuire à la vision. En évaluant cette lumière gênante, d'après les dimensions de la pupille et du trou d'épingle de l'expérience du n° 229, on est conduit à penser qu'elle est des trois quarts au moins de la lumière utile; aussi tout est-il combiné dans l'œil de manière à atténuer ses mauvais effets. En premier lieu , la choroïde est translucide, afin que les rayons puissent la traverser pour se faire absorber par le pigment postérieur dont elle est tapissée (542) ; en second lieu, ceux qui se reflètent sortent du globe par la pupille, ou se trouvent absorbés par les surfaces noires de l'iris et des procès ciliaires.

586. 2°. *Peigne ou bourse noire des oiseaux.* — Chez les oiseaux de proie, chez le cygne, le dindon, l'autruche, etc., les précautions de la nature sont beaucoup plus grandes, parce que l'adaptation due aux muscles étant faible , il n'y a, pour la vision monoculaire, à part ce qui concerne les oiseaux qui voient la nuit (589) , que des pinceaux principaux peu développés, et, pour la vision binoculaire, que des foyers confus (232) très-peu intenses. Le peigne paraît destiné à atténuer ces inconvénients.

C'est un organe qui pénètre dans le corps vitré ; il est implanté sur la rétine, et il présente à son pourtour des plis à peu près normaux à cette membrane, ce qui lui donne l'apparence d'un peigne ou d'une bourse (343). Il repose sur l'ouverture d'insertion du nerf optique , laquelle, chez les animaux dont il s'agit, est longitudinale. Il est recouvert de pigment, et sa longueur varie. Il atteint le cristallin chez le perroquet ; et, chez le chat-huant, sa hauteur n'est que de la moitié de l'épaisseur du corps vitré. Sa direction sur la rétine est à peu près celle de la ligne qui termine l'espace où se trouvent projetées les images binoculaires.

587. Or, la vision que donnent ces images étant très-essentielle, quant à la précision et à la netteté (584) , et se trouvant due aux pinceaux les plus grêles, il fallait éviter que les reflets des pinceaux d'une forte ampleur, qui donnent les images monoculaires, ne se portassent sur la région des images binoculaires. Le peigne produit cet effet ; il est élevé chez le perroquet, dont la rétine est vaste ; il l'est fort peu chez le chat-huant, dont la rétine n'a que 106 degrés environ d'amplitude, et partout il s'élève assez pour qu'aucun

rayon ne soit reflété de la région monoculaire à la région binoculaire, et réciproquement.

Le pigment dont il est revêtu absorbe les rayons réfléchis qui le rencontrent, et ses plis, qui se renvoient mutuellement la lumière, favorisent l'absorption.

Il absorbe aussi les rayons des points non vus de l'espace dont les foyers correspondent au *punctum cæcum* (580); et, comme il s'avance beaucoup vers le centre des lobes, il arrête probablement cette lumière avant qu'elle soit arrivée à l'endroit où, par la courbure des rayons, elle commencerait à s'épanouir, ce qui, peut-être, dispense les yeux qui ont un peigne d'avoir un noyau dans le cristallin (352).

Enfin, chez les oiseaux, le bec étant un instrument de guerre qui fait éprouver de grands ébranlements au globe oculaire, le peigne, placé transversalement, est une digue propre à maintenir la stabilité du système.

588. Vision de nuit. 1°. *Proéminences iriennes du cheval, des animaux à sabot et des ruminants.* — L'iris du cheval présente non pas seulement la grande proéminence dont nous avons parlé au n° 582, mais de nombreuses proéminences normales à son plan, et situées sur le bord de la pupille. Supposons que ces proéminences soient continues et très-saillantes; elles formeront un tuyau qui restreindra le tableau des images monoculaires, et facilitera la vision, en prévenant l'admission dans l'œil des rayons d'une certaine obliquité et de toute la lumière gênante qui les accompagne. Or, les proéminences *isolées* participent de cette action. Si, de plus, il arrive en même temps que la cornée ne soit optoïdale pendant le jour que sur une faible portion de sa périphérie, et que, la nuit, l'étendue optoïdale soit beaucoup plus grande (563 et 564), le cheval sera dans des conditions favorables à la vision nocturne.

Aussi arrive-t-il que tous les ruminants et les animaux à sabot ont de ces proéminences. Mais, pourquoi ne sont-elles pas continues? C'est peut-être parce qu'il ne fallait pas qu'elles empêchassent totalement la vision oblique des objets, surtout de ceux qui, placés en avant et en arrière dans la ligne horizontale, sont d'un grand intérêt pour un animal qui est poursuivi ou qui en poursuit un autre : il n'y a pas, en effet, de proéminence sur le diamètre horizontal. De plus, il y en a moins sur le bas que sur le haut de l'iris, parce que la vision en bas, aux pieds de l'animal, importe plus que la vision au zénith. Et c'est pour cela aussi, probablement, que la pupille est oblongue et étroite dans le sens vertical.

589. 3°. *Animaux noctambules.* — L'œil du chat-huant, décrit par Sœmmering, présente une conformation qui appuie ce qui précède. Il n'a pas de proéminences iriennes propres à diminuer l'étendue sur laquelle s'exerce l'action de la rétine; mais la rétine elle-même est réduite à une zone de 106 degrés seulement (587), ce qui est encore plus efficace. De plus, la sclérotique forme en réalité une sorte de tuyau joignant la cornée à la rétine. Enfin, la cornée a une ampleur presque hémisphérique. Si donc, la nuit, la cornée tout entière, peut-être, a naturellement la figure d'une optoïde convenable pour faire apprécier les objets placés à la distance qui intéresse le plus, et que, par le moyen de l'iris, des procès ciliaires (376 *bis*) et des muscles, l'optoïde éprouve de petites modifications de formes, la vision nocturne du chat-huant sera très-bonne. Et si, le jour, la cornée n'est susceptible, à cause du peu d'efficacité de l'iris, de restreindre sa partie optoïdale que sur une fort petite portion de son étendue, la vision de jour ne pourra être que très-défectueuse.

Chez l'homme, l'iris est entièrement séparé des procès ciliaires; il est plat, et son plan répond à la base de la cornée. Chez le faucon, au contraire, les procès ciliaires et l'iris sont unis, et ils s'attachent à la sclérotique très-loin de la cornée. Le lynx, après le faucon, se fait remarquer par les mêmes circonstances. Il doit résulter de là que, chez l'homme, il y a une adaptation optoïdale fort précise, favorable à la vision des objets minutieux, et que le faucon et le lynx jouissent d'une adaptation particulière qui semble justifier l'idée qu'on a de la perfection de leur vue (376 *bis*).

590. Ces considérations appliquées au chat, au loup, etc., justifient jusqu'à un certain point les idées que nous venons d'émettre. On peut donc penser, 1° que la vision nocturne des animaux tient principalement à ce que la calotte optoïdale de la cornée est plus forte la nuit que le jour; 2° que les variations de grandeur de cette calotte ont pour objet, dans l'œil humain, d'accroître ou de diminuer l'ampleur du pinceau principal selon que, dans le milieu où l'on est, la lumière est faible ou vive (377).

CHAPITRE V.

EFFETS CORPUSCULAIRES QUI AGISSENT SUR LA VUE. — IRRADIATION. — VISION DES ASTRES. — OBSERVATIONS SUR LA PUPILLE ET SUR LE CRISTALLIN.

591. EFFETS CORPUSCULAIRES *qui agissent sur l'œil.* 1°. *Stries des corps vus.* — Les stries parallèles qu'on fait sur une boîte de montre, ou sur des verres de conserves, en les frottant avec la main, donnent lieu chacune à un point brillant, lorsqu'on est éclairé par une bougie, et l'ensemble des points brillants de toutes les stries donne à l'image de la bougie des appendices lumineux qui ne sont qu'une illusion.

592. 2°. *Larmes.* — Lorsque l'on regarde avec soin un corps étendu envoyant beaucoup de lumière à l'œil, et qu'on serre ses paupières pour ne voir qu'une lueur lumineuse, on aperçoit des granulations continuellement mobiles, les unes dans un sens, les autres dans des sens divers. Ces

granulations paraissent tenir aux corpuscules qui, en venant toucher l'œil, s'incorporent avec les larmes (389), et aux corps flottants de l'humeur aqueuse (388).

593. 3°. *Rayons de feu observés en resserrant les paupières.* — Ces rayons de feu sont connus de tout le monde, et La Hire a montré qu'ils sont dus aux petits prismes curvilignes de larmes qui bordent les paupières sur la cornée; mais il n'a rien dit des détails qui se font remarquer dans le phénomène. Ces détails s'expliquent très-bien, suivant nous, par des effets corpusculaires qui influent sur les réfractions (*voir* notre XIII° Mémoire).

594. IRRADIATION. 1°. *Irradiation focale.* — Ce phénomène consiste en ce que les corps éclatants ou très-éclairés paraissent avoir plus d'étendue qu'ils n'en ont. Il est dû à l'étroitesse des pinceaux et à l'auréole de lumière qui environne chaque foyer. Concevons qu'on examine un point peu éclairé sensible pour nos organes; il sera perçu au moyen de l'impression du foyer principal, et tous les cercles lumineux, de moins en moins intenses à mesure qu'ils sont plus grands, qui forment l'auréole, seront comme non avenus. Maintenant, supposons que ce point devienne extrêmement lumineux; les cercles auréolaires très-petits environnant le foyer cesseront d'être insensibles; on les confondra avec le foyer qui, pour nos organes, n'est pas un point, mais un cercle très-petit, et le point lumineux vu paraîtra plus gros que ne l'était le point peu éclairé : c'est ce que nous appelons l'*irradiation focale* (400).

595. 2°. *Irradiation linéaire.* — Si, au lieu d'un point lumineux, on voit une ligne lumineuse, les cercles auréolaires de ce point seront coupés par ceux du point voisin, par ceux des autres points situés à peu de distance du premier; et les points de double, triple, quadruple, etc., intersection, étant plus nombreux auprès qu'au loin du bord réel, il est clair qu'il y aura de chaque côté de l'image deux bandes, plus ou moins étroites, suffisamment éclairées pour

qu'elles soient senties. Ces bandes donneront donc à la ligne vue une largeur plus grande que celle qui ne serait due qu'à l'irradiation focale : elles constituent l'*irradiation linéaire* (402).

596. 3°. *Irradiation zonale.* — Concevons qu'une surface soit lumineuse. Les points de son contour produiront l'irradiation focale et l'irradiation linéaire. Il arrivera de plus que les points voisins du contour, jusqu'à une distance égale au rayon de l'auréole, auront des cercles auréolaires dépassant le contour, et coupant, par conséquent, les cercles auréolaires des points de ce contour ; donc les points intérieurs de l'étendue lumineuse produiront, en dehors des bandes d'irradiation linéaire, d'autres bandes qui, devenant sensibles, élargiront l'objet. Ces nouvelles bandes forment ce que nous appelons l'*irradiation zonale* (404).

D'après le diamètre que présente l'auréole sur un lapin albinos, on peut évaluer la largeur de zone qui produit cette irradiation ; elle est considérable et elle peut être portée chez cet animal à 5 degrés (XVIe Mémoire, n° 150), de sorte que tous les points du disque lunaire paraissent devoir, chez l'homme, contribuer à cette irradiation (406).

597. Vision des astres. 1°. *Pointes apparentes des étoiles.* — Chaque fibre d'un lobe du cristallin ayant autour du pôle la forme d'un trèfle, les rentrants de ce trèfle donnent trois courbes qui devraient se toucher par leurs convexités pour qu'il n'y eût aucune discontinuité fibreuse auprès du pôle ; et comme cela est impossible, il y a un espace vicié à trois pointes sur chaque pôle de chaque couche. D'un autre côté, les pointes, au pôle antérieur d'une couche quelconque, étant dans les intervalles des pointes du pôle postérieur, on a évidemment six directions suivant lesquelles, pour chaque lobe, l'organisation corpusculaire du cristallin est défectueuse. De là, sans doute, pour une étoile dont la lumière est très-vive, et dont le pinceau efficace avoisine l'axe, six pointes, en général, qui accompagnent le disque.

598. Les allongements du cristallin disloquant, bien que ce soit d'une manière excessivement faible, les fibres cristallines, il est aisé de voir que c'est sur la ligne passant par les pôles de toutes les couches que s'opèrent les dislocations les plus fortes; et que c'est aussi sur cette ligne qu'existent les vices corpusculaires les plus grands (396). D'un autre côté, il est évident que les variations de densité des diverses parties de l'atmosphère étant continuelles, l'image d'une étoile au fond de l'œil se modifie sans cesse, ce qui tantôt supprime des pointes, en fait naître d'autres et change leurs longueurs. Enfin, la durée de l'impression, d'après l'expérience de Darcy, se combinant avec toutes ces causes, on ne saurait compter exactement les pointes, tant leur apparence est variable. On les voit, en effet, grandes, faibles ou presque nulles, selon que les yeux sont mauvais, d'une bonté ordinaire ou excellents.

599. 2°. *Mouvements scintillatoires.* — La lumière qui arrive d'une étoile à la cornée subissant un grand nombre de petites réfractions dans l'air, il faut considérer dans les rayons du pinceau efficace, 1° ceux qui arrivent comme si l'air n'avait pas agi fortement : ils forment l'*image normale*; 2° ceux qui ont été sensiblement déviés de leur route : ils produisent une *image anormale*, dont le centre varie continuellement de place. Cette dernière prend sa lumière à l'image normale. Si la *trémulation* de l'air est très-faible, les deux images se superposent et le disque a son plus grand éclat; si elle est extrême, et que le centre de l'image anormale soit jeté tout à fait en dehors, l'étoile disparaît. Entre ces deux extrêmes se trouvent des apparences qui, avec les changements éprouvés par les pointes, constituent la scintillation considérée uniquement dans ses mouvements (417).

600. 3°. *Couleurs des étoiles scintillantes.* — Dans les mouvements scintillatoires, quand ils deviennent très-grands, la gaîne irisée de rayons qui enveloppe celle des rayons homo-

gènes dans laquelle est compris le pinceau efficace (575), se dévie à chaque instant. Si elle envahit une partie du noyau du cristallin, elle se réfracte dans ce corps, elle revient en dedans et elle colore l'image. La succession des couleurs, d'après cela, doit se faire justement dans l'ordre observé par Simon Marius (429), et il doit arriver, comme Kepler l'a constaté, que plusieurs observateurs voient en même temps les mêmes couleurs.

Cette explication est appuyée, comme on le voit, par des autorités puissantes; mais elle est en désaccord complet avec celle d'Arago par les interférences (432). Beaucoup d'objections s'élèvent contre cette dernière (437). Des expériences que nous avons indiquées pourront décider ultérieurement si la nôtre doit être admise (667).

601. 4°. *Vision de la lune et des planètes.* — La lune ne scintille pas, et cela nous paraît s'expliquer par l'étendue que présente son disque, lequel donne lieu à une irradiation zonale qui produit la permanence d'impression du disque. Les planètes, ayant un disque notable, participent, dans l'impression qu'elles causent, de la permanence de position du disque, et elles ne scintillent que rarement.

Mais elles n'ont jamais de couleurs, apparemment parce que la permanence de position dont il s'agit limite les variations de la gaîne irisée, de telle sorte qu'elle n'envahit pas une suffisante partie du noyau du cristallin pour envoyer un pinceau coloré sur l'image.

602. OBSERVATIONS *sur la pupille, l'iris et le cristallin.* 1°. *Pupille.*—Son rétrécissement n'a pas pour objet, comme on l'a cru, de prévenir l'aberration de courbure, ni de limiter le pinceau efficace. Elle est large pour qu'on embrasse un grand champ de vision; et, à cet effet, elle s'étend dans l'œil de chaque animal, du côté où ce champ offre le plus d'intérêt (377) : chez l'homme, c'est du côté externe inférieur. La lumière qui vient des objets éloignés dispersés dans un vaste espace étant faible, la rétine n'est pas

blessée par les rayons admis par la pupille dans ce cas : toutes choses égales d'ailleurs, elle l'est davantage par celle que lancent les objets rapprochés. Il arrive de plus que, lorsque l'on considère de tels objets, une étendue considérable du champ de la vision importe moins : il est donc tout naturel que la pupille alors se rétrécisse.

603. 2°. *Pupille et iris.* — Il en est autrement si l'on passe dans un milieu très-obscur, une cave par exemple, et qu'on s'applique à y discerner les objets : il faut probablement que la cornée, qui avec une vive lumière n'est optoïdale que sur une faible partie de sa surface, le devienne sur une plus grande, et que la pupille admette des pinceaux dirigés plus obliquement, ce qui la force de s'agrandir ; et comme, en même temps, le cercle extérieur de l'iris doit se resserrer pour qu'on voie de près, ce qui exige du temps pour évacuer le sang des vaisseaux circulaires et rayonnants, on est pendant quelques instants sans rien apercevoir.

604. 3°. *Cristallin.* — Notre théorie, qui suppose le décroissement des indices en partant de l'extérieur, et les expériences qui ont fait penser qu'ils croissaient au contraire dans ce même sens, sont des faits en contradiction ; mais, si l'on fait attention : 1° que le noyau est plus dense que les couches qui l'enveloppent ; 2° que l'air enlève rapidement l'eau du cristallin extrait de l'œil ; 3° que ce corps est cependant avide d'eau, on reconnaît que les indices mesurés doivent avoir été trouvés trop faibles à l'extérieur, et peut-être trop forts dans le noyau, par les opérations d'ailleurs peu satisfaisantes faites sur cet objet (441). On est fondé à dire, d'après cela, que la théorie nouvelle, liée à tant de faits importants dont elle est la clef, établit la disposition du cristallin que nous avons admise.

CHAPITRE VI.

ENSEMBLE DES CAUSES QUI SERVENT A VOIR. — ÉPREUVES
DÉCISIVES CONTRAIRES AUX THÉORIES CONNUES JUS-
QU'A LA NOTRE. — APERÇU HISTORIQUE SUR LA VISION.

605. Causes *qui servent à voir.* — L'image du fond de
l'œil, réduite à son effet isolé, ne causerait que la sensation d'une impression restreinte à la rétine. Par l'éducation
de l'œil, l'effet de l'image nous fait connaître les objets vus,
au moyen des rapports qu'ils ont avec l'image (554) : l'action des deux yeux rend l'étude de ces rapports plus efficace,
et tous les phénomènes qui concourent à produire ou à modifier le tableau du fond de l'œil pour le rendre plus utile,
constituent les *causes de la vision* (446).

Mais elle serait encore bornée, si les objets eux-mêmes
ne présentaient pas des phénomènes qui accusent leurs
formes, leurs positions, leur nature : c'est, par exemple,
l'éclat, la couleur, les ombres, les points brillants, etc.,
phénomènes qui constituent *les causes de la visibilité* (457).
Leur secours est immense.

606. Et malgré leur énergie, qui suffit pour qu'un tableau
plan nous donne la sensation des formes et des positions
des objets à trois dimensions, il y a encore des circonstances
où la vue resterait incertaine si d'autres causes, étrangères
à la vision et à la visibilité, ne venaient fournir de nouvelles données.

Toutes ces causes sont au nombre d'environ trente-
sept (475), ce qui ne prévient pas, à beaucoup près, les
illusions d'optique. Il faut s'en féliciter sans doute, puisque
sans cela nous ne jouirions pas des effets merveilleux de la
peinture.

607. Épreuves *contraires à l'admissibilité des théories connues.* — M. Magendie, en 1816, a présenté avec raison l'expérience du n° 571, comme une épreuve qui repoussait les théories alors admises, et conséquemment celle de Young. A cette expérience, nous en ajoutons plusieurs autres, ce qui nous fournit quatre moyens d'épreuve (504), en vertu desquels on doit rejeter les théories présentées en 1823 et en 1845, par M. Lehot et par M. Sturm. Toutefois, cette dernière, avec des modifications convenables (502), se confond avec la nôtre et devient admissible.

608. Aperçu *philosophique et historique sur l'œil, considéré comme instrument d'optique.* — En commençant nos recherches sur ce sujet, il y a plus de quarante ans, nous nous figurions, avec tous les physiciens, que le mécanisme oculaire, tout à fait analogue à celui des instruments que les opticiens fabriquent, pouvait se décrire au moyen d'un certain nombre de lois géométriques. Nous cherchions en conséquence dans l'œil des axes, des cercles, etc., qui n'y sont pas, et malgré les faits, nous persistions dans nos tendances, bien que nos calculs et nos expériences nous amenassent de plus en plus à sortir de l'ornière des idées admises sous ce rapport.

609. Il nous semble que le Mémoire de M. Sturm est le premier travail dans lequel on se soit nettement et hardiment soustrait à l'empire si longtemps exercé des vues erronées qui avaient dominé.

Aujourd'hui, nous prouvons, ou du moins nous croyons prouver, que l'œil, au lieu d'être conformé comme un télescope dans lequel tout l'appareil optique se calcule, est un organe combiné suivant de certaines lois, de façon à présenter des surfaces réfringentes ayant des écartements, des courbures, des indices, etc., variables avec l'âge et avec une foule de conditions qui concourent aux résultats tellement que, si les unes faiblissent, les autres les suppléent, et que, en somme, elles donnent, non pas avec exactitude, mais d'une manière suffisamment juste pour nos sens, le résultat cherché.

610. Ainsi l'œil, dans la combinaison et dans le jeu des pièces de son mécanisme, ressemblerait, sous beaucoup de rapports, à un navire, dont les vergues sont plus ou moins courbes, les mâts plus ou moins flexibles, les voiles plus ou moins élastiques, les cordages plus ou moins extensibles, la coque plus ou moins unie, et le tout plus ou moins bien manœuvré, produisant, par la carène, par l'arimage, par la voilure, une marche vent largue, vent arrière, vent *au plus près*, excellente sous certains rapports, passable sous d'autres, mauvaise quelquefois, et jamais susceptible d'être calculée à priori : il fonctionne dans la tempête; il fonctionne sous le feu de l'ennemi; et, de même, on voit avec des yeux malades, avec des yeux cataractés, par une lumière brûlante, dans un lieu presque obscur, devant soi, de côté, etc., tandis qu'une lunette est hors de service, si le tuyau qui réunit l'objectif à l'oculaire vient à se courber, et tandis qu'une excellente pendule s'arrête, si un choc quelconque déforme une des dents de ses rouages.

L'œil étant composé de parties grossières, différentes le matin de ce qu'elles sont à midi et dans la soirée, variables selon la santé, selon la fatigue, selon la croissance, selon la décrépitude, il était possible, sans doute, de reconnaître tout d'abord que cet organe aurait été sans cesse au raccommodage, qu'on nous permette cette expression, s'il avait dû fonctionner comme une montre, et que, par conséquent, il ne fallait chercher, ni figures de géométrie dans son organisation, ni lois simples, assignables algébriquement, compréhensibles pour l'intelligence humaine, dans les variations de figure de son mécanisme (675).

Il n'était guère possible de procéder ainsi. On a marché en comparant l'œil à la chambre noire des physiciens (557), puis à une lunette : ces comparaisons péchaient contre l'exactitude; mais elles ont été fort utiles entre les mains de tant de savants illustres qui se sont occupés de la vision.

611. Parmi ceux qui, directement ou indirectement, ont le plus contribué aux progrès de la science de l'œil, il faut mettre aux premiers rangs Léonard de Vinci, Kepler, Descartes, Barrow, Leuwenhoeck, Newton, Petit, Jurin, Euler, d'Alembert, Young, Home, Malus, M. Magendie, M. Ch. Dupin, Sœmmering père et fils, M. Chossat, Dulong, M. Brewster, Krause et M. Sturm.

Ainsi les peintres, les géomètres, les médecins, les physiciens, les physiologistes ont fourni à l'œuvre leur contingent de travaux, et ils laissent à leurs successeurs une carrière immense à parcourir, dans laquelle l'anatomie comparée, l'histoire naturelle et la micrographie sont appelées, avec la géométrie, à jouer un grand rôle. L'application du calcul à l'œil des poissons devra être notamment d'un grand intérêt. C'est un sujet que nous aurions traité depuis longtemps, sans doute, si nous n'avions pensé que, pour hâter le progrès de la vision, nous devions consacrer une partie considérable de notre temps à solliciter la sanction de nos recherches par le premier des corps savants de l'Europe: c'est, en effet, dans des matières complexes et essentiellement académiques, comme celles dont il s'agit ici, que le jugement de l'Institut a le plus d'utilité pour enhardir et diriger les lecteurs laborieux.

NOTES.

NOTE I. — *Sur la formule qui sert à calculer le foyer des rayons émanés d'un point et réfractés par une surface sphérique.*

612. Soit $S_1 A_1 s_1$ [*fig.* 5o] une surface sphérique séparant deux milieux ; soit i l'indice du milieu qui est du côté L de la sphère ; soit i' celui du milieu qui est situé du côté opposé F_1 ; enfin, soient L un point lumineux et Lm un rayon envoyé de ce point sur la surface $S_1 A_1 s_1$, à un point m de cette surface, dont le centre est en C. On sait (**54**) que si la normale en m est CmN, l'angle LmN du rayon incident Lm avec mN est ce qu'on appelle l'angle d'incidence ; que mF$_1$ étant le rayon réfracté, CmF$_1$ est l'angle de réfraction, et que si l'on désigne par l le rapport du sinus d'incidence au sinus de réfraction pour les deux milieux dont les indices sont i et i', le premier relatif au milieu dans lequel se trouve le point L, et le second à celui qui contient le rayon réfracté, on a

$$l = \frac{i'}{i}.$$

613. On sait aussi que, si l'on mène la droite LC par le point lumineux L et par le centre C, les rayons infiniment rapprochés de LC concourent en un même point F_1, qui est le foyer. Cela posé, désignons, savoir :

La distance LA$_1$ du point lumineux L au point A$_1$ par d ;

Le rayon de courbure en A$_1$ par r ;

Et la distance focale A$_1$F$_1$ par f.

Les quatre quantités l, r, d, f, seront liées entre elles par l'équation (R., t. XII, 7)

$$(a) \qquad f = \frac{ldr}{(l-1)\,d - r}.$$

614. Laquelle, si l'on a

$$d = \infty, \qquad\qquad r = \infty, \qquad\qquad f = \infty,$$

devient

$$(b)\quad f = \frac{lr}{l-1}, \qquad (c)\quad f = -ld, \qquad (d)\quad (l-1)\,d = r.$$

615. Trois des quantités l, d, r, f, étant données, on détermine la quatrième au moyen de cette équation. Pour rendre les calculs rapides, nous l'employons sous les formes suivantes :

$$(e) \qquad f = \frac{r}{1 + \dfrac{d+r}{ld}}, \qquad\qquad (f) \qquad l = \frac{1 + \dfrac{r}{d}}{1 - \dfrac{r}{f}},$$

$$(g) \qquad d = \frac{r}{l\left(1 - \dfrac{r}{f}\right) - 1}, \qquad\qquad (h) \qquad r = \frac{l-1}{\dfrac{l}{f} + \dfrac{1}{d}}.$$

616. Mais il ne faut pas perdre de vue, en appliquant ces formules (*voir* les exemples de la Note III), que

$$d \text{ est positif quand L est à gauche de } A_1 ;$$
$$r \qquad id. \qquad C \qquad id.$$
$$f \qquad id. \qquad F \text{ est à droite de } A_1 ;$$

la gauche étant le côté d'où la lumière vient, et la droite celui vers lequel elle s'avance.

NOTE II. — *Sur le calcul des foyers, dans le cas de plusieurs surfaces réfringentes ayant leurs centres de courbure sur le même axe.*

617. Si la surface réfringente $S_1 A_1 s_1$, au lieu d'être une surface sphérique, est une surface quelconque ayant un sommet en A_1 et pour centre de courbure correspondant au point A_1 le point C, le foyer sera encore en F_1 et la distance focale sera donnée par la même relation,

$$f = \frac{lrd}{(l-1)\,d - r}.$$

618. Imaginons que la lumière émanée du point rayonnant L traverse plusieurs milieux séparés par les surfaces $S_1 A_1 s_1$, $S_2 A_2 s_2$, $S_3 A_3 s_3$, etc., et demandons-nous la position du foyer F_2, dans le dernier milieu, en supposant que les points A_1, A_2, A_3, etc., soient les sommets des surfaces $S_1 A_1 s_1$, $S_2 A_3 s_4$, $S_3 A_3 s_5$, etc., situés sur la droite LC, laquelle contient conséquemment les centres de courbure, tels que le point C, de ces surfaces.

619. Il est clair que F_1 étant le foyer correspondant à la surface $S_1 A_1 s_1$, les rayons arrivent sur la surface $S_2 A_2 s_2$ avec des directions qui concourent en F_1, et que ce point F_1 fait, pour cette surface, l'office de point émergent ; d'où il suit que la distance LA_1 relative à la première réfraction se trouve, dans la seconde, remplacée par $A_2 F_1$. Désignons les surfaces données par s_1, s_2, s_3, etc., et les épaisseurs des milieux, savoir :

$$A_1 A_2 \text{ par } g_1, \qquad A_2 A_3 \text{ par } g_2, \qquad \text{etc.,}$$

les quantités l, r, d, f, définies plus haut (**615**), étant représentées,

$$\text{pour } s_1, \quad \text{par } l_1, \quad r_1, \quad d_1, \quad f_1 ;$$
$$\text{pour } s_2, \quad \text{par } l_2, \quad r_2, \quad d_2, \quad f_2 ;$$
$$\text{etc.}$$

620. On aura $A_1 F_1 - A_1 A_2 = A_2 F_1$; et comme $A_2 F_1 = d_2$, et que le point émergent F_1 de la seconde réfraction est à gauche de A_2 (**616**), on voit que, en général, on a

$$f_k - g_k = - d_{k+1} :$$

c'est-à-dire que la distance focale f_k, diminuée de l'épaisseur g_k du milieu terminé en avant par la surface s_k, donne, avec un signe contraire, la valeur d_{k+1} relative à la surface réfringente s_{k+1}.

621. Il suit de là que, pour les surfaces respectives s_1, s_2, s_3, on a, savoir:

$$f_1 = \frac{l_1 r_1 d_1}{(l_1 - 1) d_1 - r_1}, \quad f_2 = \frac{l_2 r_2 d_2}{(l_2 - 1) d_2 - r_2}, \quad f_3 = \frac{l_3 r_3 d_3}{(l_3 - 1) d_3 - r_2};$$

et que, pour passer d'une de ces surfaces à la suivante, on a les équations

$$d_2 = g_1 - f_1, \quad d_3 = f_2 - g_2.$$

Or, les indices i, i_1, i_2, i_3, des quatre milieux situés en deçà de la surface $S_3 A_3 s_3$, étant donnés, et conséquemment les valeurs de l_1, l_2, l_3, étant déterminées (**612**); les rayons r_1, r_2, r_3, étant aussi donnés, ainsi que la valeur $d_1 = LA_1$, on voit qu'il n'y aura, dans les cinq équations précédentes, que cinq inconnues, f_1, d_2, f_2, d_3, f_3 : d'où il suit qu'on pourra les calculer, ce qui, au moyen de f_3, déterminera la position du foyer F_3.

NOTE III. — *Calculs relatifs à la vision, depuis la distance* $0^m.25$ *jusqu'à l'infini, pour le cas du simple allongement du cristallin dans le sens de son axe.*

622. On admet généralement que les trois surfaces de l'œil : 1° le devant de la cornée; 2° le devant du cristallin; 3° le devant du corps vitré, jouent le principal rôle dans le mécanisme oculaire; ce sont les seules qui vont nous servir, et l'on verra (Note VII) qu'il n'est pas essentiel ici d'employer les autres. Ces trois surfaces sont celles que la *fig.* 50 représente; et, comme on vient de le voir dans la Note qui précède, il faut que le foyer F_3 soit juste sur la rétine, ce qui exige des données convenables. Après des recherches très-longues, consignées dans la *Théorie de l'Œil*, nous avons suffisamment justifié l'adoption de certains chiffres pour ces données, et ces chiffres (T. 362 et 367) sont ceux qui vont nous servir, avec un seul changement, motivé au n° **154**, lequel changement consiste à réduire l'épaisseur g_3 du corps vitré; nous la prenons de 15.625, afin d'abréger notre travail par l'emploi de calculs précédemment faits.

623. La première colonne du tableau de la Note VI indique les milieux; la seconde, les surfaces s_1, s_2, s_3, pour la vision à l'infini, et S_1, S_2, S_3, pour la vision à la distance $0^m.25$; les autres colonnes sont relatives aux nombres que désignent les lettres i, l, r, d, f, g, définies plus haut (**612** et **613**); enfin, la dernière colonne contient les diamètres optiques (**104**), égaux à $g_1 + g_2 + g_3$.

624. L'article 1er donne les chiffres correspondants à la vision à l'infini. On a déterminé l_1 pour la première ligne, au moyen des indices de l'air et de la cornée; puis, avec l_1, r_1 et $d_1 = \infty$ (**614**), on a calculé $f_1 = 35.144$. Ce chiffre, diminué de $g_1 = 3.407$, donne 31.737, qui, avec le signe —, est la valeur de d_2 de la seconde ligne (**620**), pour laquelle on a calculé $f_2 = 26.706$; puis $d_3 = - (26.706 - 4.111) = -22.595$, et, enfin, $f_3 = 15.625 = g_3$, ce qui place le foyer sur la rétine, puisque l'épaisseur du corps vitré est de 15.625.

625. L'article 2 a pour objet la vision à la distance $0^m.25$, le diamètre optique restant le même, et le cristallin étant supposé allongé : nous représentons dans ce cas toutes les grandeurs g, r, d, etc., qui changent, par des majuscules G, R, D, etc., afin qu'on voie immédiatement les différences du cas de $d_1 = \infty$ au cas de $D_1 = 250$.

626. Nous établissons (Note IV) que, dans cet allongement, les rayons de courbure $r_2 = 9$, $r_3 = -5$, diminuent dans la proportion considérable du cube du rapport de l'axe primitif à l'axe allongé; d'où l'on voit que l'allongement dont il s'agit est une cause très-puissante dans la question de maintenir le foyer sur la rétine, quand on passe de $d_1 = \infty$ à $D_1 = 250$ millimètres.

En supposant que le cristallin s'allonge d'un dix-neuvième, le cube du rapport $\dfrac{19}{20}$ des axes primitif et allongé est égal à 0.8574, ce qui donne pour l'œil allongé

$$R_2 = 7.717, \qquad R_3 = -4.287.$$

627. L'allongement de l'axe du cristallin est alors

$$\frac{g_2}{30} = 0.216. \qquad \text{On a} \qquad G_2 = 4.327,$$

et il faut, pour que l'axe optique demeure le même, que g_1 soit diminué de 0.216; car on ne peut admettre ni compression ni dilatation du corps vitré : donc on doit avoir

$$G_1 = g_1 - 0.216 = 3.191,$$

et en même temps

$$F_3 = f_3 = g_3 = G_3 = 15.625.$$

628. Si l'on vérifie nos résultats, en calculant, pour chaque ligne, au moyen de l, r et d, les valeurs de f; puis le d de la ligne suivante, afin d'opérer sur cette ligne, on trouve $F_3 = 15.589$, au lieu de 15.625, ce qui fait voir que, si les décimales négligées dans le calcul n'avaient amené aucune erreur dans cette valeur 15.589 de F_3, l'allongement du cristallin d'un dix-neuvième serait un peu trop fort, puisqu'il place le foyer à 0.036 de millimètre en deçà de la rétine.

Le chiffre 0.036 étant négligeable, il faut reconnaître que, pour l'œil dont il s'agit, l'allongement précité et les allongements intermédiaires suffisent pour que la vision soit nette à toutes les distances de $D_1 = 0^m.250$ à $d_1 = \infty$.

NOTE IV. — **629.** Théorème. *Si le cristallin, sans changer de densité, s'allonge dans le sens de son axe, chacun des rayons de courbure correspondants à ses pôles sera le produit du rayon de courbure primitif multiplié par le cube du rapport de l'axe primitif à l'axe allongé* (**153**).

Occupons-nous de l'hémisphère antérieur, et soient A et B les demi-axes de l'ellipse génératrice primitive; R le rayon de courbure à l'extrémité de B, c'est-à-dire au pôle antérieur; a et b les demi-axes pour le cristallin allongé, et r le rayon de courbure correspondant au nouveau pôle antérieur. On aura

$$R = \frac{A^2}{B} \quad \text{et} \quad r = \frac{a^2}{b}.$$

La surface d'une ellipse dont A et B sont les demi-axes étant égale à πAB, et la densité du cristallin se maintenant la même dans son allongement, il faut que les aires $\pi\,\mathrm{AB}$, $\pi\,ab$, des sections correspondantes aux plans menés par l'axe soient équivalentes, ce qui donne

$$\mathrm{AB} = ab.$$

Supposons maintenant que le demi-axe b s'allonge de la $n^{ième}$ partie de B, on aura

$$b = \frac{n+1}{n}\,\mathrm{B};$$

d'où l'on tire, à cause de $\mathrm{AB} = ab$,

$$a = \frac{n}{n+1}\,\mathrm{A},$$

et

$$r = \left(\frac{n}{n+1}\right)^{3}\frac{\mathrm{A}^2}{\mathrm{B}} = \left(\frac{n}{n+1}\right)^{3}\mathrm{R}.$$

630. Il en est de même pour l'hémisphère postérieur; ainsi, en désignant par R' et r', les rayons de courbure respectifs du cristallin primitif et du cristallin allongé, on a pour les deux hémisphères

$$r = \left(\frac{n}{n+1}\right)^{3}\mathrm{R}, \qquad r' = \left(\frac{n}{n+1}\right)^{3}\mathrm{R}';$$

ce qu'il fallait démontrer.

NOTE V. — *Sur les calculs relatifs à la vision, pour un point vu aux distances* $\mathrm{D} = \infty$, $d = 0^{\mathrm{m}}.25$, *le rayon de la cornée étant diminué, et tous les milieux de l'œil étant allongés* (**155** *et* **156**).

631. Ces calculs sont présentés aux articles 1er et 3 de la Note VI. L'article 1er donne le cas de l'œil dont il a été question n° **159**, que nous appelons l'œil raccourci, et l'article 3 celui de l'œil allongé. On a vu, n° **624**, comment f_s se détermine pour l'œil raccourci; on opère de la même façon pour déterminer la valeur de F_s pour l'œil allongé. Les allongements qui maintiennent le foyer sur la rétine sont indiqués au bas du tableau. Leur exiguïté permet de dire que, dans l'examen de l'œil vivant, ils sont imperceptibles.

L'épaisseur de la sclérotique étant supposée de 1.389 (T. 46), le diamètre du globe, pour l'œil allongé dont il s'agit, est égal à $1.389 + 23.363 = 24.752$. L'allongement total, de $0.057 + 0.137 + 0.026 = 0.220$, en est à peu près la cent-treizième partie.

632. Quant aux rayons du cristallin allongé d'un trentième, ils se calculent comme on vient de le dire au n° **630**, et l'on a,

$$\mathrm{R}_2 = 9\left(\frac{30}{31}\right)^{3} = 9 \times 0.9063 = 8.157,$$

et

$$\mathrm{R}_3 = 5 \times 0.9063 = 4.532.$$

NOTE VI. — *Tableau des calculs relatifs à l'adaptation de l'œil.*

633. Les Notes III et V expliquent ce tableau.

MILIEUX.	SUR-FACES.	i	l	r	d	f	g	DIAMÈTRES optiques.

ART. 1er. — Vision à la distance $d = \infty$.

MILIEUX.	SUR-FACES.	i	l	r	d	f	g	DIAMÈTRES optiques.
Air.......	»	1.000						
Cornée....	s_1	1.33	1.33	8.72	∞	35.144	3.407	
Cristallin..	s_2	1.438	1.081	9	—31.737	26.706	4.111	23.143
Corps vitré.	s_3	1.33	0.925	—5	—22.595	15.625	15.625	

ART. 2. — Vision pour $D_1 = 250$ et $G_2 = 4.327$.

MILIEUX.	SUR-FACES.	i	l	r	d	f	g	DIAMÈTRES optiques.
Cornée....	s_1	1.33	1.33	8.72	250	39.279	3.191	
Cristallin..	S_2	1.438	1.081	7.717	—36.088	28.267	4.327	23.143
Corps vitré.	S_3	1.33	0.925	—4.287	—23.940	15.589	15.625	

Différence négligeable.... 0.036

ART. 3. — Vision pour $D_1 = 250$, avec des déformations convenables.

MILIEUX.	SUR-FACES.	i	l	r	d	f	g	DIAMÈTRES optiques.
Cornée....	S_1	1.33	1.33	8.471	250	38.055	3.433	
Cristallin..	S_2	1.438	1.081	8.157	—34.622	27.840	4.248	23.363
Corps vitré.	S_3	1.33	0.925	—4.532	—23.592	15.682	15.682	

ART. 4. — Différences des données, de l'art. 1er à l'art. 3.

ALLONGEMENTS RELATIFS A L'ART. 3.		VALEURS premières.	VALEURS dernières.
Humeur aqueuse et cornée.......	$\frac{1}{131} = 0.026$	3.407	3.433
Cristallin....................	$\frac{1}{30} = 0.137$	4.111	4.248
Corps vitré..................	$\frac{1}{274} = 0.057$	15.625	15.682
Totaux...............	0.220	23.143	23.663
Rayon de la cornée.............	$\frac{1}{35} = -0.249$	8.720	8.471

NOTE VII. — *Observations sur le tableau précédent, pour le cas d'un cristallin décroissant de densité en partant de l'extérieur (224).*

634. Supposons que le cristallin soit composé de couches très-minces, décroissant de densité en partant de l'extérieur, et voyons ce que pourront devenir les calculs des articles 1er et 3 du tableau précédent. Il est clair qu'il y aura entre les surfaces réfringentes s_2 et s_3, S_2 et S_3, un très-grand nombre d'autres surfaces σ_1, σ_2, σ_3, etc., d'une part, Σ_1, Σ_2, Σ_3, etc., d'autre part, et nous pouvons admettre d'abord que rien ne soit changé en ce qui concerne les surfaces s_1 et S_1 ($\mathbf{633}$). On aura, en conséquence, pour les surfaces s_2 et S_2, $d_2 = -31.737$ et $D_2 = -34.622$.

$\mathbf{635}$. Imaginons que l'on substitue à l'indice $i_2 = I_2 = 1.438$ un indice un peu plus élevé; les valeurs de l_2 et L_2 seront plus fortes : d'où il résultera que, au lieu de $f_2 = 26.706$, $F_2 = 27.840$, on aura des chiffres moindres. Mais les réfractions suivantes, opérées par les surfaces $\sigma_1, \sigma_2,..., \Sigma_1, \Sigma_2,...,$ allongeront les distances focales ; donc, si le décroissement des indices correspondants à ces surfaces est convenable, on retombera pour f_2 et F_2 sur les chiffres 15.625 et 15.682. C'est-à-dire qu'avec un indice plus fort de la couche extérieure du cristallin, le raccourcissement des distances focales f_2 et F_2 pourra compenser les allongements successifs très-petits dus aux couches.

$\mathbf{636}$. Et comme les expériences des physiciens ont donné, pour des portions de cristallins d'animaux (T. 371), des indices de 1.440, 1.450, 1.463 ; il s'ensuit que nous avons beaucoup de marge pour accroître, sans sortir du possible, en fait de densités des milieux de l'œil, l'indice $i_2 = 1.438$, ce qui montre qu'on peut prendre pour les couches cristallines des décroissements d'indices compris entre des limites considérables, telles que 1.463 et 1.330, et que les conséquences tirées précédemment des calculs des articles 1er et 3 ne cesseront pas de subsister.

$\mathbf{637}$. Arrêtons-nous encore à la question de savoir s'il aurait été convenable, dans les calculs du tableau de la Note VI, de considérer pour la cornée deux surfaces au lieu d'une seule. Si, comme on le suppose en général, et comme nous l'avons supposé, la cornée et l'humeur aqueuse ont la même densité, il n'y en a qu'une à employer; et si ces deux milieux sont différemment denses, la substitution de deux surfaces à chacune des surfaces s_1 et S_1 n'exige que de très-légers changements d'indices et de rayons pour que les valeurs de d et D se maintiennent à l'arrivée des rayons sur le cristallin. Ainsi nos calculs équivalent à des calculs qui seraient beaucoup plus développés.

$\mathbf{638}$. On peut toutefois objecter contre ce qui précède que l'axe du pinceau ne rencontrant pas toutes les surfaces réfringentes normalement, puisqu'elles ne sont pas centrées sur le même axe ($\mathbf{339}$), la formule du n° $\mathbf{613}$ n'est pas rigoureusement applicable aux calculs des foyers de l'œil. Cette objection est juste au fond; mais le nombre des couches du cristallin étant très-grand ($\mathbf{220}$), les surfaces, pour la plupart, sont rencontrées presque normalement, et pour les autres une loi convenable de variation des indices peut rétablir l'exactitude. Il ne s'agit d'ailleurs ici que d'obtenir un résultat d'approximation propre à nous éclairer, lequel, dans l'économie réelle de l'œil, est sans doute plus satisfaisant que ne le supposent nos hypothèses. Il est donc établi, suivant nous, que la vision n'exige que de très-faibles modifications de l'œil pour qu'elle s'opère de la distance de $0^m.25$ à l'infini.

NOTE VIII. — **639.** THÉORÈME. *Si les rayons d'un même faisceau, originairement émanés d'un point lumineux, et tous réfléchis ou réfractés par un nombre quelconque de surfaces, traversent le cristallin, que nous supposons composé d'un assez grand nombre de lobes pour qu'on admette qu'ils sont infiniment minces, ces lobes variant d'ailleurs de densité suivant une loi, les rayons brisés, en sortant du dernier lobe, sont soumis à la condition d'être les normales d'une surface : c'est-à-dire de toucher les deux nappes des centres de cette surface et de toutes les surfaces qui ont les mêmes centres* (**497**).

640. Considérons dans le faiseau des rayons incidents,

Premièrement, ceux qui, placés extérieurement, sont en dehors du second lobe ; ils formeront une première enveloppe dont chaque rayon sera brisé deux fois, l'une à l'entrée et l'autre à la sortie, par le premier lobe ;

Secondement, en dedans de la première enveloppe et en dehors du troisième lobe, une seconde enveloppe dont les rayons, rencontrant le premier et le second lobe, seront brisés quatre fois ;

Troisièmement, en dedans des deux premières enveloppes et en dehors du quatrième lobe, une troisième enveloppe dont les rayons, rencontrant les trois premiers lobes, seront brisés six fois ;

Et ainsi de suite.

641. Les rayons incidents formant toutes ces enveloppes seront normaux à une même surface PRSTW [*fig.* 51] (**189**) ; ceux de la première enveloppe répondront à une zone MPQQRN, qu'on peut représenter par un élément infiniment petit PR de PRSTW ; ceux de la seconde enveloppe à une autre zone infiniment étroite RS, contiguë à PR ; ceux de la troisième enveloppe à une zone ST, etc., etc.

642. Supposons maintenant,

Premièrement, que le cristallin soit homogène : les rayons émergents, à la sortie de ce corps, seront normaux à une surface *prn* ;

Secondement, qu'il soit composé du premier lobe, ou lobe extérieur, et d'un noyau homogène d'une densité égale à celle du second lobe : les rayons émergents qui auront rencontré ce noyau seront, à la sortie du cristallin, normaux à une surface *rsn'*, tangente à une zone *pr* infiniment petite de *prn* ;

Troisièmement, que le cristallin présente seulement les deux lobes extérieurs et un noyau d'une densité égale à celle du troisième lobe : les rayons émergents, qui auront traversé le noyau, sortiront du cristallin normaux à une surface *stn''*, tangente à une zone *rs* infiniment petite de *rn'*.

Il en sera de même à mesure que le noyau diminuera d'un lobe et prendra la densité du lobe suivant ; d'où il suit qu'à la sortie du cristallin les rayons émergents seront normaux, enveloppe par enveloppe, aux zones infiniment étroites *pr*, *rs*, *st*, etc., jusqu'à celle *zw* qui répondra au noyau central infiniment petit. Mais, les densités d'une enveloppe à l'autre différant infiniment peu, les zones *pr*, *rs*, *st*, etc., feront entre elles des angles infiniment petits. De plus, les densités variant d'un lobe à l'autre suivant une loi, les angles que feront entre eux les éléments *pr*, *rs*, *st*, etc., varieront suivant une autre loi, qui sera une conséquence de la précédente ; donc l'ensemble des zones *pr*, *rs*, *st*, etc., formera une surface continue soumise à une loi, laquelle loi sera telle que les normales de cette surface *prstuw* seront les rayons sortant du cristallin : donc, etc.

NOTE IX. — *Sur le théorème précédent ; sur le Mémoire de Malus, et sur le Mémoire de M. Sturm relatif à la vision.*

643. Il suit de ce qui précède que la loi de Malus ne s'étend pas seulement à un nombre quelconque de réflexions ou réfractions (**190**) dans lesquelles les rayons sont tous brisés le même nombre de fois ; mais qu'elle s'étend aussi à des réfractions qui brisent ces rayons deux, quatre, six, etc., fois, pourvu, 1º que les rayons brisés un nombre n de fois forment une enveloppe infiniment mince contiguë à deux enveloppes, dont le nombre des brisures soit pour l'une de $n - 1$, et pour l'autre de $n + 1$; 2º que les différences des indices consécutifs soient infiniment petites ; 3º que ces différences soient soumises à une loi.

644. Il est d'ailleurs évident que, s'il s'agissait pour les brisures de réflexions ou de réfractions indifféremment, la loi de Malus subsisterait encore.

645. Mais il ne faut pas admettre avec lui ce qu'il dit nº [2] de son Mémoire (*Journal de l'École Polytechnique*, tome VII), savoir : que, *toutes les fois qu'on considère un système de lignes droites émanant de tous les points d'une surface courbe suivant une loi analytique quelconque*, ces droites sont soumises à la condition d'être normales à une surface courbe ; car sa démonstration n'est basée que sur le cas des droites qui se coupent, et elle n'a de valeur que pour ce cas.

646. Il est aisé de voir, d'ailleurs, dès le début du Mémoire de Malus, et par l'extrait qui précède, qu'il ne croyait pas qu'il pût exister aucun système de droites consécutives dans lequel ces droites ne se rencontrassent pas et qui, par là, fût tout à fait en dehors de sa loi. Il y en a cependant : en effet, concevons dans l'espace un hyperboloïde de révolution à une nappe dont r soit le rayon de la gorge ; $\frac{2}{r}$, par exemple, l'axe imaginaire, et ne considérons, sur cet hyperboloïde, que les éléments d'une même génération. Il est évident que si l'on fait varier r par degrés infiniment petits, de zéro à l'infini, on aura une infinité d'hyperboloïdes qui se toucheront les uns les autres ; que toutes les droites formant ces hyperboloïdes rempliront l'espace en tous sens ; qu'elles formeront un système assujetti à une certaine *loi analytique* ; que, parmi ces droites, il n'y en aura aucune qui en rencontre une autre sur le même hyperboloïde, et que deux hyperboloïdes différents n'auront pas un seul point commun : il est donc clair que ces droites ne se couperont pas et que, par conséquent, elles ne seront pas normales à une même surface, c'est-à-dire qu'elles ne seront pas soumises à la loi de Malus.

647. Sur le même sujet, nous ferons une autre remarque ; elle s'applique au Mémoire de M. Sturm. Il dit (page 556 des *Comptes rendus*, séance du 3 mars 1845) que les rayons envoyés dans l'œil, d'après Malus, arrivent sur la rétine assujettis à la condition d'être normaux à une surface : mais ce cas est celui des rayons qui ne sont pas brisés le même nombre de fois; Malus ne s'est pas occupé du cas des rayons brisés les uns deux fois, d'autres quatre fois, six fois, etc., et rien, dans l'auteur cité par M. Sturm, ne prouve que les rayons ainsi brisés ne font pas des systèmes de droites qui ne se rencontrent pas. L'existence de ces systèmes de droites est d'ailleurs prouvée par ce qui précède et par la Note que nous avons présentée à l'Académie (*voir* la séance du 2 janvier 1854); ainsi l'autorité invoquée est tout à fait sans valeur.

648. Il résulte de là que, par l'erreur de Malus, le Mémoire de M. Sturm sur la vision pèche par sa base, qui n'est pas rigoureusement établie; mais qui est vraie, comme notre théorème de la Note VIII le prouve.

NOTE X. — *Sur l'œil, considéré dans ses rapports avec sa grosseur* (**281**).

649. Supposons que toutes les surfaces réfringentes d'un œil normal soient centrées sur le même axe, et imaginons qu'on ait dressé le tableau, analogue à ceux des articles 1, 2 et 3 de la Note VI, de toutes les réfractions pour un point rayonnant situé sur l'axe. Chaque ligne de ce tableau sera calculée au moyen de l'équation (f) du n° **645**,

$$l = \frac{1 + \dfrac{r}{d}}{1 - \dfrac{r}{f}}.$$

Or, cette équation fait voir que, si les dimensions de l'œil normal donné, et en même temps les grandeurs d et f se doublent, par exemple, ou deviennent moitié moindres, ou se multiplient par un nombre quelconque, les rapports $\dfrac{r}{d}$ et $\dfrac{r}{f}$ ne changeant pas, les valeurs de l demeurent, dans l'œil modifié d'étendue, ce qu'elles étaient dans l'œil donné; d'où il suit que la perfection de la vue se maintient d'un petit à un grand œil, et réciproquement, pourvu que leurs formes soient semblables, sans que les indices aient besoin de subir aucun changement.

650. Cette condition est sans doute fort rationnelle; car si les indices avaient dû varier dans une même espèce d'êtres, du petit épagneul, par exemple, au chien de forte race, suivant un certain rapport avec les grandeurs des individus, il est probable qu'il aurait fallu des indices si élevés, pour certains milieux, que ces milieux auraient dû être solides, ce qui eût privé l'œil de la possibilité de s'ajuster.

651. Mais il ne résulte pas, de ce que l'œil, avec les mêmes indices, conserve sa perfection en changeant de grosseur (ses proportions ne subissant aucune altération), que deux yeux de grosseurs différentes soient propres aux mêmes choses. Supposons, 1° qu'il en soit des fibres nerveuses comme des muscles, des os, des veines, etc., qui ont des dimensions proportionnelles aux tailles des individus; 2° que les sensibilités de ces fibres, différemment grosses, soient les mêmes dans toute la race humaine; 3° enfin, que la longueur normale de l'axe de l'œil (**52**) soit d'environ 0^m.025, et la distance de la vision distincte (**129**) de 0^m.25. Pour un homme mille fois plus grand, l'axe aurait 25 mètres et la distance de la vision distincte 250 : donc, dans la sphère de 250 mètres de rayon dont il serait le centre, tout serait vu confusément, c'est-à-dire que cet homme n'apprécierait par ses yeux aucun des objets voisins de lui, soit qu'ils fussent propres à le nourrir, soit qu'ils pussent le mettre en danger ; il serait donc doté d'une vue tout à la fois très-bonne et tout à fait impropre à ses besoins.

Pour un œil très-petit, ce serait le contraire. Supposons que son axe n'ait que 2 millimètres et demi, le rayon de la sphère dans laquelle les objets seraient vus confusément ne serait que de 2 centimètres et demi, et la sensibilité des fibres étant la même que pour le grand œil avec ses grosses fibres, la vision s'étendrait jusqu'à l'infini : tout serait donc vu, très-bien vu, au dehors de la sphère de 2 millimètres et demi de rayon.

652. Et comme l'hypothèse que nous avons faite sur la sensibilité des nerfs est très-naturelle, on peut dire que la perfection, quant à l'ensemble des objets de notre monde et quant à l'ensemble de nos besoins, appartient aux petits yeux. Sous ce rapport, et toutes choses d'ailleurs égales, l'enfant aurait quelque avantage sur l'adulte ; il distinguerait mieux les moindres sourires de sa nourrice, les plus petits signes de colère dans les traits d'une personne violente, ce qui serait tout au moins une petite compensation aux défauts que peut avoir sa vue (**282**), et une facilité plus grande pour hâter l'éducation de cet organe par le moyen duquel nous devons connaître, d'après les apparences, les qualités et les défauts des choses (**469**).

653. Ces considérations peuvent aider, ce nous semble, à s'expliquer pourquoi les grands animaux, proportion gardée, ont en général les yeux petits. Suivant D.-W. Sœmmering, l'axe de l'œil de l'éléphant d'Asie est, en lignes, de 13.50, et celui de la baleine de 20.20, tandis que l'œil humain de la *fig.* 1, mesuré par Krause, est en lignes de 10.90. Or, l'éléphant, qui prend avec sa trompe le pain et les carottes dont on le nourrit, ne verrait pas distinctement ces aliments si ses yeux étaient huit ou dix fois plus grands. De même la baleine, avec son gosier étroit, qui ne lui permet de vivre que de petits poissons, ne pourrait les voir et les happer si le diamètre de ses yeux ne réduisait pour elle la distance de la vision distincte à une longueur peu différente de l'écartement de ses cornées et de son museau.

654. Mais on peut objecter à ce qui précède que les surfaces de l'œil n'étant pas centrées sur un même axe, la formule sur laquelle sont appuyés les raisonnements du n° **649** n'est pas rigoureusement applicable à la question. Nous avons répondu (**638**) à cette objection, et nous croyons :

1°. Que des yeux de grosseurs différentes, avec les mêmes indices, avec des dimensions proportionnelles, avec des fibres nerveuses également sensibles pour des grosseurs quelconques, ont à peu près la même perfection ;

2°. Que les yeux les plus petits, dans les mêmes hypothèses, n'étant gênés par la vision confuse que dans des sphères d'un petit rayon, sont les plus avantagés ;

3°. Que cela conduit à penser que, dans les divers animaux, les distances de la vision distincte, et conséquemment les grosseurs de l'œil, doivent être en rapport avec les besoins particuliers de chaque espèce, et notamment avec les dimensions des objets qui servent à leur alimentation.

17

NOTE XI. — *Sur les lentilles bicylindriques* (**324**).

655. Concevons qu'on ait poli un verre de manière qu'il soit terminé : 1º par une surface cylindrique engendrée par une droite horizontale (mp, M) [*fig.* 52], mobile sur un arc de cercle vertical (AB, A'MB'); 2º par une seconde surface cylindrique engendrée par une horizontale (gn, N), mobile sur l'arc de cercle vertical (FG, F'NG'), dont le plan est d'équerre sur le plan AB; 3º par des plans A'q', B'n', G'p', F'm', et l'on aura ce qu'on appelle une lentille bicylindrique (**324**). Il est clair qu'elle aura pour axe la verticale C, intersection des plans verticaux AB, FG, des deux arcs directeurs A'MB', F'NG'.

656. Calculons les réfractions de cette lentille dans le plan AB, en appelant, i l'indice du verre; D la distance du point M au point rayonnant situé sur l'axe; r le rayon de l'arc A'MB'; g l'épaisseur Mm'; F la distance focale qui sépare le point m' du foyer, et désignons par l, suivant notre habitude, le rapport des indices du second au premier milieu que sépare la ligne réfringente A'MB'. Nous ferons dans la formule (a) du nº **613**, pour la première réfraction, $l = i$, $d = D$, et nous aurons

$$f - g = \frac{i\,D\,r}{(i - 1)\,D - r} - g.$$

Pour la seconde réfraction, la ligne réfractive sera la droite (qn, $q'n'$), et la formule à employer (**613**) sera la formule (c), ou $F = -\,ld$. On fera

$$l = \frac{1}{i}, \quad d = g - f = g - \frac{i\,D\,r}{(i - 1)\,D - r},$$

et l'on sera conduit à l'équation

$$(m) \qquad r = \frac{D\,(i - 1)\,(iF - g)}{g + i\,(D + F)}.$$

657. Les réfractions dans le plan FG se calculeront de même. La ligne réfringente à l'entrée des rayons sera la droite (mp, $m'p'$); on devra, en conséquence, employer la formule F' $= -\,ld$, dans laquelle F' est la distance focale à partir du point N, et l'on fera

$$l = i, \quad d = D,$$

ce qui donnera,

$$F' - g = -\,iD - g.$$

A la sortie de la lentille, les rayons traverseront l'arc F'NG', dont nous supposerons que le rayon soit r'; la formule à employer sera la formule (a) (**613**); on aura

$$l = \frac{1}{i}, \quad d = g + iD, \quad r = -\,r';$$

d'où l'on tirera

$$(n) \qquad r' = \frac{F'\,(i - 1)\,(iD + g)}{g + i\,(D + F)}.$$

658. Si l'on veut que les réfractions, dans les plans AB, FG, donnent un même foyer, on aura $F = F'$, et il est évident que les rayons r et r' seront inégaux.

Des deux valeurs obtenues pour r et r', on tire

$$F = \frac{r(g+iD) - g(i-1)D}{i(i-1)D - ir}, \quad F' = \frac{r'(g+iD)}{(i-1)(g+iD) - ir'};$$

et si l'on suppose $i = 1.50$, et qu'on ait en millimètres

$$d = 50, \quad r = 10, \quad r' = -10, \quad g = 6,$$

on est conduit à ces résultats :

$$F = 3.17647, \quad F' = 29.33333;$$

ce qui montre qu'avec des rayons égaux pour les deux surfaces cylindriques, on a dans les plans AB, FG, des foyers différents.

C'est un inconvénient inhérent aux lentilles dont il s'agit ; mais cet inconvénient est presque insensible quand la distance D, comme dans le cas des besicles ordinaires, est considérable.

659. En revanche, ces lentilles ont la propriété fort importante de remédier aux vices des yeux à portées diverses (**304**). Supposons que l'on ait trouvé, au moyen de l'optomètre (**150**), que la portée d'un de ces yeux, dans un certain plan, soit de $0^{\text{m}}.7$; que, dans le plan perpendiculaire, elle soit de $0^{\text{m}}.30$, et que l'on veuille voir bien avec cet œil à la distance de $0^{\text{m}}.25$: les rayons des deux surfaces du verre bicylindrique à employer, d'après les formules précédentes (m) et (n), seront, savoir :

Surface antérieure......................	$91^{\text{mm}}.486$
Surface postérieure...................	$68^{\text{mm}}.319$

Mais il est évident qu'il faudra placer la lentille, de manière que son rayon le plus petit soit du côté de l'œil, sans quoi le vice à corriger dans cet organe serait augmenté au lieu d'être détruit.

660. Herschell, dans son *Traité de la lumière*, tome I, page 185, cite M. Airy, dont un œil a des portées tellement différentes, que cet œil menaçait d'être tout à fait hors d'usage. Au moyen d'un verre sphérique d'un côté et cylindrique de l'autre, on a remédié complétement à ce défaut (T. 225). Il est clair qu'un tel verre produit le même effet qu'un verre bicylindrique ; mais la lentille de M. Airy présente l'avantage d'avoir en avant et en arrière des surfaces trop différentes pour qu'on puisse les confondre.

661. A l'occasion des calculs que nécessitent les verres dont il s'agit, on remarquera que si, dans la valeur de r', on met pour D le nombre 700, on trouve $r' = 92.151$, chiffre à très-peu près égal au chiffre 91.486 du rayon de la surface antérieure, ainsi que nous l'avons dit plus haut (**658**). Il s'ensuit que, pour les personnes fort presbytes qui, d'ailleurs, ont les yeux bien conformés, et qui se servent de besicles à verres bicylindriques, il n'y a pas d'inconvénient notable à ce que ces verres aient le même rayon en avant et en arrière.

662. Ces lentilles, bien calculées pour l'éloignement D du point rayonnant et pour la distance focale F, ont un autre avantage, c'est que des rectangles ou des carrés dont les côtés sont parallèles aux plans AB, FG, sont vus suivant des rectangles ou suivant des carrés, tandis qu'avec des lentilles sphériques ils sont vus suivant des quadrilatères curvilignes dont les côtés sont concaves vers le centre.

Ce dernier point est justifié par la *Science du dessin* (liv. III, ch. VII, prob. 3), où l'anamorphose, construite pour qu'on ait l'impression d'un carré, a des côtés convexes vers le centre : d'où il suit que si l'anamorphose était carrée, on verrait une figure de quatre côtés curvilignes égaux tournant vers le centre leurs concavités. Considérons maintenant la lentille bicylindrique : les rayons émanés du point rayonnant, lorsqu'ils tombent sur une droite de la surface antérieure, forment un plan et se réfractent dans un autre plan ; donc cette droite est une ligne de réfraction (**187**) ; donc toutes les génératrices droites, d'une part, et tous les arcs de cercles normaux à ces droites, d'autre part, forment les deux systèmes des lignes de réfraction de la surface antérieure. Des considérations analogues, mais plus compliquées, s'appliquent à la surface postérieure, et conduisent à reconnaître que des carrés et des rectangles parallèles aux génératrices des lentilles bicylindriques sont vus suivant des carrés ou des rectangles, ainsi que l'expérience le confirme.

663. De là il suit que, pour voir avec des besicles (surtout si elles sont d'un fort numéro, comme dans le cas des cataractes), des objets tels qu'un damier, il faut employer des lentilles bicylindriques et placer le damier parallèlement aux génératrices des lentilles. Si l'objet à voir, au contraire, présentait beaucoup de cercles, on devrait user de besicles à verres sphériques. Or, des lignes horizontales et verticales, comparables à celles du damier, frappant nos yeux à l'aspect des fenêtres, des corniches, des bandeaux que présentent nos habitations ; à l'aspect des lettres et des lignes d'impression quand on lit ; à l'aspect des meubles qui reposent sur nos planchers ; etc., il semble que l'avantage soit en faveur des besicles bicylindriques. Mais leurs inconvénients, avec l'état d'imperfection où se trouve l'art du lunettier (**520**), sont très-grands. Nous avons pensé, en rédigeant cette Note, où nous laissons de côté beaucoup de questions importantes, qu'il était utile d'appeler l'attention sur une étude approfondie des usages à introduire chez les opticiens qui s'occupent des besicles.

NOTE XII. — *Sur le degré de coloration que peut prendre une étoile, suivant notre théorie, dans le phénomène de la scintillation* (**428**).

664. D'après ce qu'on a vu n° **377**, une des fonctions de la cornée est de donner au pinceau principal une base dont l'étendue convienne à la vision, suivant que les milieux sont plus ou moins éclairés. Dans le cas d'une étoile, tout le tableau de la rétine étant obscur, une faible intensité de l'image suffit. On peut, en conséquence, admettre que la base du pinceau principal soit de 1 millimètre carré seulement (**229**). Et comme les couches antérieures du cristallin sont plus épaisses que les couches postérieures, il est clair que le pinceau efficace, haché en lignes pleines sur la *fig.* 47, est très-étroit, depuis le noyau du cristallin jusqu'à la rétine. Nous supposerons que l'image sentie F ait une étendue de $0^{mm}.0001$.

665. Quant à la double gaine qui enveloppe ce pinceau, elle est sans doute plus étroite dans le vivant qu'on ne doit le supposer d'après les expériences du lapin albinos (**235**), 1° parce que la cornée s'aplatit après la mort, et peut-être aussi parce qu'elle perd de sa densité; 2° parce que la pupille, quoique fort grande quand on observe le ciel, l'est moins que dans le cadavre. Admettons que le noyau xyv [*fig.* 48] soit peu éloigné du pinceau rFr', dont l'épaisseur de la double gaîne le sépare, et supposons, 1° que le faisceau des rayons lancés par l'étoile et admis dans la pupille ait une base circulaire de 5 millimètres de diamètre, dont la surface, en millimètres carrés, sera de 19.6313; 2° que le reflet uF soit rouge; 3° que la surface trapézoïdale de sa base sur la cornée soit égale à $3 \times 0.5 = 1.5$; 4° que l'étendue de l'image rouge soit de 0.0009, ce qui semble suffire pour que, dans son mouvement, elle couvre bien l'image F.

666. Il est clair que l'intensité de l'image F sera de 10 000 fois celle de la lumière blanche de l'étoile, et que celle du reflet rouge uF serait aussi de 10 000 fois le rouge existant dans la lumière stellaire, si l'étendue de l'image reflétée était de 0.00015; or cette étendue est de 0.0009, ou six fois plus grande : donc le reflet aura une intensité du sixième de celle du rouge envoyé par l'étoile. On peut penser, d'après cela, que ce rouge sera suffisamment intense pour teindre l'image F.

De plus, il est aisé de voir que les dimensions du pinceau rouge ne devant pas varier sensiblement d'une couleur à l'autre, les teintes diversement colorées de l'étoile seront toutes à peu près de pareille intensité. Ajoutons que l'image du reflet étant petite, un léger défaut de l'œil suffit pour qu'elle passe en deçà ou au delà du point F, et pour que ce point ne soit pas coloré: on conçoit donc que certaines personnes puissent ne recevoir aucune impression de couleur à l'aspect des étoiles qui scintillent.

NOTE XIII. — *Expériences à faire sur la scintillation* (437).

667. Quand on regarde une étoile située près de l'horizon, les couches de l'atmosphère faisant l'effet d'un prisme horizontal dont la base est en haut, cette étoile, dans une lunette, présente une image oblongue verticale irisée de rouge à sa partie supérieure et de violet en bas. Il s'ensuit que la gaîne irisée qui, en rencontrant le noyau du cristallin (**426-428**), produit suivant nous la scintillation, n'a les couleurs et les dispositions que nous lui avons attribuées au n° **426**, du côté du noyau, que pour l'observateur dont la tête est placée verticalement : mais qu'il n'en est pas de même pour un observateur couché sur le côté droit et opérant avec l'œil droit, ou pour celui qui serait couché sur le côté gauche et opérerait aussi avec l'œil droit; puisque, dans ces deux derniers cas, la gaîne irisée se trouve plus rapprochée du noyau, et que, pour l'homme couché sur le côté gauche, l'extérieur de cette gaîne, du côté du noyau, est violet au lieu d'être rouge.

668. De là il résulte que si plusieurs personnes (trois au moins) avaient d'abord constaté, 1° qu'elles ont une même manière d'apprécier les couleurs; 2° en observant soit des réverbères, soit les pointes des étoiles (**414**), que leurs vues, quant à l'œil droit, par exemple, leur donnent les mêmes impressions, elles seraient propres à répéter très-facilement l'expérience de

Kepler citée au n° **450**. De plus, elles rendraient cette expérience très-fructueuse; car, si elle donnait aux trois observateurs placés debout les mêmes sensations à chaque changement de couleur, la théorie d'Arago serait renversée, et si l'un d'eux étant couché sur le côté droit, un autre sur le côté gauche et le troisième debout, ils recevaient des impressions différentes, notre explication serait très-positivement établie.

669. Tout le monde peut faire ces expériences à l'œil nu. Si, pour juger des choses à la façon de Simon Marius (**429**), on opère avec une lunette, les résultats seront plus sensibles, et l'observation sera encore très-facile.

M. Arago ayant fait faire à l'Observatoire beaucoup d'expériences avec son *scintillomètre*, nous présumons que l'expérience de Kepler, opérée comme nous venons de le dire, y sera faite aussi; car elle est la plus importante, la plus simple et la plus sûre qu'on puisse tenter. Ajoutons que, si elle confirme nos idées, elle donnera sur le cristallin, sur son noyau et sur la vision, des connaissances auxquelles on n'arriverait que bien tard et bien difficilement en opérant sur le mort.

NOTE XIV. — *Sur les courbures des surfaces de l'œil et sur les lois* effectives *et* efficientes *relatives à ces courbures.*

670. Les savants et les philosophes anciens ont cru tout naturellement que le devant de l'œil était une portion de sphère, c'est-à-dire une surface soumise à une loi géométrique.

Descartes ayant démontré que les rayons lumineux tombant sur une ellipse, parallèlement à son grand axe, et avec un certain indice (R., t. XII, 10), sont tous réfractés vers son foyer le plus éloigné, on a dû être porté à supposer que les surfaces réfringentes de l'œil, en général, étaient engendrées par des sections coniques.

671. Young, d'après un examen attentif, mais impropre à fournir des conclusions rigoureuses (**46**), a pensé que toutes les surfaces réfringentes étaient en effet elliptiques, hyperboliques ou paraboliques.

Ce fut conséquemment à ce genre de courbes, les plus commodes d'ailleurs pour le calcul, que M. Chossat et le Dr Krause rapportèrent les mesurages très-soignés qu'ils firent des courbures des yeux de divers animaux et de l'homme (T. 49). M. Chossat trouva que, pour le bœuf, ses déterminations de la cornée semblaient s'accorder avec le théorème de Descartes.

672. Ce résultat séduisant nous suggéra la pensée que toutes les courbes génératrices des surfaces réfringentes de l'œil étaient des *optoïdes simples* (T. 718-724); mais nos propres calculs (R., t. XII, 55), et l'influence des idées de M. Sturm (R., t. XII, 99), ébranlèrent d'abord notre système.

Depuis, la vision des objets par réflexion ou réfraction (**199-210**) nous a prouvé que la cornée prend des formes qui sont en rapport avec celles des surfaces réfléchissantes ou réfringentes qui envoient les images des objets; et comme ces surfaces, dans des cas comme celui d'une carafe pleine d'eau au travers de laquelle on regarde un objet, ne sont pas assujetties à une loi géométrique, nous avons été forcé de voir que la cornée peut dans certains cas n'être soumise à aucune loi rigoureuse et assignable. Or cette membrane, entre toutes les surfaces de l'œil, est celle qui semble être le plus susceptible de définition rigoureuse ; et, puisqu'elle est, sinon toujours, du moins quelquefois soustraite à cette condition, il faut en conclure que les formes de la cornée et des autres surfaces réfringentes de l'œil ne sont probablement pas de celles qu'on peut exprimer au moyen de formules algébriques.

Et, sous ce rapport, il faut bien remarquer que l'absolu ne se rencontrant jamais dans la nature matérielle, telle forme, qui devrait être circulaire, par exemple, pour fonctionner bien, ne le serait pas rigoureusement dans l'application. Ainsi, quand nous disons que *telle calotte de la cornée est nécessairement optoïdale*, cela signifie seulement que, mathématiquement parlant, c'est la forme de telle optoïde qui résout la question.

673. Cela posé, l'astronomie va nous servir à jeter quelque jour sur les questions dont il s'agit. On sait que la loi de la gravitation universelle consiste en ce que *les corps s'attirent en raison directe de leurs masses et en raison inverse du carré de leurs distances* : cette loi se définit donc d'une manière rigoureuse et tous les astres lui sont soumis. Si l'on ne considère que deux de ces corps, comme la Terre et le Soleil, le plus petit décrit une section conique autour de l'autre : c'est-à-dire que la Terre, abstraction faite des autres astres qui existent dans l'espace, parcourt une orbite dont on connaît le caractère algébrique. Mais, si l'on fait entrer en considération les planètes, leurs satellites, les étoiles, etc., chacun de ces corps exerce une action, et en ne tenant compte que des actions sensibles dans nos observations, l'orbite, altérée en ce moment par une perturbation due à tel corps, puis par la perturbation de tel autre corps, changera continuellement de nature et jamais cette orbite ne sera une section conique (R., t. XII, 135). Ainsi, on voit en astronomie une loi *efficiente*, savoir : la gravitation universelle, et des lois *effectives*, savoir : les orbites réellement décrites par Mercure, Vénus, la Terre, etc. ; la première soumise à une définition rigoureuse, et les autres, quant aux calculs et aux observations que nous pouvons faire, d'une nature que l'on ne peut pas exprimer exactement.

674. Nous avons de même le sentiment que la forme des œufs de tel oiseau est soumise à une loi *efficiente* ; mais chaque œuf en particulier a ses défauts en dehors de cette loi. On conçoit également que si le sol, l'air et la lumière se distribuaient uniformément dans les plans parallèles à l'horizon, un sapin vivant dans ce sol serait vertical et aurait son tronc circulaire dans chacun de ces plans ; mais la lumière n'étant pas la même au nord qu'au midi, l'air n'étant pas calme, le terrain n'étant pas homogène, chaque sapin est soumis à une loi *effective* différente de la loi efficiente, et cette loi effective n'est pas assignable.

Les figures, si remarquables, du bec de l'aigle, du bec du cygne, des griffes du vautour et du lion, des cornes du bélier valachien, des défenses d'éléphant, d'un nombre immense de coquilles étonnamment régulières, des fleurs circulaires des petites et grandes marguerites, des graines du haricot et du pois, de la noix de coco, etc., etc., font naître les mêmes réflexions.

675. D'après cela, nous pouvons dire, sans doute, comme une vérité philosophiquement admissible : que les surfaces de l'œil sont soumises à des

lois *efficientes*, de définitions inconnues, probablement exactes, et que chacune de ces surfaces est soumise à une loi *effective*, de définition impossible.

Et la loi efficiente étant nécessairement liée aux fonctions qui, ainsi qu'on
le dit métaphoriquement et avec beaucoup de sens, font les organes, les
fonctions elles-mêmes se lient à la nutrition de mille manières absolument
arbitraires. Or, on conçoit que de cet ensemble résulte dans les lois effectives, malgré les perturbations dont elles portent quelquefois l'empreinte,
un caractère où se reconnaît la loi efficiente.

NOTE XV. — *Sur la faculté d'aligner* (456).

676. Cette faculté est une des grandes merveilles de la vision. Comment
se réalise-t-elle? C'est ce qu'on ignore et c'est un point sur lequel on n'a
presque rien écrit.

L'œil aurait-il en lui-même deux repères, espèces de jalons, de voyants,
qui fixeraient un alignement? Non; car il n'y a aucun point apparent ni sur la
cornée, ni sur le cristallin, ni dans le corps vitré : mais l'usage des lunettes
astronomiques semble indiquer qu'un appareil réticulaire, ou quelque chose
approchant, placé au fond du globe oculaire, pourrait peut-être suffire
pour procurer la faculté d'aligner.

677. Or, d'après les recherches de MM. Kölliker et Muller (456), la rétine présente cinq couches, et dans ces couches d'autres couches, où sont
des *rangées de cellules,* des *cônes,* des *bâtonnets,* etc., de formes singulières, et
qui peuvent être comparés aux réticules des lunettes. Concevons dans l'espace
des sphères, dont l'œil soit le centre, de 1^m, 2^m, 3^m, etc. de rayon, et supposons : 1° que la vision soit fixée sur un point P de la première de ces sphères ;
2° que le foyer réponde à une cellule, à un cône ou à un bâtonnet X de la
rétine. Sur la deuxième sphère il y aura un point P′ qui, l'œil étant ajusté
pour le voir, aura son foyer également en X, et de même des points P″,
P‴, etc., sur les autres sphères, qui correspondront tous au point X. Cela
posé, si ces points P, P′, P″, etc., vus successivement, et toujours sentis
en X, dans la même cellule, sont sur un rayon visuel en ligne droite
PP′P″..., il est clair que l'œil sera doué de la faculté d'aligner. La question est donc ramenée à savoir comment l'œil en s'ajustant recevra toujours
en X les images des points P, P′, P″, etc.; et cette question ne paraît pas insoluble. En effet, supposons qu'un œil inexpérimenté ne jouisse pas tout
d'abord de cet avantage, et que les points P, p', p'', etc., qui se peindront
en X, ne forment pas la ligne droite PP′P″..., mais une ligne sinueuse
P$p'p''$..., telle, par exemple, que le point p' soit de 2 degrés à droite
de P′ et le point p'' de 2 degrés à gauche de P″, l'œil aura le moyen de sentir pour chaque point p', p'', etc., qu'il a en lui un vice; car si l'axe optique se
porte sur un point π situé sur la première sphère à n degrés à droite de P′,
les efforts des muscles auront à lui faire décrire un arc de $n - 2$ degrés,
tandis que si le point π est à gauche de P′, les efforts musculaires devront
faire parcourir à l'axe un arc de $n + 2$ degrés : donc l'œil devra être averti
du défaut dont il s'agit.

678. Or, les fonctions faisant les organes (678); ce défaut tenant à une adaptation défectueuse, et l'adaptation étant une affaire de tâtonnement qui se perfectionne par l'usage, il est clair que les points P, p', p'', etc., arriveront à former une ligne de moins en moins différente d'une droite.

Soit, nous dira-t-on; mais comment concevoir que la perfection de cette droite soit telle, qu'on puisse mesurer des latitudes d'étoiles à quelques dixièmes de seconde près? Tout ce qu'on peut répondre à cette question, c'est que la perfection de nos sens a des résultats surprenants. On en a la preuve dans l'exécution d'un morceau de musique par de bons concertants; on le voit à l'inspection d'un équilibriste qui, au haut d'une perche, sent avec une précision extrême de quel côté se porterait son centre de gravité, s'il ne faisait pas tel ou tel mouvement; on le voit, enfin, à l'adresse du sauvage qui sait diriger sa flèche de façon que la peau de la zibeline ne soit pas percée en un point qui lui ôte de sa valeur.

Et il faut remarquer que la vision de l'enfant étant continuellement en exercice, l'occultation des objets qui passent les uns derrière les autres lui fait faire à chaque instant des expériences qui perfectionnent promptement sa faculté d'aligner.

679. On peut opposer à la doctrine que nous exposons, celle que nous avons précédemment soutenue (S. 580), et dire que le *trou de la rétine* (**17**) doit, comme un repère, être le lieu où se peint l'image, la tache jaune de Sœmmering, dans ce système, aidant l'œil qui se tourne sur un objet à juger du moment où le foyer arrive dans le trou central. Mais ce trou, ou plutôt le creux qu'il forme, est plus grand qu'il ne conviendrait pour servir de repère précis. D'un autre côté, il nous semble, d'après les idées que nous admettons maintenant, et qui se fondent sur les modifications irrécusables que l'œil subit continuellement, qu'un tel repère serait en contradiction avec les principes d'organisation du mécanisme visuel; car ce serait une *sujétion* sans cesse gênante que de faire concorder le foyer principal, dû à des combinaisons spéciales qui produisent sa netteté, avec une position à l'avance déterminée. Il est plus supposable qu'une des cellules de la rétine reçoit le foyer, que le cerveau apprécie chez elle cette fonction, et que, si les milieux de l'œil se modifient et que, en conséquence, le lieu du foyer change, la cellule en question se trouve remplacée par une autre qui vient accomplir les fonctions que la première remplissait. Cela peut, il est vrai, troubler pendant quelques instants l'action de l'œil; mais il y a des milliers de faits, d'éblouissement, de gêne, d'incapacité de voir, qui s'accordent avec cette circonstance possible.

On voit, d'après cela, que nous sommes bien loin de penser que la choroïde soit le siége des images du fond de l'œil (**102**).

TABLE GÉNÉRALE.

Pages.

Introduction... V

Rapports a l'Académie des Sciences, sur les Ve, VIe, VIIe et VIIIe
    Mémoires.. XIII

Principes fondamentaux... I

Ire LEÇON. — De l'œil et de ses parties intérieures.

Chap. Ier. — Globe oculaire... 3
Chap. II. — Cornée. — Cristallin. — Corps vitré. — Transparence des
    milieux. — Iris... 7
Chap. III. — Formes et dimensions du globe et de ses diverses parties.. 12
Chap. IV. — Indices des milieux.. 17

IIe LEÇON. — Parties extérieures de l'œil.

Chap. Ier. — Orbite. — Nerf optique. — Paupières. — Conjonctive. —
    Glande lacrymale. — Larmes. — Trous lacrymaux. — Cils et
    sourcils... 20
Chap. II. — Muscles droits et obliques................................. 22
Chap. III. — Action des muscles droits et obliques..................... 25
Chap. IV. — Forces diverses qui sollicitent l'œil. — Considérations re-
    latives aux muscles obliques....................................... 27

IIIe LEÇON. — Faits relatifs à la base fondamentale du système de la vision.

Chap. Ier. — L'œil est une sorte de *chambre noire*.................... 31
Chap. II. — Image du fond de l'œil considérée dans sa perspective, dans
    ses particularités, dans le tableau qui la reçoit et dans la ténuité
    de ses parties sensibles... 33
Chap. III. — Renversement de l'image.................................. 38
Chap. IV. — Distance de la vision distincte. — Yeux normaux, presbytes
    et myopes. — Optomètres... 42

IVe LEÇON. — Variations de forme de l'œil selon les besoins de la vision.

Chap. Ier. — Allongement du globe. — Rapports de l'allongement et des
    variations de forme internes et externes........................... 48
Chap. II. — Déformations diverses à considérer. — Calculs relatifs à
    leurs effets... 52
Chap. III. — Comment s'opèrent les déformations nécessaires à la
    vision... 57
Chap. IV. — Considérations qui militent en faveur des déformations
    dont le calcul est présenté chapitre II............................ 63

Ve LEÇON. — Continuation du même sujet. — Théorie des images réfléchies et réfractées. — Réalité de l'adaptation de l'œil.

Pages.

CHAP. Ier. — Théorie de la réflexion et de la réfraction des surfaces.. 66

CHAP. II. — Position apparente des corps vus par réflexion ou réfraction.. 69

CHAP. III. — Complément de la théorie des images réfléchies et réfractées.. 72

CHAP. IV. — Réalité des six modes de changement de figure de l'œil dans l'acte de la vision.. 77

VIe LEÇON. — Vision dans les directions obliques à l'axe et dans l'axe.

CHAP. Ier. — Cristallin de moins en moins dense de l'extérieur au noyau.. 80

CHAP. II. — Ampleur et étroitesse des pinceaux...................... 84

CHAP. III. — Expériences sur l'étroitesse des pinceaux.............. 89

CHAP. IV. — Du tableau entier que présente la rétine............... 91

VIIe LEÇON. — Achromatisme de l'œil.

CHAP. Ier. — Considérations générales. — Achromatisme de l'œil par voie de compensation de réfrangibilités.................... 96

CHAP. II. — Des trois moyens d'achromatisme que nos recherches ont fait connaître... 102

CHAP. III. — Concours des quatre moyens précédents d'achromatisme à la production des images non irisées de l'œil.............. 105

CHAP. IV. — Expériences justificatives.............................. 107

VIIIe LEÇON. — Œil humain normal et anormal. — Yeux à la fois myopes et presbytes de divers animaux.

CHAP. Ier. — Œil normal humain................................. 110

CHAP. II. — Presbytie. — Myopie. — Yeux à portées diverses. — Yeux cataractés. — Strabisme.................................. 114

CHAP. III. — Usages et effets des besicles.......................... 120

CHAP. IV. — Yeux à la fois presbytes et myopes des animaux qui voient de côté... 126

IXe LEÇON. — Dispositions organiques relatives à la lumière qui gêne la vision par abondance ou par défaut.

CHAP. Ier. — Trou de la choroïde. — Noyau du cristallin de l'homme. — Proéminence irienne de l'œil du cheval, des ruminants et des animaux à sabot.. 131

CHAP. II. — *Peigne* ou *bourse noire* de l'œil de certains oiseaux...... 135

CHAP. III. — Vision de nuit.. 139

CHAP. IV. — Sur l'iris, la pupille et la cornée...................... 142

268 TABLE GÉNÉRALE.

Xe LEÇON. — **Actions corpusculaires des objets vus et des milieux de l'œil. — Irradiation.**

Pages.

CHAP. Ier. — Fausses images produites dans l'œil par des stries d'une grande ténuité situées sur une surface polie en dehors de cet organe.. 150
CHAP. II. — Effets qui dénotent l'imperfection organique des milieux et des surfaces de l'œil..................................... 153
CHAP. III. — Vision d'une bougie au travers des larmes, quand les paupières sont resserrées.................................. 155
CHAP. IV. — Théorie de l'irradiation............................. 157

XIe LEÇON. — Sur la vision des astres et sur le cristallin.

CHAP. Ier. — Pointes apparentes des étoiles...................... 161
CHAP. II. — Scintillation, abstraction faite des couleurs. — Aspect de la lune et des planètes................................... 164
CHAP. III. — Couleurs des étoiles dans la scintillation. — Examen de la théorie de M. Arago................................... 167
CHAP. IV. — Densités des couches du cristallin................... 172

XIIe LEÇON. — Causes diverses qui produisent ou aident l'action de voir.

CHAP. Ier. — Causes de la vision................................. 176
CHAP. II. — Cause de la visibilité............................... 181
CHAP. III. — Causes étrangères à la vision et à la visibilité......... 184
CHAP. IV. — Ensemble des causes qui produisent ou aident le sens de la vue... 186

XIIIe LEÇON. — Examen des théories émises sur la vision.

CHAP. Ier. — Théorie du docteur Th. Young...................... 190
CHAP. II. — Théorie de M. Lehot ; expérience qu'il a faite.......... 193
CHAP. III. — Théorie de M. Sturm............................... 196
CHAP. IV. — Épreuves décisives contraires aux théories connues..... 200

XIVe LEÇON. — Historique des progrès de la vision.

CHAP. Ier. — Depuis Léonard de Vinci jusqu'à Euler et d'Alembert (1500 à 1785).. 203
CHAP. II. — Époque de Young, Hosach et Home (1785 à 1810)....... 204
CHAP. III. — Depuis 1811 jusqu'à 1832........................... 206
CHAP. IV. — Depuis 1833 jusqu'à 1854........................... 210

XVe LEÇON. — Résumé des leçons précédentes.

CHAP. Ier. — Description de l'œil................................ 214
CHAP. II. — Idée fondamentale de la vision. — Adaptation de l'œil à la distance. — Images réfléchies et réfractées.................. 218
CHAP. III. — Vision générale, hors de l'axe et dans l'axe. — Achromatisme complet de l'œil................................... 225

Pages.

Chap. IV. — Considérations, la plupart nouvelles, justificatives de la théorie... 230
Chap. V. — Effets corpusculaires qui agissent sur la vue. — Irradiation. — Vision des astres. — Observations sur la pupille et le cristallin.. 237
Chap. VI. — Ensemble des causes qui servent à voir. — Épreuves décisives contraires aux théories connues jusqu'à la nôtre. — Aperçu historique sur la vision.................................... 243

NOTES.

Note I. — Sur la formule qui sert à calculer le foyer.............. 247
Note II. — Sur le calcul des foyers............................ 248
Note III. — Calculs relatifs à la vision........................ 249
Note IV. — *Théorème*... 250
Note V. — Sur les calculs relatifs à la vision.................. 251
Note VI. — Tableau des calculs relatifs à la vision............. 252
Note VII. — Observations sur le tableau précédent............... 252
Note VIII. — *Théorème*....................................... 254
Note IX. — Sur le théorème précédent; sur le Mémoire de Malus, et sur le Mémoire de M. Sturm relatif à la vision................ 255
Note X. — Sur l'œil considéré dans ses rapports avec sa grosseur.. 256
Note XI. — Sur les lentilles bicylindriques.................... 258
Note XII. — Sur le degré de coloration que peut prendre une étoile.. 260
Note XIII. — Expériences à faire sur la scintillation........... 261
Note XIV. — Sur les courbures des surfaces de l'œil et sur les lois *effectives* et *efficientes* relatives à ces courbures.............. 262
Note XV. — Sur la faculté d'aligner............................ 264

Table générale.. 266
Table des figures, indiquant les numéros du texte où elles sont citées.. 270
Table alphabétique.. 271

TABLE DES FIGURES,

INDIQUANT LES NUMÉROS DU TEXTE OU ELLES SONT CITÉES.

FIG.	NUMÉROS DU TEXTE.	FIG.	NUMÉROS DU TEXTE.
1.	4-7, 9-11, 18, 21, 31, 41, 44, 45, 51, 52, 71, 104, 105, 154, 167, 177, 218, 653.	26.	254.
		27.	249, 251.
		28.	221.
2.	53.	29.	256.
3.	119, 255.	30.	264, 265.
4.	66, 68, 69, 73, 84 *Note*, 163, 285, 299.	31.	266, 267, 279, 280.
		32.	311, 312.
5.	67, 68, 70, 71, 73, 74, 77, 81, 84 *Note*, 162.	33.	316.
		34.	401-404.
6.	68, 72, 73, 82, 83, 84 *Note*, 162.	35.	154 *Note*, 327-329, 343-347, 351.
7.	13, 30, 31, 38, 61, 154.	36.	154 *Note*, 327, 343, 351.
8.	59.	37.	154 *Note*, 327, 343, 351, 376 *bis*, 453.
9.	88, 89.		
10.	90.	38.	154 *Note*, 327, 332, 343, 351.
11.	95, 98.	39.	154 *Note*, 327, 343, 351.
12.	121, 122.	40.	154 *Note*, 327, 343, 351, 360.
13.	183-188, 227, 232, 246 *bis*, 248, 494.	41.	154 *Note*, 351, 361.
		42.	154 *Note*, 351, 361.
14.	197, 198.	43.	154 *Note*, 351, 361, 376 *bis*.
15.	218.	44.	154 *Note*, 331, 340, 341, 351, 356, 359, 367, 541.
16.	219, 220.		
17.	173, 174, 411.	45.	385.
18.	223.	46.	337, 338, 340.
19.	160-162.	47.	340, 427, 664.
20.	131-134, 145.	48.	427, 428, 665.
21.	216.	49.	154 *Note*, 351, 361.
22.	191, 192.	50.	200 *Note*, 612, 613, 616-621.
23.	217.	51.	641, 642.
24.	201.	52.	655-658.
25.	167, 168, 229 *Note*.	53.	154 *Note*, 351, 361.

TABLE ALPHABÉTIQUE.

Aberration de courbure, n° 248 *bis.*
— de réfrangibilité, 576.
Accommodation. (*Voir* ADAPTATION.)
Achromatisme, 249-280 *bis*, 483, 484, 572-576.
Adaptation de l'œil humain à la distance, 136-180, 211-215, 246, 247, 366-369, 413, 452, 471, 557, 560-562.
— optoïdale, 202-211, 229 *Note*, 232, 339, 358, 365, 376 *bis*, 453, 471, 563, 564, 569, 589.
— des yeux d'animaux, 327, 332, 366-368, 376 *bis*, 589, 590.
Aigrette, 197, 205.
Ajustement de l'œil. (*Voir* ADAPTATION.)
Albinos. (*Voir* LAPIN ALBINOS.)
Alembert (D'), 97, 182, 257, 515-518, 528, 532, 611.
Aligner (Faculté d'), 676-679.
Ampleur des pinceaux. (*Voir* ÉTROITESSE.)
Antécédentes. (*Voir* CONSÉQUENTES.)
Arago, 117, 136, 146, 209, 416, 424, 492, 527, 528, 532.
— (Éloge de Young, par), 520 *Note*, 530, 531.
— (Scintillation, par), 429-437, 600.
Auréole, 236-242, 538, 571. (*Voir* IRRADIATION.)
Autruche, 343, 354, 586.
Axe de la cornée, 44, 49, 50.
— de l'œil, 40-46, 541, 542.
— du cristallin, 44, 49, 50, 171-174, 544.
— optique, 45.

Babinet (M.), 275, 570.
Besicles, 210, 310-324, 578.
Biot (M.), 50, 441, 530.

Bœuf (Yeux de), 50, 92, 95, 96, 333 *bis*, 491, 552, 671.
Borgnes. (*Voir* STRABISME.)
Bourse noire. (*Voir* PEIGNE.)
Brewster (M.), 611.
— (Indices de), 56, 57, 441-443, 526, 559.
— (Examen du cristallin, par), 23, 170-175, 220, 531, 544.
Buffon, 115, 333 *bis*.

Caméléon, 326, 333, 376.
Canal de Fontana, 13.
— goudronné ou de Petit. (*Voir* PETIT.)
Capsule, 24, 544.
Castor, 361.
Cataracte, 35, 269, 324, 521, 574, 579, 663.
Cauchy (M.), 190.
Causes de la visibilité. (*Voir* VISIBILITÉ.)
— de la vision. (*Voir* VISION.)
— qui servent à voir, 465-473, 605, 606.
Caustiques, 183-190.
Cellules de l'hyaloïde. (*Voir* HYALOÏDE.)
— du corps vitré. (*Voir* CORPS VITRÉ.)
Cercle ciliaire, 13.
— de Zinn, 69, 548.
— irien, 11.
Chambre antérieure, 12.
— noire, 99, 119, 120, 135, 552, 557, 558.
— postérieure, 12.
Chat, 362, 374.
Chat-huant, 330, 351, 360, 361, 589.
Cheselden, 116, 554.
Cheval, 49, 331, 340, 341, 352, 356-361, 367, 372, 541, 588.

Cheveu (Image d'un), 106.
Choroïde, 14, 101-103, 334-337, 341, 342, 542, 547, 585.
Chossat (M. le D[r]), 32, 611.
— (Indices de), 57, 441-443, 526, 559.
— (Mesures d'yeux de), 50, 51, 526, 671.
Ciliaires longues et courtes, 38.
Cils, 63, 64.
Clair-obscur, 472.
Clignement, 62.
Conjonctive, 19, 61, 78.
Conséquentes, 199, 218.
Conserves, 382.
Contraste, 454, 471.
Cornée, 5, 6, 19, 20, 150-168, 176, 180, 211, 293-297, 371, 376 *bis*, 377, 540, 542.
— (Adaptation de la). (*Voir* ADAPTATION.)
— (Axe de la), 40-42, 44, 46, 49, 50.
— opaque ou transparente, 6.
Corps ciliaire, 13.
Corps vitré, ou humeur vitrée, 10, 27-34, 56, 150, 156, 158, 166, 177, 211, 542, 545, 546, 559, 560.
— (Cellules du), 28, 33, 545.
— (Non-homogénéité du), 33, 261, 265, 267, 545, 574.
Cosmos (Le), 436.
Couleurs supplémentaires et complémentaires, 252, 353.
Couronne ciliaire, 13, 561.
Cristallin (Définitions, axes, pôles, etc., du), 9, 21-26, 266, 275-280 *bis*, 542, 546, 570, 602-604, 629, 630. (*Voir* AXE.)
— (Déformations du), 154, 156, 158, 166, 216-224, 559-562, 633-638.
— (Densités et indices du), 216-224, 335-337, 438-444, 505-567, 570, 575, 604, 634-638.
— (Déplacements du), 150, 152, 546.
— (Muscularité du), 480-482, 530, 531.

Cristallin (Noyau du), 22, 43, 338, 339, 340, 342, 352, 581, 582.
— (Structure du), 22, 23, 170-176, 220, 411-413, 416, 544, 575, 580, 597, 598.
Cuvier, 343, 350.
Cygne, 325, 328, 329, 343, 353, 354.

Déformations de l'œil. (*Voir* ADAPTATION.)
Descartes, 478, 503, 514, 518, 611, 670, 671.
Despretz, 528.
Diamètre optique, 104.
Diamètre du globe, 51, 541.
Dispersion, 250.
Distance de la vision distincte, 119-123, 129-132, 492, 496, 556.
Dollong, 256, 257.
Dulong, 136, 440, 481, 492, 496, 525, 528, 530, 611.
Dupin (M. Ch.), 190, 529, 611.
Duval (L'abbé), 117.

Éducation de l'œil, 115, 308, 469, 473, 554, 605, 652, 678.
Étoiles, 409-420, 597, 598.
— (Scintillation des). (*Voir* SCINTILLATION.)
Étroitesse des pinceaux, 225-233, 568, 585.
Euler, 256, 257, 259, 268, 271, 516, 518, 519, 528, 611.

Fascia (Le), 203.
Faucon, 343, 376 *bis*, 589.
Faye (M.), 537.
Fini (Le), 453 *bis*, 471.
Focoptiomètre. (*Voir* OPTOCHROMOMÈTRE.)
Foyer principal, foyers confus, foyers de premier, deuxième et troisième ordre, 232, 243, 569.
Foyers (Calcul des), 612-639.

Glande lacrymale, 61.
Globe oculaire, 4.

Guérin (M. J.), 146.

Hachette, 182, 515.
Haldat (De), 275-278, 439, 536, 570.
Haller, 24, 350.
Hassenfratz, 416.
Herschell (M. J.), 416.
Home, 71, 520, 611.
Homogénéité (Non) des milieux con-
    sistants de l'œil, 34.
Hosach, 480, 520.
Humeur aqueuse, 8, 155, 156, 158,
    211, 542, 559.
— de Morgagni, 25, 175.
— vitrée. (*Voir* Corps vitré.)
Hyaloïde (Membrane), 28-31, 445,
    544.

Illusions d'optique, 476, 606.
Image du fond de l'œil, de la rétine
    qu de la choroïde, 94, 97, 98,
    100-102, 155, 446, 471, 488,
    555, 679.
— d'un cheveu (Largeur de l'), 106.
— renversée. (*Voir* Renversement.)
Images brillantes, 378-384, 458, 472.
— réfléchies et réfractées, 181-213,
    404, 454, 455, 463, 471, 536,
    563, 594-596.
Indices de réfraction, 53-57, 550.
Intervalle focal, 495.
Invariabilité prétendue de l'œil. (*Voir*
    Young.)
Iris, 11, 39, 78, 363-377, 543, 588,
    602, 603.
Irradiation, 397-408, 454, 594-596.

Jurin, 483, 517, 611.

Kepler, 92, 117, 148 *bis*, 514, 530,
    552, 611.
— (Adaptation, selon), 136, 148,
    152, 503, 514, 558.
— (Sur la scintillation, selon), 430,
    434, 600.
Kölliker, Muller et Remack (MM.)
    456, 539, 677, 678.

Krause (Le Dr), 30, 41-43, 51, 104,
    141, 154, 167, 218, 334 *Note*,
    532, 558, 611, 671.
Lacépède, 326, 333, 343, 376.

La Hire, 148, 152, 391, 395.
Lapin albinos, 93-98, 230, 235-239,
    279, 576.
Larmes, 61-63, 391-395, 412, 592.
Lehot (M.), 486-493, 506, 508, 529,
    532.
Léonard de Vinci, 91, 93, 503, 514,
    542, 552, 611.
Lentille, 90, 91, 251, 275-278, 280 *bis*,
    310-324, 570.
— cristalline, ou cristallin. (*Voir*
    Cristallin.)
— achromatique, 256.
— bicylindrique, 324, 655-663.
Leuwenhoeck, 170, 218, 220, 518,
    531, 544, 611.
Lézard monitor, 343.
Lièvre, 333 *bis*.
Ligament ciliaire, 13.
Lignes de réflexion et de réfraction,
    187.
Loi de la réfraction et de la réflexion,
    188-190.
— de Malus, 190.
— des rayons virtuels. (*Voir* Rayons.)
Lois efficientes et effectives, 670-675.
Louche. (*Voir* Strabisme.)
Loup, 361.
Lumière cendrée, 406.
Lune (Aspect de la), 421-423, 601.
Lynx, 361, 376 *bis*, 589.

Magendie (M.), 116, 537, 611.
— (Emploi des yeux d'albinos par),
    93, 553.
— (Expériences de), 231, 248 *bis*,
    439, 496, 509, 524, 530, 571.
Malus, 182, 194, 497, 523, 529,
    643-648. (*Voir* Loi.)
Mariotte, 100-103, 555.
Marius (Simon), 429, 433, 600.
Médian (Plan), 66.

Membrane de l'humeur aqueuse, 12.
Montigny (M.), 436.
Morgagni, 25, 175.
Muscles droits, 65, 69-71, 76, 78, 81, 86, 162, 163, 548, 549.
— obliques, 65, 72-78, 81-86, 285, 548, 549.
Myope. (*Voir* OEil.)
Myopie, 125, 292, 298-303, 309, 316-317 *bis*, 556, 578.

Nerf optique, 18, 547.
Newton, 182, 192, 376, 450, 474, 515, 536, 563, 611.
Noctambules, 589, 590.

OEil allongé et raccourci, 159, 290.
— mort, 291.
— myope, 124-126, 135, 290.
— presbyte, 124-126, 292.
Ombres, 458, 462, 472.
Optoïde simple et composée, 200, 211, 471, 536, 563.
Optomètre, 130-134, 145, 240-242, 556.
Optochromomètre, 529.
Orbite, 58, 60, 548.
Ours, 361.

Paupières, 60.
Peigne, 342-355, 586, 587.
Pénombres, 424, 425, 472.
Perroquet, 332, 343, 351, 368, 543, 586, 587.
Périscopiques (Verres), 322.
Perspective, 97, 459, 462, 472.
Petit, 30, 517.
Pigment, 11, 543.
Planètes, 424, 425, 601.
Plateau (M.), 436.
Plis ciliaires, 13.
Porc-épic, 361.
Portée des yeux, 135.
Pouillet (M.), 537.
Poulets, 118.
Poulie, 72, 81, 548.
Presbytes, Presbytie, Presbyopie,
124, 292-297, 309, 315, 556, 578.
Procès ciliaires, 13, 38, 78, 376 *bis*, 545, 546, 589.
Proéminences iriennes, 340-342, 372, 588.
Prunelle, ou pupille, 11, 36, 78, 343-377, 543, 602-604.
Punctum cæcum. (*Voir* TROU DE LA CHOROIDE.)

Raie (Expérience de la), 240-242.
Rayon central, 495.
Rayons de feu, 391-395, 593.
— virtuels, 95-98, 104, 105.
Réfraction. (*Voir* LOI.)
Reflets, 472.
Réfrangibilité, 250, 575, 576.
Renversement de l'image du fond de l'œil, 88-94, 109-117, 552-554.
Rétine, 15, 108, 456, 471, 487, 539, 542, 547, 555, 677-679.

Sclérotique, 6, 40, 41, 78-80, 164, 167, 327, 359, 540, 589.
Scintillation, 417-437, 599, 600, 664-666.
Segments de l'œil, 4, 5, 40, 540.
Septa, 174, 480.
Sœmmering (D. W.), 49, 328, 351, 367, 526, 589, 611.
— (S. T.), 48, 559, 611.
Sourcils, 64.
Spectre solaire, 250.
Strabisme, 307-309.
Striés singulières, 378-384, 591.
Sturm (M.), 136, 275, 494-503, 507, 509, 511, 535, 538, 570, 607, 609, 611, 647, 648.

Tache jaune de la rétine, 17, 445.
Théorèmes, 200, 248, 629, 630, 639-648.
Trémulation, 418.
Trou central de la rétine, 17, 445, 679.
— de la choroïde ou du nerf optique, 18, 101, 103, 334-337, 580-582.

Trou lacrymal , 62, 63.
Tube rempli d'eau (Expérience du),
478.
Tupinambis. (*Voir* Lézard.)

Vinci. (*Voir* Léonard de Vinci.)
Visibilité (Causes de la), 446, 457-464,
472, 605.
Vision binoculaire ou monoculaire,
325-333 *bis*, 344-347, 439, 584,
586-588.
— (Causes de la), 446-456, 471, 605.
— de nuit, 588-190.
— des astres, 437-439, 597-600,
664-669.
— distincte. (*Voir* Distance.)
— oblique à l'axe, 216-248 *bis*, 565,
566.
Vue courte ou longue, 124, 125, 578.

Yeux à portées diverses, 304-306,
309, 440, 579.

Young (Le D^r Th.), 133, 175, 223,
240, 505, 508, 518, 521, 527,
528, 530, 531, 544, 558, 559,
611.
— (Achromatisme de l'œil, combattu
par), 209, 483.
— (Allongement de l'œil, mal calculé par), 479, 558.
— (Expérience du tube rempli d'eau),
478.
— (Invariabilité de l'œil, admise
par), 136, 148, 478, 479.
— (Muscularité du cristallin, soutenue par), 480-482, 530, 531,
562.
— (Théorie de), 477-485.

Zones polaire, centrale ou équatoriale de l'image du fond de l'œil,
233, 243, 569.

Wollaston , 209 , 240, 322, 483.

ERRATA.

Page 2, ligne 24, *au lieu de :* signalé, *lisez :* entrevu.

Page 2, ligne 25, *rayez les mots :* modifié et il se trouve.

Page 16, ligne 7, *au lieu de :* des axes, *lisez :* des arcs.

Page 33, ligne 12, *rayez les mots :* sur la sclérotique.

Page 37, ligne 1, *au lieu de :* v, *lisez :* v'.

Page 41, ligne 5 en remontant, *au lieu de :* surpris, *lisez :* surpris de ce,

Page 41, ligne 3 en remontant, *au lieu de :* dès le, *lisez :* dès leur.

Page 78, ligne 2 en remontant, *au lieu de :* leçon précitée, *lisez :* IXe leçon.

Page 100, ligne 4, *au lieu de :* (433), *lisez :* (485).

Page 148, ligne 25, *au lieu de :* (232), *lisez :* (332).

Page 154, ligne 11, *au lieu de :* elle, *lisez :* il.

Page 223, ligne 8, *au lieu de :* antérieure, *lisez :* moyenne antérieure.

PARIS. — IMPRIMERIE DE MALLET-BACHELIER,
rue du Jardinet, 12.

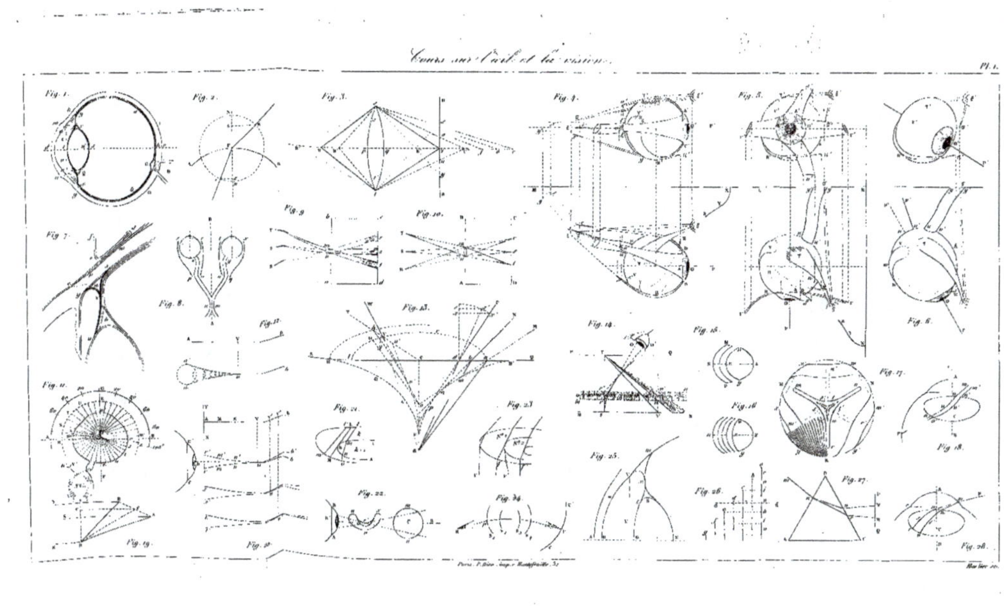

Paris, F. Biro, imp. r. Monffetard, 31.

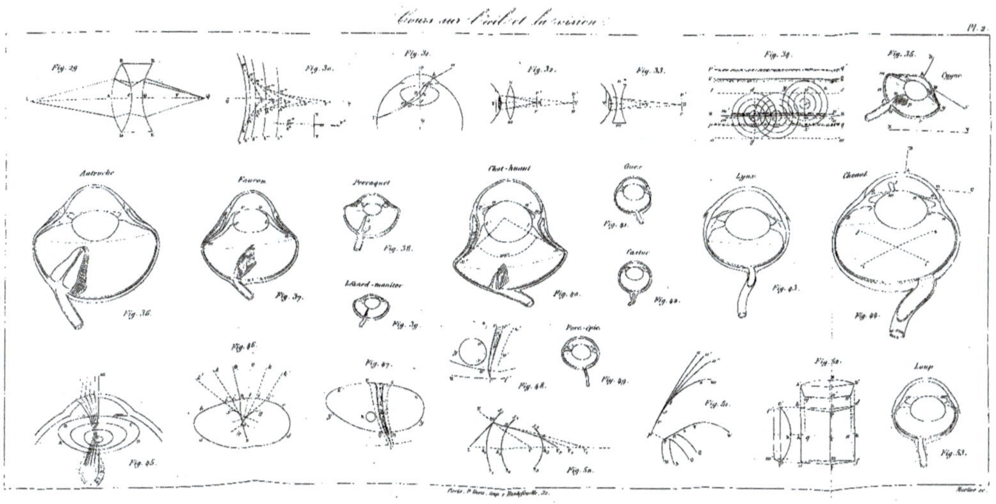
Fig. 29.
Fig. 30.
Fig. 31.
Fig. 32.
Fig. 33.
Fig. 34.
Fig. 35.
Autruche
Faucon
Perroquet
Chat-huant
Oie
Lynx
Chameau
Lézard-moniteur
Fig. 36.
Fig. 37.
Fig. 38.
Fig. 39.
Fig. 40.
Fig. 41.
Boeuf
Fig. 42.
Fig. 43.
Fig. 44.
Fig. 45.
Fig. 46.
Fig. 47.
Fig. 48.
Porc-épic
Fig. 49.
Fig. 50.
Fig. 51.
Fig. 52.
Loup
Fig. 53.